CB071596

Atlas de Ecocardiografia Fetal

Thieme Revinter

Nathalie J. M. Bravo-Valenzuela
Pós-Doutorado em Ciências da Saúde (Cardiologia Fetal) pela Universidade Federal de São Paulo (Unifesp)
Professora Adjunta de Cardiologia Pediátrica do Departamento de Pediatria da Faculdade de Medicina da Universidade Federal do Rio de Janeiro (UFRJ)
Doutora em Ciências da Saúde (Cardiologia Fetal) pelo Instituto de Cardiologia do Rio Grande do Sul (Brasil) com período sanduíche na Universidade Johns Hopkins, EUA (Bolsista CAPES)
Títulos de Especialista em Pediatria, em Ecocardiografia e Área de Atuação em Cardiologia Pediátrica pelas Sociedades Brasileira de Cardiologia (SBC) e Brasileira de Pediatria (SBP) e pela Associação Médica Brasileira (AMB)
Residência Médica em Pediatria e em Cardiologia Pediátrica no Hospital dos Servidores do Estado e no Hospital Federal de Bonsucesso/MS, RJ

Eliane Lucas
Mestre em Saúde Materno-Infantil no Instituto Fernandes Figueira – Fiocruz
Professora do Internato em Medicina do Centro Universitário da Serra dos Órgãos Teresópolis (UNIFESO)
Professora de Cardiologia Pediátrica do Curso de Pós-Graduação em Pediatria do Hospital Central do Exército (HCE)
Médica do Setor de Cardiologia Pediátrica do Hospital Federal de Bonsucesso, RJ
Cardiologista Pediátrica e Fetal da Clínica Carlos Bittencourt Diagnóstico por Imagem, RJ
Especialização em Cardiologia Pediátrica pelo Instituto de Pós-Graduação Médica do Rio de Janeiro

Anna Esther Araujo e Silva
Mestre em Ciências da Saúde (Saúde da Criança e do Adolescente) pela Faculdade de Medicina da Universidade Federal Fluminense (UFF)
Cardiologista Pediátrica e Fetal do Hospital Universitário Antônio Pedro da Universidade Federal Fluminense (HUAP-UFF)
Títulos de Especialista em Pediatria, Ecocardiografia e Área de Atuação em Cardiologia Pediátrica pela Sociedade Brasileira de Cardiologia (SBC), Sociedade Brasileira de Pediatria (SBP) e Associação Médica Brasileira (AMB)
Especialização em Cardiologia Pediátrica no The Hospital for Sick Children of Toronto, Canadá

Carla Verona Barreto Farias
Mestre em Cardiologia e Infecção pelo IPEC – Fiocruz e Instituto Nacional de Cardiologia Ministério da Saúde
Professora de Ecocardiografia Pediátrica e Fetal do Instituto de Estudos em Tecnologia da Saúde (IETECS)
Cardiologista Pediátrica e Fetal do Instituto Fernandes Figueira (IFF) – Fiocruz
Cardiologista Pediátrica e Fetal do Instituto Nacional de Cardiologia (INC) – Ministério da Saúde (MS)
Residência Médica em Cardiologia Pediátrica pelo Hospital Federal de Bonsucesso/MS, RJ

Atlas de Ecocardiografia Fetal

Nathalie J. M. Bravo-Valenzuela
Eliane Lucas
Anna Esther Araujo e Silva
Carla Verona Barreto Farias

Thieme
Rio de Janeiro • Stuttgart • New York • Delhi

Dados Internacionais de Catalogação na Publicação (CIP)

B826a

Bravo-Valenzuela, Nathalie J. M.
   Atlas de Ecocardiografia Fetal/Nathalie J. M. Bravo-Valenzuela, Eliane Lucas, Anna Esther Araujo e Silva & Carla Verona Barreto Farias. – 1. Ed. – Rio de Janeiro – RJ: Thieme Revinter Publicações, 2021.

   274 p.: il; 16 x 23 cm.
   Inclui Índice Remissivo e Bibliografia.
   ISBN   978-65-5572-041-9
   eISBN 978-65-5572-042-6

   1. Cardiologia. 2. Ecocardiografia Fetal. I. Lucas, Eliane. II. Silva, Anna Esther Araujo e. III. Farias, Carla Verona Barreto. IV. Título.

CDD: 616.1207543
CDU: 617.12-07

Contato com a autora:
NATHALIE J. M. BRAVO-VALENZUELA
njmbravo@cardiol.com

Desenhos esquemáticos produzidos por:
Liana Bravo-Valenzuela e Silva
Pedicor Cardiologia Pediátrica e Fetal
E-mail: lianabvs@gmail.com

© 2021 Thieme. Todos os direitos reservados.

Thieme Revinter Publicações
Rua do Matoso, 170
Rio de Janeiro, RJ
CEP 20270-135, Brazil
http://www.ThiemeRevinter.com.br

Thieme USA
http://www.thieme.com

Capa: © Thieme
Imagem da Capa: Figura 10-11 e Figura 11-3

Impresso no Brasil por BMF Gráfica e Editora Ltda.
5 4 3 2 1
ISBN 978-65-5572-041-9

Também disponível como eBook:
eISBN 978-65-5572-042-6

Nota: O conhecimento médico está em constante evolução. À medida que a pesquisa e a experiência clínica ampliam o nosso saber, pode ser necessário alterar os métodos de tratamento e medicação. Os autores e editores deste material consultaram fontes tidas como confiáveis, a fim de fornecer informações completas e de acordo com os padrões aceitos no momento da publicação. No entanto, em vista da possibilidade de erro humano por parte dos autores, dos editores ou da casa editorial que traz à luz este trabalho, ou ainda de alterações no conhecimento médico, nem os autores, nem os editores, nem a casa editorial, nem qualquer outra parte que se tenha envolvido na elaboração deste material garantem que as informações aqui contidas sejam totalmente precisas ou completas; tampouco se responsabilizam por quaisquer erros ou omissões ou pelos resultados obtidos em consequência do uso de tais informações. É aconselhável que os leitores confirmem em outras fontes as informações aqui contidas. Sugere-se, por exemplo, que verifiquem a bula de cada medicamento que pretendam administrar, a fim de certificar-se de que as informações contidas nesta publicação são precisas e de que não houve mudanças na dose recomendada ou nas contraindicações. Esta recomendação é especialmente importante no caso de medicamentos novos ou pouco utilizados. Alguns dos nomes de produtos, patentes e design a que nos referimos neste livro são, na verdade, marcas registradas ou nomes protegidos pela legislação referente à propriedade intelectual, ainda que nem sempre o texto faça menção específica a esse fato. Portanto, a ocorrência de um nome sem a designação de sua propriedade não deve ser interpretada como uma indicação, por parte da editora, de que ele se encontra em domínio público.

Todos os direitos reservados. Nenhuma parte desta publicação poderá ser reproduzida ou transmitida por nenhum meio, impresso, eletrônico ou mecânico, incluindo fotocópia, gravação ou qualquer outro tipo de sistema de armazenamento e transmissão de informação, sem prévia autorização por escrito.

DEDICATÓRIA

Ao nosso grande mestre e tutor, Dr. Franco Sbaffi (*in memoriam*), que sempre nos incentivou. Obrigada pelo aprendizado que nos proporcionou, pelo apoio e pela confiança no nosso desempenho acadêmico, acreditando em nosso êxito. Exemplo de grande mestre e pessoa!

À Professora Dra. Ana Luisa Rocha Mallet, que nos incentivou neste projeto, estimulando-nos e contribuindo para a realização deste sonho.

Aos dois, dedicamos este trabalho.

AGRADECIMENTOS

À minha família: Sócrates, Liana, Thaísa, Daphne e Hércules, razão de estímulo à minha vida.
À minha mãe, Dilza, pelo apoio. Ao meu irmão Fabián e familiares pelo carinho.
Aos meus avós maternos e paternos (*in memoriam*), pela energia. Em especial à minha avó Jair, pelo seu incentivo e ao meu avô, Fernando, por me iluminar.

Nathalie J. M. Bravo-Valenzuela

À minha alegre e maravilhosa filha Luisa, que com seu amor tudo pode ser possível.
Ao meu irmão Wilmar e familiares, pelo carinho.
Aos meus pais, Ely e Wilma, que sempre me incentivaram (*in memoriam*).

Eliane Lucas

Ao meu marido Ernesto e meu filho João, pela alegria que trazem à minha vida,
A Albino e Edmen (*in memoriam*), pais amorosos, que sempre acreditaram em mim e me incentivaram.
Aos meus irmãos, Albino Filho e Reginaldo, por serem meus amigos,

Anna Esther Araujo e Silva

Aos meus pais, Célia Maria e Carlos Henrique (*in memoriam*), pelo grande amor e cuidado.
À minha irmã Juliana pelo exemplo de mulher e professora, ao meu irmão Eduardo por sua enorme alegria.
Ao meu marido Lincoln pelo amor, paciência e dedicação.

Carla Verona Barreto Farias

Aos alunos que estimulam seus mestres ao ensino.

Anna Esther, Carla Verona, Eliane e Nathalie

PREFÁCIO

Esta primeira edição do *Atlas de Ecocardiografia Fetal* é o resultado do amplo conhecimento de especialistas na área de Cardiologia Fetal, enriquecido com uma coletânea de imagens de ecocardiografias fetais de altíssima qualidade. O Atlas possui como diferencial vasto arquivo de vídeos didáticos em que o leitor poderá acessar imagens dinâmicas do coração fetal normal e de uma variedade de exemplos das diversas cardiopatias congênitas (CC), desde as mais frequentes até as mais raras e complexas.

O diagnóstico pré-natal da CC é fundamental para reduzir a morbidade e mortalidade relacionada com esse defeito congênito tão frequente. Nesse cenário, o rastreamento pré-natal das malformações cardíacas pela ultrassonografia e a acurácia diagnóstica pela ecocardiografia constituem importante desafio. Refletindo sobre esse tema, o objetivo do *Atlas de Ecocardiografia Fetal* é fornecer informações didáticas e práticas para a detecção pré-natal da CC pela avaliação por ultrassonografia (US)/ecocardiografia fetal correlacionadas com sua aplicabilidade clínica, além de descrever diversas técnicas utilizadas pela US com e sem Doppler para avaliação detalhada do ritmo e da função cardíaca fetal.

Os capítulos foram cuidadosamente selecionados, adicionados e divididos, considerando tópicos em Ecocardiografia Fetal: coração normal, ecocardiografia fetal precoce, septo interatrial, canal arterial (*ductus arteriosus*) e grande variedade de CC. Os tópicos relacionados com as CC foram divididos em: anormalidades de posição cardíaca e do *situs*, defeitos septais, malformações obstrutivas direitas e esquerdas, anomalias conotruncais, anormalidades do arco aórtico, malformações da valva tricúspide, conexão atrioventricular univentricular (fisiologia de "ventrículo único"), doenças do miocárdio e do pericárdio, tumores cardíacos fetais, anomalias vasculares ("anel vascular") e raras. Também são descritas diversas técnicas para avaliação da função cardíaca e do ritmo cardíaco fetal. No último capítulo (anexos) acrescentamos: modelo para laudo de ecocardiografia, locais onde realizar as medidas das principais estruturas cardíacas e tabela com doses das medicações mais utilizadas intraútero para o tratamento de arritmias.

Esperamos que este livro forneça uma leitura fácil, prática e didática, possibilitando o diagnóstico fetal acurado e o acompanhamento pré-natal das CC com foco no detalhamento da imagem cardíaca por ultrassonografia e ecocardiografia.

Anna Esther Araujo e Silva
Carla Verona Barreto Farias
Eliane Lucas
Nathalie J. M. Bravo-Valenzuela

COAUTORES

ALDALEA RIBEIRO DE SOUSA
Médica Cardiologista Pediátrica na Unidade de Pós-Operatório de Cirurgia Cardíaca Pediátrica do Instituto Estadual de Cardiologia Aloysio de Castro, RJ
Médica Cardiologista Pediátrica da BabyCor Cardiologia Pediátrica e Fetal, RJ
Especialista de Cardiologia Pediátrica pela Sociedade Brasileira de Cardiologia (SBC), Sociedade Brasileira de Pediatria (SBP) e Associação Médica Brasileira (AMB)
Ecocardiografista Fetal e Pediátrica da Clínica Taquara, RJ
Residência em Cardiologia Pediátrica no Hospital Federal de Bonsucesso/MS, RJ
Residência Médica em Pediatria pelo Hospital Municipal Miguel Couto, RJ

ALBERTO BORGES PEIXOTO
Professor Adjunto do Departamento de Ginecologia e Obstetrícia da Universidade Federal do Triângulo Mineiro (UFTM)
Professor da Disciplina de Ginecologia e Obstetrícia da Universidade de Uberaba (Uniube)
Médico do Setor de Medicina Fetal do Sabin Medicina Diagnóstica
Doutorado em Obstetrícia pela Escola Paulista de Medicina da Universidade Federal de São Paulo (EPM-Unifesp)
Research Fellow em Medicina Fetal pelo King's College – Londres, Reino Unido

EDWARD ARAUJO JÚNIOR
Professor-Associado da Disciplina de Medicina Fetal do Departamento de Obstetrícia da Escola Paulista de Medicina – Universidade Federal de São Paulo (EPM-Unifesp)
Pós-Doutorado em Terapêutica Fetal pela Universiteit Leiden (Holanda) e pela Katholieke Universiteit Leuven (Bélgica)
Especialização em Medicina Fetal, Mestrado, Doutorado, Pós-Doutorado e Livre Docência pelo Departamento de Obstetrícia da EPM-Unifesp
Residência Médica em Ginecologia e Obstetrícia pelo Hospital das Clínicas da Faculdade de Medicina da Universidade de São Paulo (HCFMUSP)

LUCIANE ALVES DA ROCHA AMORIM
Professora do Programa de Pós-Graduação em Ciências da Saúde da Universidade Federal do Amazonas
Doutorado e Mestrado em Ciências da Saúde pela Escola Paulista de Medicina da Universidade Federal de São Paulo (EPM-Unifesp)
Especialização em Cardiologia Fetal na University of California, San Francisco (USA)
Residência em Ecocardiografia Congênita pelo Hospital Real e Benemérita Sociedade Portuguesa de Beneficência e Ecocardiografia Fetal no Hospital das Clínicas da Faculdade de Medicina da Universidade de São Paulo (HCFMUSP)
Residência em Cardiologia Pediátrica e Cardiopatias Congênitas no Adulto pelo Instituto do Coração do HCFMUSP
Residência em Pediatria pelo HCFMUSP

SÉRGIO RAMOS
Responsável pela Cardiologia Pediátrica e Fetal do Grupo Perinatal
Fellow do Serviço de Hemodinâmica Pediátrica do Hospital Jacques Cartier – Massy, França
Especialização em Cardiologia Pediátrica pelo Instituto de Pós-Graduação Médica do Rio de Janeiro
Título de Especialista em Cardiologia Pediátrica pela Sociedade Brasileira de Cardiologia (SBC), Sociedade Brasileira de Pediatria (SBP) e Associação Médica Brasileira (AMB)
Residência em Cardiologia Pediátrica no Hospital Federal de Bonsucesso (MS)

ABREVIATURAS

4C	Plano 4 câmaras
5C	Plano 5 câmaras
AAD	Apêndice atrial direito
AAE	Apêndice atrial esquerdo
AAo	Arco aórtico
ACD	Artéria coronária direita
ACE	Artéria coronária esquerda
AD	Átrio direito
ADV	Agenesia ou ausência do ducto venoso
AE	Átrio esquerdo
Ant	Anterior
Ao	Aorta
AoA	Aorta ascendente
AoD	Aorta descendente
AP	Artéria pulmonar
ASA	Artéria subclávia direita anômala
ASE	Artéria subclávia esquerda
ASEA	Artéria subclávia esquerda anômala
AT	Atresia tricúspide
Az	Ázigos
CA	Canal arterial
CoAo	Coarctação da aorta
CIA	Comunicação interatrial
CIV	Comunicação interventricular
CMP	Cardiomiopatia
DA	*Ductus arteriosus*
DATVP	Drenagem anômala total das veias pulmonares
DC	Débito cardíaco
DSAV	Defeito do septo atrioventricular
DSAVT	Defeito do septo atrioventricular total
DV	Ducto venoso
DVSVD	Dupla via de saída do ventrículo direito
EFP	Ecocardiografia fetal precoce
EAo	Estenose aórtica

EP	Estenose pulmonar
FO	Forame oval
Inf	Inferior
Máx	Máxima
Post	Posterior
PVCSE	Persistência da veia cava superior esquerda
PVUD	Persistência da veia umbilical direita
SC	Seio coronário
SIA	Septo interatrial
SIV	Septo interventricular
Sup	Superior
SV	Seio venoso
TA	*Truncus arteriosus*
TF	Tetralogia de Fallot
TcGA	Transposição congenitamente corrigida das grandes artérias
TGA	Transposição das grandes atérias
VAVU	Válvula atrioventricular única
VCI	Veia cava inferior
VCS	Veia cava superior
VDa	Ventrículo direito atrializado
VDf	Ventrículo direito funcional
Vel	Velocidade
VMD	Ventrículo morfologicamente direito
VME	Ventrículo morfologicamente esquerdo
VV	Veia vertical
VP	Veia pulmonar
VSVD	Via de saída do ventrículo direito
VSVE	Via de saída do ventrículo esquerdo
VU	Ventrículo único

SUMÁRIO

MENU DE VÍDEOS xvii

1 ANÁLISE CARDIOVASCULAR SEGMENTAR 1
Nathalie J. M. Bravo-Valenzuela

2 ECOCARDIOGRAFIA FETAL EM CORAÇÃO NORMAL 13
Eliane Lucas ▪ Nathalie J. M. Bravo-Valenzuela ▪ Anna Esther Araujo e Silva ▪ Carla Verona Barreto Farias

3 TÉCNICAS PARA AVALIAÇÃO DA FUNÇÃO CARDÍACA 27
Nathalie J. M. Bravo-Valenzuela

4 ECOCARDIOGRAFIA FETAL PRECOCE 37
Eliane Lucas

5 AVALIAÇÃO DO SEPTO INTERATRIAL 43
Carla Verona Barreto Farias

6 CANAL ARTERIAL E FECHAMENTO PRECOCE 49
Nathalie J. M. Bravo-Valenzuela ▪ Luciane Alves da Rocha Amorim

7 ANOMALIAS DA POSIÇÃO CARDÍACA E DO *SITUS* ATRIAL 55
Edward Araujo Júnior ▪ Nathalie J. M. Bravo-Valenzuela

8 ANOMALIAS DOS SISTEMAS VENOSOS PULMONARES E SISTÊMICOS 65
Alberto Borges Peixoto ▪ Anna Esther Araujo e Silva ▪ Nathalie J. M. Bravo-Valenzuela

9 COMUNICAÇÃO INTERVENTRICULAR 75
Eliane Lucas

10 DEFEITO ATRIOVENTRICULAR 83
Eliane Lucas

11 LESÕES OBSTRUTIVAS DAS VIAS DE SAÍDA DOS
VENTRÍCULOS DIREITO E ESQUERDO 93
Nathalie J. M. Bravo-Valenzuela

12 ANOMALIAS DO ARCO AÓRTICO 101
Carla Verona Barreto Farias

13 SÍNDROME DO CORAÇÃO ESQUERDO HIPOPLÁSICO 109
Carla Verona Barreto Farias

14 TETRALOGIA DE FALLOT 115
Nathalie J. M. Bravo-Valenzuela

15 *TRUNCUS ARTERIOSUS* 123
Eliane Lucas ▪ Aldalea Ribeiro de Sousa

16 DUPLA VIA DE SAÍDA DO VENTRÍCULO DIREITO 129
Anna Esther Araujo e Silva

17 TRANSPOSIÇÃO DAS GRANDES ARTÉRIAS 137
Nathalie J. M. Bravo-Valenzuela

18 TRANSPOSIÇÃO CONGENITAMENTE CORRIGIDA DAS GRANDES ARTÉRIAS 145
Nathalie J. M. Bravo-Valenzuela

19 ANOMALIA DE EBSTEIN E DISPLASIA DA VALVA TRICÚSPIDE 151
Carla Verona Barreto Farias

20 ATRESIA TRICÚSPIDE 159
Eliane Lucas ▪ Anna Esther Araujo e Silva

21 CONEXÃO ATRIOVENTRICULAR UNIVENTRICULAR 165
Nathalie J. M. Bravo-Valenzuela

22 DOENÇA DO ENDOCÁRDIO, MIOCÁRDIO E PERICÁRDIO 173
Eliane Lucas ▪ Anna Esther Araujo e Silva

23 TUMORES CARDÍACOS 185
Eliane Lucas

24 ARRITMIAS FETAIS 191
Nathalie J. M. Bravo-Valenzuela

25 DOENÇAS RARAS 203
Eliane Lucas ▪ Sérgio Ramos ▪ Nathalie J. M. Bravo-Valenzuela

26 ARTÉRIA SUBCLÁVIA DIREITA ANÔMALA, ARTÉRIA SUBCLÁVIA ESQUERDA ABERRANTE E DUPLO ARCO AÓRTICO 209
Carla Verona Barreto Farias ▪ Nathalie J. M. Bravo-Valenzuela

ANEXOS

1 MEDIDAS DE ESTRUTURAS CARDÍACAS AO MÉTODO BIDIMENSIONAL 219
Anna Esther Araujo e Silva ▪ Aldalea Ribeiro de Sousa

2 DROGAS ANTIARRÍTMICAS 227
Nathalie J. M. Bravo-Valenzuela

3 SUGESTÃO DE LAUDO DE ECOCARDIOGRAMA FETAL 229
Anna Esther Araujo e Silva ▪ Eliane Lucas

ÍNDICE REMISSIVO 231

MENU DE VÍDEOS

Vídeo	QR Code	Vídeo URL
Vídeo 1-1 O plano longitudinal evidencia a ausência do segmento hepático da veia cava inferior (VCI), num caso de isomerismo esquerdo. Observe que é possível identificar a aorta em cor vermelha ao *color* Doppler (próxima à coluna fetal). Entretanto, não é possível identificar todos os segmentos da VCI em razão da ausência do seu segmento hepático. No coração normal, seria possível identificar todos os segmentos da VCI como imagem de um vaso venoso em azul em paralelo à aorta em cor vermelha.		https://www.thieme.de/de/q.htm?p=opn/cs/20/11/13070910-d58f0125
Vídeo 2-1 No plano do abdome superior observamos a aorta (AO) e a bolha gasosa do estômago à esquerda. A veia umbilical (VU) e a veia cava inferior (VCI), à direita, caracterizando assim o *situs solitus*.		https://www.thieme.de/de/q.htm?p=opn/cs/20/11/13070911-76a18e15

MENU DE VÍDEOS

Vídeo	QR Code	Vídeo URL
Vídeo 2-2 Plano 4C demonstra membrana do *forame ovale* apontando para o átrio esquerdo (AE), ambos os átrios e ventrículos proporcionais e satisfatória contratilidade ventricular. As valvas atrioventriculares demonstram com boa mobilidade.		https://www.thieme.de/de/q.htm?p=opn/cs/20/11/13070912-261fbe4d
Vídeo 2-3 O plano via de saída do ventrículo esquerdo (VSVE) destaca o ventrículo esquerdo (VE) conectado à aorta (AO), a continuidade do septo interventricular com a parede anterior da AO, mostrando assim sua integridade. O *color* Doppler mostra fluxo sanguíneo laminar na VSVE.		https://www.thieme.de/de/q.htm?p=opn/cs/20/11/13070913-a4c8825d
Vídeo 2-4 A via de saída do ventrículo direito (VSVD) no plano longitudinal evidencia a conexão concordante do ventrículo direito (VD) ligado à artéria pulmonar (AP) e ao *color* Doppler fluxo laminar na VSVD.		https://www.thieme.de/de/q.htm?p=opn/cs/20/11/13070914-ca09fc3c
Vídeo 2-5 Na via de saída do ventrículo direito (VSVD), no plano transverso, observamos a aorta no centro, via de saída do VD conectada ao tronco da pulmonar e ramos pulmonares e ambos os átrios, caracterizando o sinal da "margarida".		https://www.thieme.de/de/q.htm?p=opn/cs/20/11/13070915-2610f0ed

MENU DE VÍDEOS

Vídeo	QR Code	Vídeo URL
Vídeo 2-6 No plano dos três vasos (3V) observamos as disposições e respectivas dimensões desses vasos, sendo a artéria pulmonar (AP) maior que a artéria aorta (AO) e a veia cava superior (VCS) o vaso de menor calibre. Da direita para a esquerda encontram-se alinhados da seguinte forma: VCS, AO e AP.		https://www.thieme.de/de/q.htm?p=opn/cs/20/11/13070916-8eae34c6
Vídeo 2-7 No plano arco ductal evidenciamos a continuidade do ventrículo direito, tronco da artéria pulmonar, ducto arterioso e aorta descendente. O *color* Doppler mostra fluxo sanguíneo anterógrado laminar.		https://www.thieme.de/de/q.htm?p=opn/cs/20/11/13070917-efb5694a
Vídeo 3-1 O vídeo demonstra como mensurar os diâmetros máximo (telediastólico) e mínimo (telessistólico) do ventrículo esquerdo (VE) no plano 4C cardíacas longitudinal. Após obter essas medidas, a fração de encurtamento (Fenc) pode ser calculada utilizando-se a fórmula: Fenc = DDf – DSf/DDf. No caso apresentado, o resultado da Fenc do VE é 0,29 [DDf VE (10,2 mm) – DSf (7,2 mm)/DDf (10,2 mm)]. Em alguns aparelhos de US, é possível inserir o parâmetro Fenc com sua fórmula e obter o resultado automaticamente.		https://www.thieme.de/de/q.htm?p=opn/cs/20/11/13070918-2cb420fe

Vídeo	QR Code	Vídeo URL
Vídeo 3-2 O vídeo demonstra como obter o índice de *performance* do miocárdio (IPM) ou índice de TEI, no plano apical de via de saída do VE. A amostra Doppler pulsado é posicionada entre as vias de entrada e saída ventricular (tamanho do volume da amostra Doppler: 3 a 5 mm, dependendo da idade gestacional). Após obter registro simultâneo dos fluxos mitral e aórtico pelo Doppler pulsado clássico, é possível calcular o IPM do VE pela fórmula: TCIV + TRIV/TEj, que no caso apresentado foi calculado em 0,42. O Tempo de Contração Isovolumétrica (TCIV) é o intervalo desde o fechamento da valva mitral até a abertura da valva aórtica; o tempo de ejeção (TEj) é o tempo desde o inicio da abertura até o fechamento da valva aórtica e o tempo de relaxamento isovolumétrico (TRIV) é mensurado do fechamento da valva aórtica até o inicio da abertura da valva mitral.		https://www.thieme.de/de/q.htm?p=opn/cs/20/11/13070919-56b572ca

MENU DE VÍDEOS

Vídeo	QR Code	Vídeo URL
Vídeo 3-3 O vídeo demonstra como obter o registro adequado do fluxo de via de entrada do VE. No plano apical 4C ou apical via de saída do VE, a amostra do Doppler deve ser posicionada na cavidade ventricular imediatamente distal à valva mitral, com ângulo de insonação < 20° (tamanho volume da amostra do Doppler pulsado = 2-3 mm). A relação E/A é obtida pela divisão entre os valores de pico máximo das ondas E (enchimento ventricular passivo ou rápido) e A (enchimento ventricular lento, tardio) da valva mitral. Nesse caso o resultado obtido foi 0,62 (E = 30,9 cm/s e A = 49,67 cm/s). E: Onda E; A: onda A.		https://www.thieme.de/de/q.htm?p=opn/cs/20/11/13070920-ae66a3fc
Vídeo 3-4 Doppler do ducto venoso (DV) com fluxo normal, obtido em um plano do abdome superior fetal. Observe o índice de pulsatilidade (IP) e as características das ondas normais: presença de três ondas S, D e a (fluxo trifásico), e onda a com amplitude positiva (não há onda a reversa); IP = 0,6.		https://www.thieme.de/de/q.htm?p=opn/cs/20/11/13070921-3ec5a05b
Vídeo 4-1 No plano 4C em feto com 14 semanas de gestação verificamos, com o auxílio do *color* Doppler, a atresia da válvula tricúspide em decorrência da ausência do fluxo do átrio direito para o ventrículo direito. Observamos efetivo *shunt* do átrio direito para o átrio esquerdo pela comunicação interatrial.		https://www.thieme.de/de/q.htm?p=opn/cs/20/11/13070922-a5491fef

Vídeo	QR Code	Vídeo URL
Vídeo 4-2 Em feto com 12 semanas de gestação no plano 4C evidenciamos a frequência de 240 batimentos por minuto compatível com taquicardia supraventricular.		https://www.thieme.de/de/q.htm?p=opn/cs/20/11/13070923-e482ddda
Vídeo 4-3 Feto com 13 semanas e 5 dias, no plano 4C vemos o eixo cardíaco normal e as dimensões cardíacas proporcionais.		https://www.thieme.de/de/q.htm?p=opn/cs/20/11/13070924-3af4ea2e
Vídeo 5-1 Plano 4C posterior com seio coronariano dilatado em feto com persistência da veia cava superior esquerda.		https://www.thieme.de/de/q.htm?p=opn/cs/20/11/13070925-56ea2bca
Vídeo 5-2 Plano 4C em feto com forame oval restritivo; nota-se grande abaulamento do septo interatrial do AD para o AE, e grande aumento de cavidades direitas.		https://www.thieme.de/de/q.htm?p=opn/cs/20/11/13070926-41e7f1f6
Vídeo 6-1 Plano do arco ductal demonstrando o *ductus arteriosus* (canal arterial) com calibre normal. Observe que é um grande vaso que comunica o tronco da artéria pulmonar à porção descendente da aorta. O *color* Doppler demonstra o fluxo normal do canal arterial (laminar, em azul).		https://www.thieme.de/de/q.htm?p=opn/cs/20/11/13070927-18d7b842
Vídeo 6-2 Plano do arco ductal demonstrando em caso de fechamento prematuro do *ductus arteriosus* (canal arterial) relacionado com a dieta rica em polifenóis. Observe o fluxo turbulento em mosaico de cores (seta) do canal arterial restritivo.		https://www.thieme.de/de/q.htm?p=opn/cs/20/11/13070928-90acde2f

MENU DE VÍDEOS

Vídeo	QR Code	Vídeo URL
Vídeo 7-1 Ecocardiografia fetal em um caso de *ectopia cordis* toracoabdominal. Observe a imagem do coração fora do tórax.		https://www.thieme.de/de/q.htm?p=opn/cs/20/11/13070929-d986bbf6
Vídeo 7-2 Isomerismo esquerdo, plano sagital com *color* Doppler: observe a ausência do segmento hepático da veia cava inferior. A aorta (fluxo em cor vermelha) está próxima à coluna fetal, mas não é possível identificar todos os segmentos da VCI. Num coração normal, a VCI seria identificada como um vaso paralelo à aorta em cor azul.		https://www.thieme.de/de/q.htm?p=opn/cs/20/11/13070930-ff83b657
Vídeo 8-1 No plano 4C, com o auxílio do Doppler pulsado, observa-se o aspecto normal do fluxo de uma veia pulmonar conectada ao átrio esquerdo.		https://www.thieme.de/de/q.htm?p=opn/cs/20/11/13070931-829f8eda
Vídeo 8-2 No plano 4C visualiza-se aumento da distância entre o AE e aorta descendente, e a presença de uma confluência venosa onde drenam as veias pulmonares.		https://www.thieme.de/de/q.htm?p=opn/cs/20/11/13070932-392d178c
Vídeo 8-3 No plano 3VT observa-se a presença de um quarto vaso (veia cava esquerda) à esquerda da artéria pulmonar.		https://www.thieme.de/de/q.htm?p=opn/cs/20/11/13070933-36ae2508
Vídeo 8-4 Plano transversal do abdome, na região da bolha gástrica, visualiza-se a veia umbilical mais à direita e a curvatura da veia porta para a esquerda, em direção ao estômago.		https://www.thieme.de/de/q.htm?p=opn/cs/20/11/13070934-57415da5

Vídeo	QR Code	Vídeo URL
Vídeo 9-1 No plano 4C observamos ampla comunicação interventricular muscular com extensão para via de entrada.		https://www.thieme.de/de/q.htm?p=opn/cs/20/11/13070935-f97fb80c
Vídeo 9-2 O mapeamento a cores (color Doppler) no plano 4C demonstra pequena comunicação interventricular muscular apical.		https://www.thieme.de/de/q.htm?p=opn/cs/20/11/13070936-82d03108
Vídeo 9-3 No plano 4C com *color* Doppler evidenciamos moderada comunicação interventricular muscular trabecular.		https://www.thieme.de/de/q.htm?p=opn/cs/20/11/13070937-6a15aa42
Vídeo 10-1 No plano 4C observamos ampla comunicação interventricular com extensão para via de entrada, comunicação interatrial *ostium secundum* e *ostium primum* e válvula atrioventricular única compatível com defeito atrioventricular forma total.		https://www.thieme.de/de/q.htm?p=opn/cs/20/11/13070938-78a3ef51
Vídeo 10-2 Defeito atrioventricular forma total no plano 4C demonstra a implantação da válvula atrioventricular única no bordo do septo interventricular e presença de átrio único.		https://www.thieme.de/de/q.htm?p=opn/cs/20/11/13070939-6da116c8
Vídeo 10-3 No plano 4C do defeito atrioventricular forma total mostra ampla comunicação interventricular com extensão para via de entrada, a comunicação interatrial *ostium primum* e válvula atrioventricular única.		https://www.thieme.de/de/q.htm?p=opn/cs/20/11/13070940-de9488ac

MENU DE VÍDEOS

Vídeo	QR Code	Vídeo URL
Vídeo 11-1 Plano de via de saída do VE demonstra o fluxo turbulento ao *color* Doppler em topografia valvar em um feto com estenose aórtica valvar. Observe a dilatação pós-estenótica na artéria aorta após a região valvar.		https://www.thieme.de/de/q.htm?p=opn/cs/20/11/13070941-a9367dfd
Vídeo 11-2 Plano de via de saída do VD demonstra o fluxo turbulento ao *color* Doppler em artéria pulmonar em dois fetos (gemelares), ambos com estenose pulmonar valvar. Observe que o feto 2 (feto maior) apresenta nítida hipertrofia do ventrículo direito.		https://www.thieme.de/de/q.htm?p=opn/cs/20/11/13070942-d3403e3b
Vídeo 12-1 Plano sagital do arco aórtico mostrando mapeamento de fluxo a cores e turbilhonamento em região de estreitamento em istmo aórtico.		https://www.thieme.de/de/q.htm?p=opn/cs/20/11/13070943-c4876d07
Vídeo 12-2 Plano dos 3 vasos em 3D com *color* Doppler mostrando desproporção entre o tamanho das grandes artérias, com a aorta hipoplásica e persistência da veia cava superior esquerda, em feto com coarctação da aorta.		https://www.thieme.de/de/q.htm?p=opn/cs/20/11/13070944-65f40cb1
Vídeo 12-3 Plano sagital do arco aórtico em feto com interrupção do arco aórtico mostrando bifurcação formada pelos vasos supra-aórticos.		https://www.thieme.de/de/q.htm?p=opn/cs/20/11/13070945-919fa40d
Vídeo 13-1 Plano de 4C em feto com síndrome do coração esquerdo hipoplásico, mostrando hipodesenvolvimento do ventrículo esquerdo.		https://www.thieme.de/de/q.htm?p=opn/cs/20/11/13070946-edaa065d

MENU DE VÍDEOS

Vídeo	QR Code	Vídeo URL
Vídeo 13-2 Plano sagital do arco aórtico em feto com síndrome do coração esquerdo hipoplásico, mostrando arco aórtico tortuoso com fluxo reverso no mapeamento de fluxo a cores.		https://www.thieme.de/de/q.htm?p=opn/cs/20/11/13070947-f7d12a41
Vídeo 14-1 Planos de vias de saída do VE e do VD até o mediastino superior (3VT): observe a CIV de mau alinhamento com cavalgamento da aorta e a artéria pulmonar pequena, possibilitando o diagnóstico pré-natal de tetralogia de Fallot.		https://www.thieme.de/de/q.htm?p=opn/cs/20/11/13070948-f3dc1b94
Vídeo 14-2 Tetralogia de Fallot com agenesia da valva pulmonar, plano de saída do ventrículo direito (VSVD): observe a presença da insuficiência pulmonar. O *color* demonstra fluxo anterógrado na sístole (em cor azul no tronco da artéria pulmonar) e retrógrado (em vermelho) na diástole, caracterizando a IP ocasionada por agenesia da valva pulmonar.		https://www.thieme.de/de/q.htm?p=opn/cs/20/11/13070949-48a3608e
Vídeo 14-3 Plano três vasos com traqueia (3VT) demonstrando diâmetro da artéria pulmonar menor que a aorta (vaso central) em um feto com tetralogia de Fallot clássica. A presença do tronco da artéria pulmonar com calibre diminuído e a ectasia da aorta nesse plano são características da T4F.		https://www.thieme.de/de/q.htm?p=opn/cs/20/11/13070950-8bd02331

Vídeo	QR Code	Vídeo URL
Vídeo 14-4 Ecocardiografia fetal utilizando o método *Fetal Intelligent Navigation Echocardiography* (FINE), também denominado 5D-heart, num caso de tetralogia de Fallot. A partir de imagem de quatro câmaras (4C) com recursos de ultrassonografia tridimensional, o botão do aparelho de ultrassom que disponibiliza esse recurso "5D" é acionado e são adquiridos "volumes cardíacos" (imagens em blocos de vários ciclos do coração fetal) por alguns segundos. Após a aquisição (plano 4C), o examinador deve marcar sete estruturas importantes, dentre elas a aorta, artéria pulmonar e câmaras cardíacas. Na sequência, automaticamente são gerados os nove planos apresentados no vídeo. Observe a artéria pulmonar (P) pequena (cor azul) no plano 3 vasos com traqueia 3VT (*three vessels and trachea view*). Também é possível identificar a comunicação interventricular (fluxo azul entre os dois ventrículos: RV, LV) nos planos 4 câmaras (*four-chamber view*) e 5 câmaras (*five-chamber view*). P: Artéria pulmonar; A e Ao: aorta; S: veia cava superior; LV: ventrículo esquerdo; RV: ventrículo direito; LA: átrio esquerdo; RA: átrio direito; SVC: veia cava superior; IVC: veia cava inferior.		https://www.thieme.de/de/q.htm?p=opn/cs/20/11/13070951-dd09fc35

Vídeo	QR Code	Vídeo URL
Vídeo 15-1 *Truncus arteriosus* no plano de via de saída mostra vaso único (vaso truncal) e presença de insuficiência valvar significativa. A válva truncal é bastante espessada. Observamos que do vaso truncal origina-se o tronco da artéria pulmonar que se bifurca.		https://www.thieme.de/de/q.htm?p=opn/cs/20/11/13070952-3d45cbec
Vídeo 15-2 *Truncus arteriosus* no plano de via de saída mostra a ampla comunicação interventricular, o vaso único (vaso truncal) e as origens das artérias pulmonares separadamente (*truncus arteriosus* tipo II).		https://www.thieme.de/de/q.htm?p=opn/cs/20/11/13070953-92df69b6
Vídeo 15-3 *Truncus arteriosus* inicialmente no plano 4C e, posteriormente, via de saída mostra ampla comunicação interventricular, vaso único (vaso truncal) cavalgando o septo interventricular. Neste vaso truncal observamos as origens das artérias pulmonares separadamente (*truncus arteriosus* tipo II).		https://www.thieme.de/de/q.htm?p=opn/cs/20/11/13070954-6d28e290
Vídeo 16-1 DVSVD. Plano 5C. Observa-se, com o auxílio do *color* Doppler, a presença de CIV subaórtica. É possível visibilizar o fluxo de ambos os ventrículos serem ejetados para a aorta.		https://www.thieme.de/de/q.htm?p=opn/cs/20/11/13070955-ca04e8de
Vídeo 16-2 DVSVD com tetralogia de Fallot. Observa-se ampla CIV subaórtica. O septo infundibular encontra-se anteriorizado.		https://www.thieme.de/de/q.htm?p=opn/cs/20/11/13070956-5173abab

MENU DE VÍDEOS

Vídeo	QR Code	Vídeo URL
Vídeo 16-3 No plano de via de saída dos ventrículos observa-se CIV subpulmonar e fluxo do VE para o VD com o auxílio do *color* Doppler. Os grandes vasos estão conectados ao VD.		https://www.thieme.de/de/q.htm?p=opn/cs/20/11/13070957-3af20cc4
Vídeo 17-1 Feto com transposição das grandes artérias, planos de vias de saída ventriculares: observe as grandes artérias com arranjo em "paralelo" e a discordância ventriculoarterial (a aorta é um vaso arterial que apresenta uma curvatura convexa e origina-se do VD, e a artéria pulmonar é um vaso triangular que se origina do VE).		https://www.thieme.de/de/q.htm?p=opn/cs/20/11/13070958-fac1d3c8
Vídeo 17-2 Vídeo demonstrando planos de via de saída do ventrículo esquerdo (VE) e plano do mediastino superior em um feto com transposição das grandes artérias (TGA). Observe que a artéria que se origina do VE é a artéria pulmonar (vaso com formato triangular), cuja bifurcação apresenta um formato semelhante a um bico de pássaro (*birds's beak sign*). No plano do mediastino superior, em vez de três, apenas dois vasos são visibilizados (aorta e veia cava superior), observe que a aorta é o vaso arterial que se origina do ventrículo anterior (ventrículo direito) e apresenta o formato da letra "I" (sinal do "I").		https://www.thieme.de/de/q.htm?p=opn/cs/20/11/13070959-9dee16cf

MENU DE VÍDEOS

Vídeo	QR Code	Vídeo URL
Vídeo 17-3 Ecocardiografia fetal com recursos de tecnologia avançada em quadridimensional (4D) e *realistic color*, plano de via de saída do ventrículo direito (VSVD): observe que a aorta (em azul) é um vaso com curvatura convexa e com topografia anterior. É possível identificar que tem origem no ventrículo anterior (via de saída do VD em cor amarela e após a aorta em azul, ambos anteriores).		https://www.thieme.de/de/q.htm?p=opn/cs/20/11/13070960-feb76b0d
Vídeo 17-4 Esse sinal é um exercício espacial em que o examinador, partindo do plano 4C, ao passar para o plano de via saída do VD, é possível observar a curvatura convexa do vaso (aorta) que se origina do VD nos casos de transposição das grandes artérias. A sua curvatura convexa na via saída do VD assemelha-se ao formato de um bumerangue (*boomerang sign*) e esse sinal pode auxiliar no diagnóstico de TGA, inclusive no primeiro trimestre da gestação.		https://www.thieme.de/de/q.htm?p=opn/cs/20/11/13070961-5a09c3cc
Vídeo 18-1 Feto com transposição congenitamente corrigida das grandes artérias, planos 4C e vias de saída ventriculares: observe as grandes artérias com arranjo em "paralelo" e a discordância AV e VA por inversão ventricular. O ventrículo morfologicamente direito (VMD) está à esquerda e conecta-se ao átrio esquerdo. O reverso ocorre com o ventrículo morfologicamente esquerdo (VME). A aorta origina-se do ventrículo à direita (VME) e a artéria pulmonar do ventrículo à esquerda (VMD).		https://www.thieme.de/de/q.htm?p=opn/cs/20/11/13070962-2d8c1966

MENU DE VÍDEOS

Vídeo	QR Code	Vídeo URL
Vídeo 19-1 Plano 4C em feto com anomalia de Ebstein apresentando cardiomegalia por aumento da porção atrializada do ventrículo direito, movimento anormal do septo interventricular abaulando em direção ao VE na diástole, e orifício de abertura da valva tricúspide deslocado para o ápice do coração.		https://www.thieme.de/de/q.htm?p=opn/cs/20/11/13070963-1abdb8ad
Vídeo 19-2 Plano via de saída de ventrículo direito em feto portador de displasia tricúspide com grande aumento do átrio direito.		https://www.thieme.de/de/q.htm?p=opn/cs/20/11/13070964-04cb1e6d
Vídeo 20-1 No plano 4C observamos a ausência da conexão atrioventricular direita – atresia da valva tricúspide. Identificamos ampla comunicação interventricular muscular e a hipoplasia da cavidade ventricular direita.		https://www.thieme.de/de/q.htm?p=opn/cs/20/11/13070965-db8a9583
Vídeo 20-2 No plano 4C verificamos, com o auxílio do *color* Doppler, a atresia da valva tricúspide em decorrência da ausência do fluxo do átrio direito para o ventrículo direito. Observamos efetivo *shunt* do átrio direito para o átrio esquerdo pela comunicação interatrial.		https://www.thieme.de/de/q.htm?p=opn/cs/20/11/13070966-e74f7651
Vídeo 21-1 Ecocardiografia fetal demonstrando hipoplasia do VD, no plano 4C longitudinal: o VD (massa ventricular com topografia anterior) é a câmara rudimentar e o VE (topografia posterior) é a câmara principal ou dominante.		https://www.thieme.de/de/q.htm?p=opn/cs/20/11/13070967-02f83a17

Vídeo	QR Code	Vídeo URL
Vídeo 21-2 Feto com dupla via de entrada para câmara principal (câmara dominante) tipo VE. Observe que a câmara principal é posterior e que os dois átrios estão conectados a essa câmara por duas valvas atrioventriculares.		https://www.thieme.de/de/q.htm?p=opn/cs/20/11/13070968-7fd2dabe
Vídeo 21-3 Plano de via de saída ventricular em um feto com câmara principal tipo VE demonstrando que as duas artérias originam-se da câmara principal com artéria pulmonar anterior e aorta posterior. Observe que a artéria pulmonar é pequena (estenose pulmonar).		https://www.thieme.de/de/q.htm?p=opn/cs/20/11/13070969-a3724713
Vídeo 21-4 Dupla via de saída da câmara principal tipo VD (câmara principal anterior). Passando do plano de via de saída ventricular para o mediastino superior, o examinador demonstra que o calibre das grandes artérias está alterado, o que também pode ser observado no plano dos três vasos. Observe a aorta ectasiada e anterior e a artéria pulmonar (vaso que bifurca) posterior e pequena (estenose pulmonar).		https://www.thieme.de/de/q.htm?p=opn/cs/20/11/13070970-cf503dc1
Vídeo 22-1 No plano 4C, visualiza-se a presença de hipertrofia acentuada na parede lateral do VE e do SIV compatível com cardiomiopatia hipertrófica.		https://www.thieme.de/de/q.htm?p=opn/cs/20/11/13070971-153991cf
Vídeo 22-2 No plano 4C, observa-se acentuada hipertrofia das paredes de ambos os ventrículos compatível com cardiomiopatia hipertrófica e derrame pericárdico moderado.		https://www.thieme.de/de/q.htm?p=opn/cs/20/11/13070972-8ee6901a

MENU DE VÍDEOS

Vídeo	QR Code	Vídeo URL
Vídeo 22-3 Derrame pericárdico moderado visto no plano 4C.		https://www.thieme.de/de/q.htm?p=opn/cs/20/11/13070973-be05f41c
Vídeo 23-1 No plano 4C, vemos múltiplas massas com densidade homogênea localizadas em ambos os ventrículos e no átrio direito, sendo compatíveis com rabdomiomas.		https://www.thieme.de/de/q.htm?p=opn/cs/20/11/13070974-8aa777ea
Vídeo 23-2 Observamos múltiplos rabdomiomas de tamanhos médio e grande, sendo o maior localizado no ventrículo direito (2,0 × 1,9 cm).		https://www.thieme.de/de/q.htm?p=opn/cs/20/11/13070975-0216e8bf
Vídeo 23-3 Múltiplas imagens arredondadas homogêneas compatíveis com rabdomiomas em ambos os ventrículos e o mapeamento *color* Doppler não demonstra obstrução ao fluxo sanguíneo.		https://www.thieme.de/de/q.htm?p=opn/cs/20/11/13070901-a86072b4
Vídeo 24-1 Doppler com registro simultâneo dos fluxos de via de entrada e saída do ventrículo esquerdo demonstrando ritmo cardíaco irregular por presença de extrassístoles supraventriculares (ESV). O registro do fluxo de via de entrada do VE representa a contração atrial (supraventricular) e o fluxo de via de saída representa a contração ventricular, caracterizando a condução da ESV para ventrículos.		https://www.thieme.de/de/q.htm?p=opn/cs/20/11/13070902-85212a71

Vídeo	QR Code	Vídeo URL
Vídeo 24-2 Plano 4C: feto hidrópico com taquicardia supraventricular. Observe o derrame pericárdico e o movimento das paredes atrial e ventricular com frequência cardíaca fetal elevada (condução atrioventricular de 1 para 1).		https://www.thieme.de/de/q.htm?p=opn/cs/20/11/13070903-ccdcebfc
Vídeo 24-3 Feto com *flutter* atrial intermitente. Observe que no início do vídeo a frequência atrial é normal. Posteriormente, quando se inicia o *flutter* atrial, é possível identificar nitidamente a rapidez da movimentação das paredes dos átrios (*flutter* atrial com FC = 300 bpm).		https://www.thieme.de/de/q.htm?p=opn/cs/20/11/13070904-0452d0c2
Vídeo 25-1 No plano de via de saída do ventrículo esquerdo, observamos uma grande imagem arredondada localizada posteriormente ao VE e, o *color* Doppler permite a identificação da conexão com base estreita ("colo") entre a câmara ventricular e o divertículo.		https://www.thieme.de/de/q.htm?p=opn/cs/20/11/13070905-92516810
Vídeo 25-2 No plano de 4C, verificamos grande imagem próxima ao *apex* do VE e o *color* Doppler mostra estreita conexão ("colo") com a cavidade ventricular, compatível com divertículo ventricular.		https://www.thieme.de/de/q.htm?p=opn/cs/20/11/13070906-c8edb68d
Vídeo 25-3 O plano via de saída do ventrículo esquerdo mostra grande vaso tortuoso e dilatado na topografia da artéria coronária esquerda (ACE). Com o *color* Doppler, visualiza-se um fluxo sistodiastólico de grande magnitude dirigindo-se para o ventrículo direito (VD) compatível com fístula coronário-cavitária (ACE-VD).		https://www.thieme.de/de/q.htm?p=opn/cs/20/11/13070907-caf474ce

MENU DE VÍDEOS

Vídeo	QR Code	Vídeo URL
Vídeo 26-1 Plano de 3VT com recursos de ultrassom tridimensional e *color* Doppler. A artéria subclávia direita anômala (trajeto aberrante) é visibilizada em cor azul na junção do arco aórtico e do ducto arterioso, com trajeto posterior à traqueia. Observe a imagem estática do caso na Figura 26-2b, com a identificação das estruturas por legendas.		https://www.thieme.de/de/q.htm?p=opn/cs/20/11/13070908-0c6b8b25
Vídeo 26-2 Ecocardiografia fetal, plano 3VT, de um feto com arco aórtico à direita com artéria subclávia esquerda aberrante (ASEA). Observe o anel vascular com formato da letra "U" em torno da traqueia: o arco aórtico está à direita (ASEA à direita) e o *ductus arteriosus* à esquerda da traqueia, completando o anel vascular. O vídeo desse caso demonstra o anel vascular em "U" visível mesmo sem o recurso do *color* Doppler. Observe a imagem estática do caso na Figura 26-5, com a identificação das estruturas por legendas.		https://www.thieme.de/de/q.htm?p=opn/cs/20/11/13070909-19f246b3

Atlas de Ecocardiografia Fetal

Thieme Revinter

ANÁLISE CARDIOVASCULAR SEGMENTAR

Nathalie J. M. Bravo-Valenzuela

A análise segmentar sequencial (átrios, junção atrioventricular, massa ventricular e junção ventriculoarterial) é uma sistemática que permite o entendimento da anatomia cardíaca e a descrição detalhada das cardiopatias congênitas. Essa análise baseia-se nos três segmentos (átrios, ventrículos e artérias) e conexões que constituem um coração.

SITUS ATRIAL – MORFOLOGIA ATRIAL
Situs
Quais os Tipos de Situs Atrial?
- *Situs solitus*: arranjo habitual em que o átrio com características morfológicas de átrio esquerdo se localiza à esquerda e o átrio morfologicamente direito localiza-se à direita (Fig. 1-1a).
- *Situs inversus:* arranjo "em espelho", em que o átrio morfologicamente direito se localiza à esquerda e o átrio morfologicamente esquerdo localiza-se à direita (Fig. 1-1b).
- *Isomerismo atrial (*situs ambiguus*):* os dois átrios apresentam a mesma morfologia. Existem dois tipos de isomerismo:
  - Isomerismo atrial esquerdo (*situs ambiguus* E): os átrios apresentam morfologia de átrio esquerdo. Em geral, existe ausência do segmento hepático da veia cava inferior (VCI) com drenagem pela veia ázigos (Az) ou hemiázigos (Haz) (Fig. 1-1c). É frequente a associação com poliesplenia e cardiopatias como o defeito do septo atrioventricular (DSAV) e a comunicação interatrial (CIA).
  - Isomerismo atrial direito (*situs ambiguus* D): dois átrios com morfologia de átrio direito, sendo mais raro que o isomerismo esquerdo (Fig. 1-1d). Em arranjo habitual, as veias pulmonares conectam-se ao átrio morfologicamente esquerdo. Consequentemente, a conexão anômala de veias pulmonares ocorre por definição em todos os corações com dois átrios morfologicamente direitos (isomerismo D). Asplenia e cardiopatias cianogênicas estão frequentemente associadas ao isomerismo D.

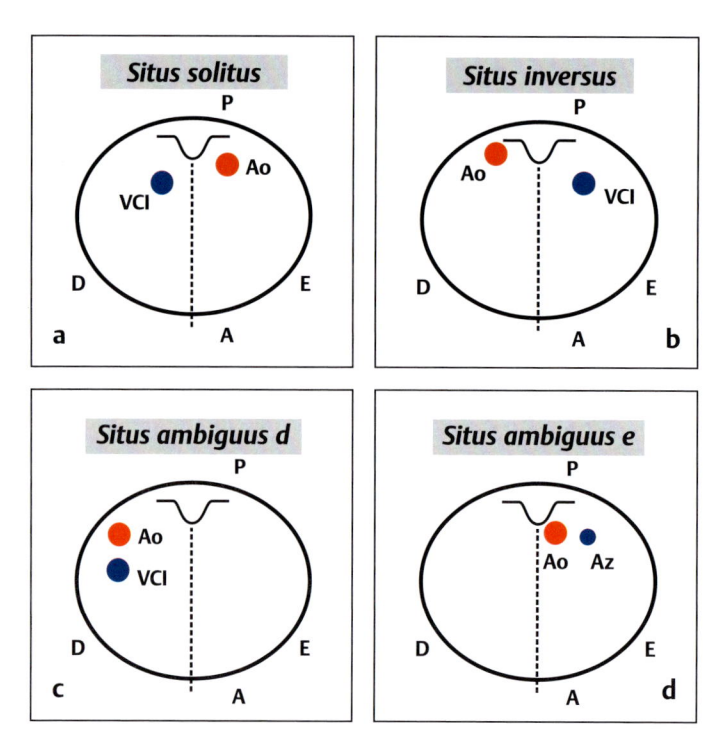

Fig. 1-1. Desenho esquemático demonstrando: (**a**) *situs solitus* – VCI à direita e aorta à esquerda e posterior, (**b**) *situs inversus* – "imagem em espelho" do *situs solitus*: VCI à esquerda e aorta à direita, (**c**) *situs ambiguus* direito ou isomerismo direito – a veia cava inferior e a aorta estão à direita da coluna fetal, sendo a aorta o vaso posterior e o (**d**) *situs ambiguus* esquerdo ou isomerismo esquerdo – o vaso venoso é a veia ázigos (ausência da porção hepática da VC) e o vaso arterial é a aorta. A: anterior; P: posterior; E: esquerdo; D: direito; Ao: aorta; VCI: veia cava inferior; Az: veia ázigos.

No isomerismo atrial ou *situs ambiguus* existe simetria bilateral dos átrios que, em geral, é acompanhada da simetria dos brônquios e um arranjo anormal de órgãos abdominais, em especial as alterações esplênicas. São exemplos clássicos de síndromes esplênicas ou heterotaxia visceral:

1. *Síndrome da poliesplenia (isomerismo E):* átrios com morfologia de átrio esquerdo, pulmões bilobulados, fígado e estômago centralizados e poliesplenia (Fig. 1-2a).
2. *Síndrome de Ivemark (isomerismo D):* átrios com morfologia de átrio direito, pulmões trilobulados, fígado e estômago centralizados e asplenia (Fig. 1-2b).

Morfologia Atrial
- *Átrio esquerdo:* apêndices com base estreita ("dedo de luva") e em arranjo habitual contêm as veias pulmonares (Fig. 1-3).
- *Átrio direito:* apêndices com bases mais largas e em arranjo habitual contêm as veias cavas.

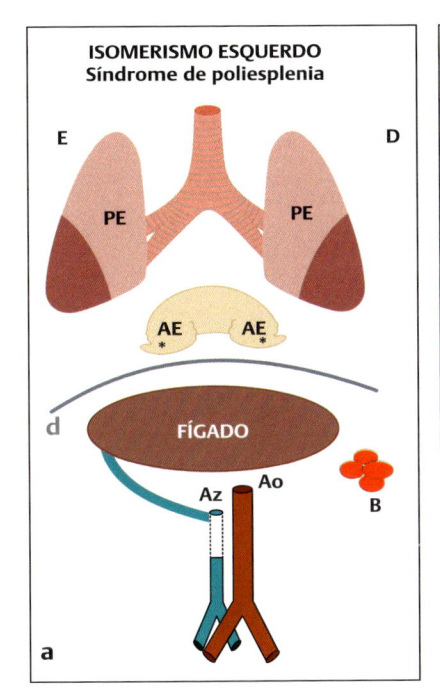

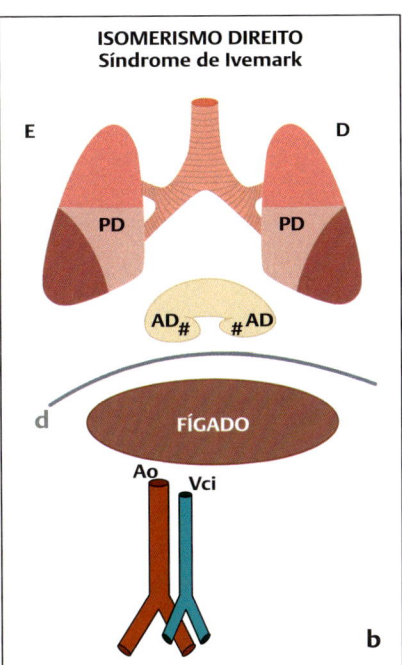

Fig. 1-2. Síndromes esplênicas (heterotaxia). (**a**) Síndrome da poliesplenia (isomerismo esquerdo): dois átrios com morfologia de átrio esquerdo (apêndices com bases estreitas*), pulmões bilobulados, fígado centralizado e poliesplenia e (**b**) síndrome de Ivemark (isomerismo direito): átrios com morfologia de átrio direito (apêndices com bases largas #), pulmões trilobulados, fígado centralizado e asplenia. AE: Átrio morfologicamente esquerdo; PE: pulmão morfologicamente esquerdo; D: lado direito; E: lado esquerdo; B: baços pequenos; AD: átrio morfologicamente direito; PD: pulmão morfologicamente direito; d: diafragma; Ao: aorta; Vci: veia cava inferior; Az: veia ázigos.

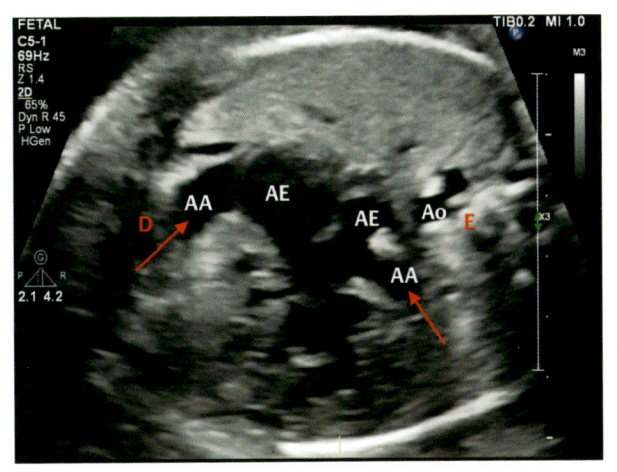

Fig. 1-3. Ecocardiografia fetal, plano 4 câmaras demostrando dois átrios com morfologia de átrio esquerdo em um caso de isomerismo atrial esquerdo. Observe os apêndices atriais com base estreita (seta vermelha) que caracterizam a morfologia de AE. AE: Átrio morfologicamente esquerdo; AA: apêndice atrial; D: lado direito; E: lado esquerdo; Ao: aorta.

Como Definir o Situs Atrial pela US/Ecocardiografia Fetal?

> **PONTOS IMPORTANTES**
>
> - Identificar a morfologia atrial pelas características dos apêndices atriais no plano 4 câmaras.
> - Identificar os vasos: venoso (VCI ou Az ou Haz) e arterial (aorta abdominal) no plano do abdome superior do feto.
> - A ausência do segmento hepático da VCI associa-se ao isomerismo atrial E. O plano sagital da VCI permite essa avaliação ([▶] Vídeo 1-1).
> - Nos casos de isomerismo atrial, a presença do seio coronário afasta o diagnóstico de isomerismo D. O plano 4 câmaras permite identificar o seio coronário.

CONEXÃO ATRIOVENTRICULAR (AV)

Biventricular

Na conexão AV biventricular, os dois ventrículos são morfologicamente normais (possuem as três porções: trabecular e as vias de entrada e de saída).

A) *Concordante:* arranjo habitual, em que cada átrio é conectado ao seu respectivo ventrículo (Fig. 1-4a).
B) *Discordante:* arranjo "em espelho", em que o AE conecta-se ao VD e o AD conecta-se ao VE (Fig. 1-4b).
C) *Ambígua E:* isomerismo E, em que existem dois átrios com morfologia de AE (Fig. 1-4c).
D) *Ambígua D:* isomerismo D, em que existem dois átrios com morfologia de AD (Fig. 1-4d).

Univentricular

Na conexão AV univentricular, um dos ventrículos não possui uma de suas porções, sendo um deles considerado como câmara rudimentar e o outro como câmara principal. Mais raramente não é possível identificar a câmara rudimentar, mas apenas a câmara principal (o clássico "ventrículo único").

A) *Dupla via de entrada:* os dois átrios estão conectados à câmara principal (ventrículo dominante) (Fig. 1-5a).
B) *Via de entrada única (ausência de conexão AV esquerda ou direita):* existe atresia da valva AV esquerda ou da direita (Fig. 1-5b).
C) *Via de entrada comum:* existe uma valva AV comum (valva AV única) (Fig. 1-5c).

Como Definir a Conexão AV pela US/Ecocardiografia Fetal?

> **PONTOS IMPORTANTES**
>
> - A conexão atrioventricular (AV) biventricular pode ser: concordante, discordante e ambígua, tipos E ou D.
> - A conexão atrioventricular (AV) univentricular pode ser do tipo: dupla via de entrada, ausência de conexão AV esquerda ou direita e via de entrada comum.
> - O plano 4 câmaras permite a avaliação da conexão AV.

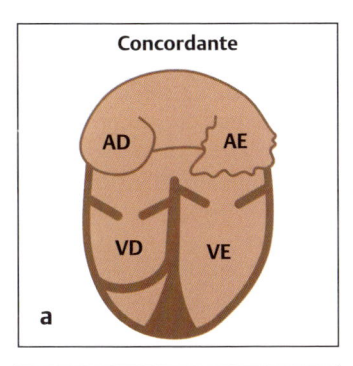

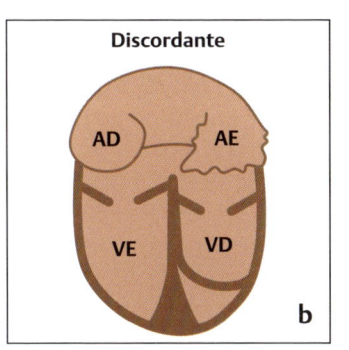

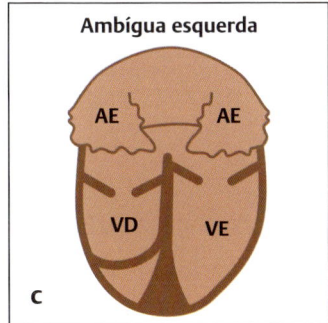

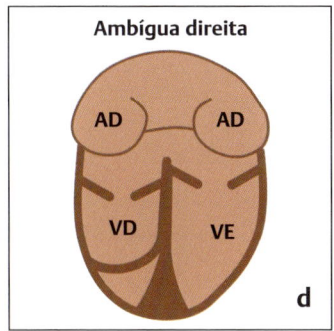

Fig. 1-4. Desenho esquemático demonstrando os tipos de conexão AV biventricular: (**a**) concordante, (**b**) discordante e ambígua tipos: (**c**) esquerdo e (**d**) direito. AD: Átrio morfologicamente direito; AE: átrio morfologicamente esquerdo; VD: ventrículo direito; VE: ventrículo esquerdo.

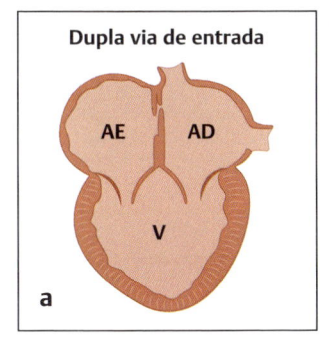

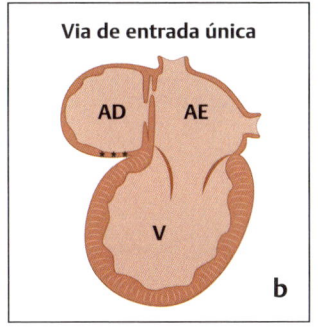

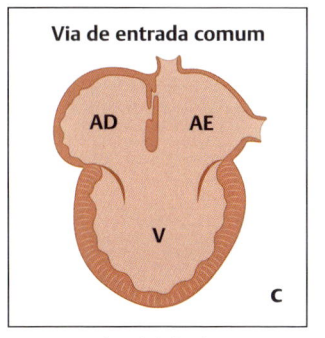

Fig. 1-5. Desenho esquemático demonstrando os tipos de conexão AV univentricular: (**a**) dupla via de entrada para a câmara principal; (**b**) via de entrada única para a câmara principal (***ausência de conexão AV direita) e (**c**) via de entrada comum para a câmara principal (valva AV única). AD: Átrio direito; AE: átrio esquerdo; V: câmara principal.

VALVAS ATRIOVENTRICULARES (AV)

No coração normal existem duas valvas AV (valvas tricúspide e mitral), que mantêm o fluxo de sangue da cavidade atrial para a ventricular e suas cordas tendíneas apresentam inserção em seu respectivo ventrículo. A valva tricúspide apresenta três cúspides e topografia mais apical em relação à mitral; quando esse deslocamento é mais acentuado que o habitual, denomina-se anomalia congênita de Ebstein da valva tricúspide (valores de normalidade para o desnível entre as 2 valvas AV: 2,2 mm com 18 semanas até 6,9 mm com 41 semanas).

Em condições anormais, uma das valvas AV pode estar atrésica (atresia mitral ou tricúspide) ou existir apenas uma valva AV (valva AV comum, como por exemplo, no defeito do septo AV completo). Dependendo das características das valvas AV, o tipo de conexão AV (uni ou biventricular) pode ser classificado quanto ao modo de conexão em: duas valvas, uma valva e valva AV comum (Fig. 1-6).

O *straddling* da valva AV é uma condição em que as cordoalhas de uma das valvas AV ou da valva AV comum apresentam inserção anormal. A Figura 1-7 exemplifica os tipos de *straddling*.

O *overriding ocorre quando:* uma das valvas AV abre sobre o septo interventricular com esvaziamento para o seu respectivo ventrículo e para o ventrículo contralateral (esvaziamento para ambos os ventrículos).

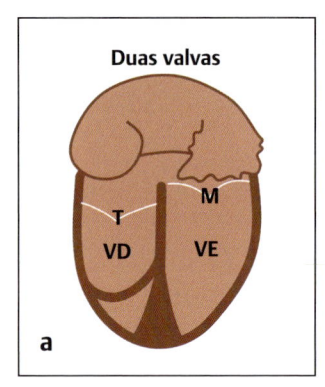

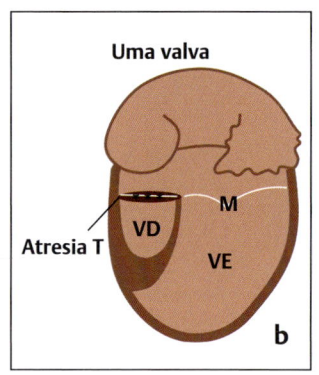

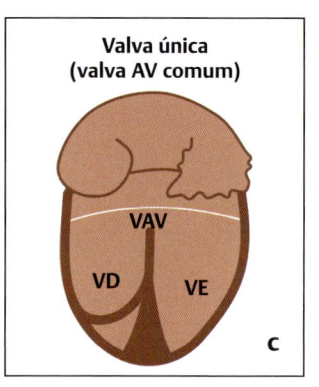

Fig. 1-6. Modos de conexão AV: (**a**) duas valvas (mitral e tricúspide), (**b**) uma valva, observe nesse exemplo que a valva tricúspide está atrésica (***) e (**c**) valva AV comum pois só existe uma valva AV para os dois ventrículos (valva AV comum – VAV). M: Mitral; T: tricúspide; VD: ventrículo direito; VE: ventrículo esquerdo.

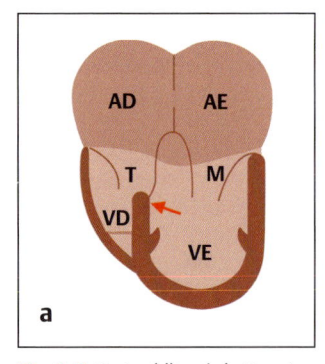

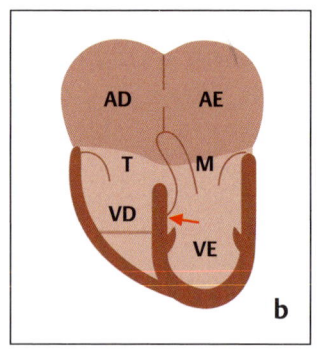

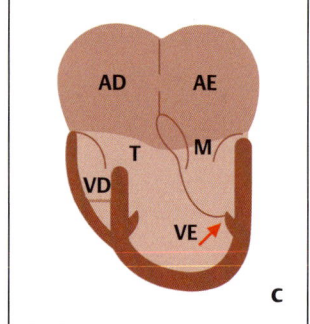

Fig. 1-7. O *straddling* é do tipo A quando as cordas tendíneas de uma das valvas AV apresentam inserção no topo do septo interventricular (**a**), do tipo B quando as cordas tendíneas cruzam uma comunicação interventricular (CIV) e apresentam inserção no septo interventricular (SIV) (**b**) e do tipo C quando a inserção é no músculo papilar do ventrículo contralateral (**c**).

Como Avaliar as Valvas AV pela US/Ecocardiografia Fetal?

PONTOS IMPORTANTES

- O plano 4 câmaras permite a avaliação das valvas AV e o *color* Doppler auxilia a análise do fluxo valvar.
- Considerando-se as valvas AV, os modos de conexão AV (uni ou biventricular) são: duas valvas (normal), uma valva por atresia de uma das valvas AV e valva AV comum ou única.

MASSA VENTRICULAR
Morfologia Ventricular

Em corações normais, o ventrículo direito (VD) é o ventrículo anterior e o ventrículo esquerdo (VE) é o posterior. Em condições não habituais, a posição dos ventrículos pode estar invertida ("inversão ventricular") ou um ventrículo estar em posição superior e o outro inferior ("ventrículos superoinferior").

Os ventrículos morfologicamente normais apresentam três porções: via de entrada, porção trabecular e via de saída. O ventrículo é hipoplásico ("câmara rudimentar") quando uma ou mais porções não estão presentes (conexão AV do tipo univentricular). A câmara principal pode ser do tipo esquerdo (Fig. 1-8a), do tipo direito (Fig. 1-8b) ou, mais raramente, existe uma única massa muscular, não sendo possível identificar suas características (morfologia indeterminada ou ventrículo indeterminado) (Fig. 1-8c).

- *Ventrículo esquerdo:* em arranjo habitual é o ventrículo posterior, contém a valva mitral (2 cúspides) e é menos trabeculado (trabeculações finas).
- *Ventrículo direito:* em arranjo habitual é o ventrículo anterior, mais trabeculado, e contém a banda moderadora (porção apical) e a valva tricúspide (3 cúspides), que apresenta localização mais apical que a valva mitral.

A Figura 1-9 demonstra as características morfológicas de cada ventrículo.

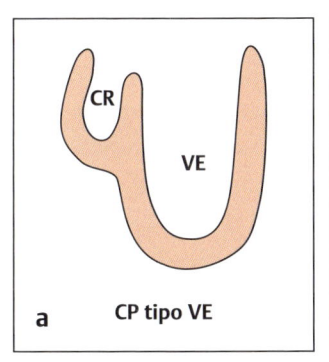

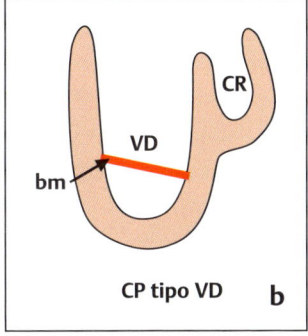

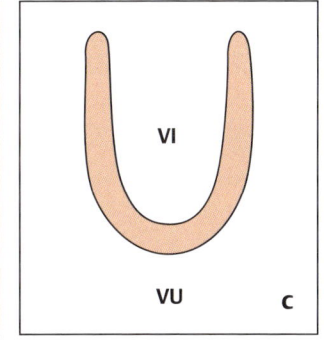

Fig. 1-8. O desenho esquemático exemplifica: (**a**) câmara principal tipo VE (posterior, menos trabeculada), (**b**) câmara principal tipo VD (anterior e trabeculada) e (**c**) morfologia indeterminada (massa ventricular única, não é possível identificar a câmara rudimentar), clássico ventrículo único. CP: Câmara principal; CR: câmara rudimentar; VI: ventrículo indeterminado; VU: ventrículo único; bm: banda moderadora.

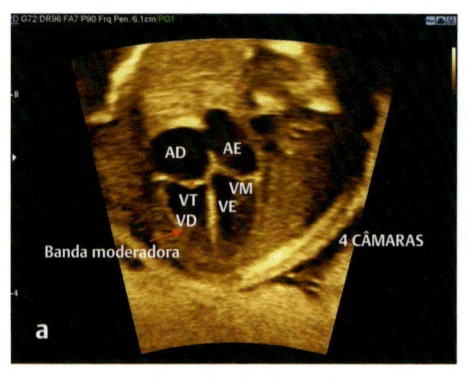

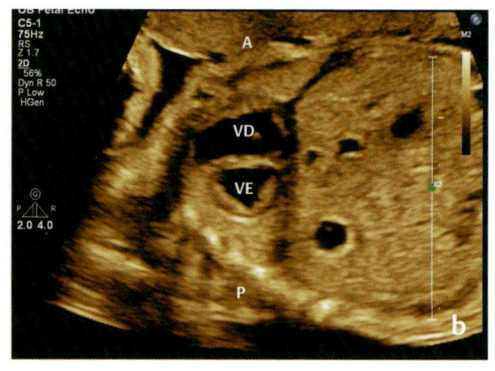

Fig. 1-9. Ecocardiografia fetal: (**a**) plano 4 câmaras. Observe que o VD contém a banda moderadora (seta vermelha) e a valva tricúspide, que apresenta localização mais apical (*) que a mitral, e o VE é o ventrículo posterior, contém a valva mitral e é menos trabeculado; (**b**) plano transverso dos ventrículos demonstrando que o VD é o ventrículo anterior e o VE é o posterior. AD: Átrio direito; AE: átrio esquerdo; VD: ventrículo direito; VE: ventrículo esquerdo; VT: valva tricúspide; VM: valva mitral; A: anterior; P: posterior.

Como Definir a Morfologia Ventricular pela US/Ecocardiografia Fetal?

> **PONTOS IMPORTANTES**
>
> - Em arranjo habitual, o VE é o ventrículo posterior e o VD é o ventrículo anterior. Os planos 4 câmaras e transverso dos ventrículos permitem identificar a topologia ventricular.
> - O VD contém a valva tricúspide (topografia mais apical que a valva mitral) e a banda moderadora em sua porção apical. O VE contém a valva mitral e sua trabeculação é mais fina. O plano 4 câmaras permite a identificação das características morfológicas das massas musculares.
> - Os ventrículos morfologicamente normais apresentam três porções. Um ventrículo é hipoplásico quando uma ou mais porções não estão presentes.

CONEXÃO VENTRICULOARTERIAL (VA)

Os tipos de conexão entre os ventrículos e as grandes artérias (conexão VA) estão descritos a seguir.

- *Concordante:* arranjo habitual, em que cada artéria se conecta ao seu respectivo ventrículo (aorta posterior e à D em relação à artéria pulmonar) (Fig. 1-10a).
- *Discordante:* as artérias conectam-se em discordância com cada ventrículo (aorta anterior em relação à artéria pulmonar) (Fig. 1-10b).
- *Dupla via de saída (do VE, do VD ou de ventrículo único):* as duas artérias originam-se completamente ou quase completamente (> 50%) de um ventrículo que pode ser o VD, um ventrículo indeterminado (ventrículo único) ou do VE (Fig. 1-10c-e).
- *Via de saída única (comum por valva truncal, aórtica por atresia pulmonar ou pulmonar por atresia aórtica):* quando a via de saída ventricular ocorre por um único vaso arterial por existir atresia de um deles (atresia pulmonar ou atresia áortica) ou ainda por existir apenas um tronco arterial comum (artéria truncal) (Figs. 10f-h, respectivamente).

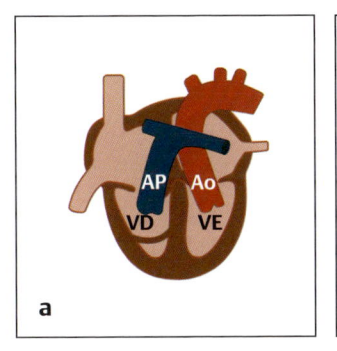

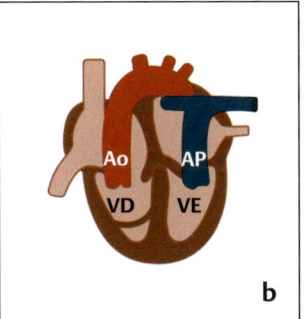

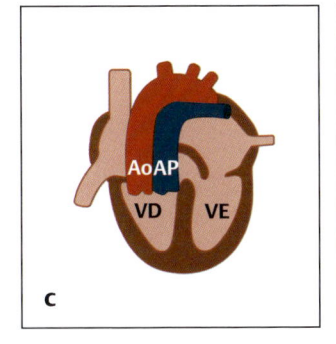

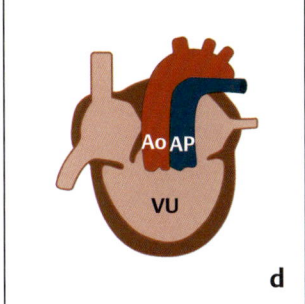

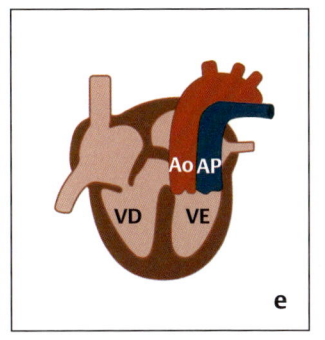

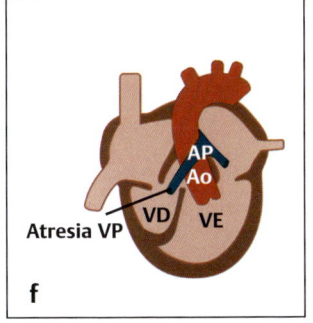

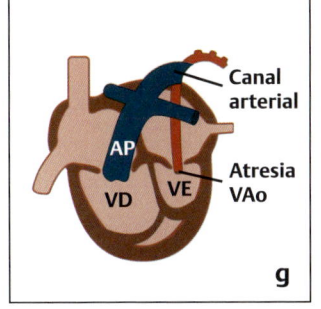

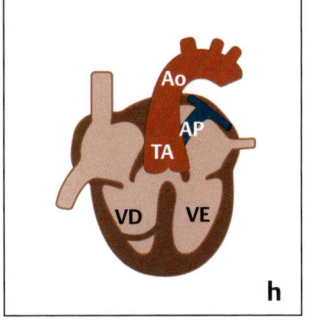

Fig. 1-10. Tipos de conexão entre os ventrículos e as grandes artérias (conexão VA): (**a**) concordante; (**b**) discordante; (**c**) dupla via de saída do VD; (**d**) dupla via de saída de ventrículo indeterminado (ventrículo único), (**e**) dupla via de saída do VE; (**f**) via de saída única aórtica (atresia pulmonar), (**g**) via de saída única pulmonar (atresia aórtica) e (**h**) via de saída única por um único vaso arterial, vaso truncal. VD: Ventrículo direito; VE: ventrículo esquerdo; AP: artéria pulmonar; Ao: artéria aorta; VP: valva pulmonar; VAo: valva aórtica; TA: tronco arterial comum (vaso truncal).

Como Definir a Conexão VA pela US/Ecocardiografia Fetal?

PONTOS IMPORTANTES

- Identificar o tipo de conexão ventriculoarterial (VA). A conexão ventriculoarterial (VA) pode ser do tipo: concordante, discordante, dupla via de saída, ou via de saída única.
- Os planos de vias de saída ventriculares (vias de saída do VE e do VD) e os planos de mediastino superior como 3V e 3VT são importantes para essa avaliação.

VALVAS VENTRICULOARTERIAIS (VA)

As valvas VA são também denominadas valvas semilunares (aórtica e pulmonar), conectam os ventrículos às artérias e não apresentam cordas tendíneas.

Em situação habitual, a valva aórtica está localizada à direita e posterior à valva pulmonar. São exemplos de anormalidades na posição das valvas semilunares: valva aórtica posicionada anterior e à D, anterior e à E ou, ainda, em posição anteroposterior ou lado a lado em relação à valva pulmonar.

Em condições anormais, uma das valvas VA pode estar atrésica (atresia aórtica ou pulmonar) ou pode existir apenas valva única por presença de tronco arterial comum (valva truncal).

O *overriding* é uma condição em que uma valva VA abre sobre o septo interventricular com esvaziamento para ambos os ventrículos. Um exemplo clássico é o "cavalgamento" da valva aórtica na tetralogia de Fallot (Fig. 1-11).

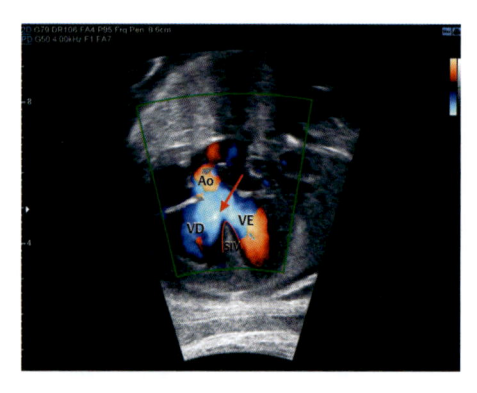

Fig. 1-11. Ecocardiografia fetal de um caso de tetralogia de Fallot demonstrando *overriding* da aorta: aorta (Ao) cavalga o septo interventricular (seta). Observe que a valva aórtica esvazia para os dos ventrículos. SIV: Septo interventricular; VE: ventrículo esquerdo; VD: ventrículo direito.

Como Avaliar as Valvas VA pela US/Ecocardiografia Fetal?

PONTOS IMPORTANTES

- Os planos de vias de saída dos ventrículos esquerdo e direito são importantes nessa avaliação.
- O mapeamento de fluxo a cores (*color* Doppler) permite a análise do fluxo valvar.
- Os modos de conexão VA (uni ou biventricular) são: duas valvas (normal), uma valva por atresia de uma das valvas AV e valva AV comum ou única (tronco arterial comum ou *truncus arteriosus*).

LEITURAS SUGERIDAS

Anderson RH, Cook AC. Morphology of the functionally univentricular heart. Cardiol Young 2004;16(S1):3-8.

Anderson RH, Shirali G. Sequential segmental analysis. Ann Pediatr Cardiol 2009;2(1):24-35.

Edwards D, Maleszewski JJ. Classification and terminology of cardiovascular anomalies. In: Moss & Adams's heart disease in infants, children and adolescents. 28th ed. Baltimore: Williams and Wilkins; 2013. p. 48-51.

Ivemark BI. Implications of agenesis of the spleen on the pathogenesis of conotruncus anomalies in childhood. Analysis of the heart; malformations in the splenic agenesis syndrome, with 14 new cases. Acta Paediatr Scand Suppl 1955;44[S104]:7-110.

Paladini D. Sonography in obese and overweight pregnant women: clinical, medico legal and technical issues. Ultrasound Obstet Gynecol 2009;33:720-9.

Tremblay C, Loomba RS, Frommelt PC, Perrin D, Spicer DE, Backer C, Anderson RH. Segregating bodily isomerism or heterotaxy: potential echocardiographic correlations of morphological findings. Cardiol Young 2017;27(8):1470-80.

Van Praagh R, David I, Van Praagh S. What is a ventricle? The single-ventricle trap. Pediatr Cardiol 1982;2(1):79-84.

Vettraino IM, Huang R, Comstock CH. Normal Offset of the Tricuspid Septal Leaflet in the Fetus. J Ultrasound Med 2002;21:1099-104.

ECOCARDIOGRAFIA FETAL EM CORAÇÃO NORMAL

Eliane Lucas ▪ Nathalie J. M. Bravo-Valenzuela
Anna Esther Araujo e Silva ▪ Carla Verona B Farias

INTRODUÇÃO

As cardiopatias congênitas (CC) são malformações frequentes com incidência de 8 a 10 por 1.000 nascidos vivos a termo, podendo ser 10 vezes maior em prematuros (8,3%). Um em cada quatro nascidos vivos com CC necessitarão de um procedimento cirúrgico ou operação cardíaca durante o primeiro ano de vida. São as CC críticas as principais causas de mortalidade infantil e o diagnóstico fetal precoce pode reduzir o risco de morbimortalidade perinatal.

Em apenas 10% dos fetos com CC são identificados fatores de risco. Entretanto, quando existe a suspeita da CC na ultrassonografia obstétrica, a CC é confirmada pela ecocardiografia fetal em mais de 40% dos casos. Portanto, o rastreamento para CC por ultrassonografia obstétrica é fundamental. A realização de ecocardiografia fetal torna-se mandatória quando o risco para CC for superior a 2% (fatores maternos, fetais e/ou familiares).

A melhor imagem do coração fetal por via transabdominal materna, em geral, é obtida direcionando-se o transdutor do equipamento de ultrassom (US) em direção ao tórax fetal, utilizando-se um transdutor de alta frequência (5-8 MHz), com recursos de imagem bidimensional (2D) e Doppler. Complementar aos recursos de 2D podem ser utilizadas técnicas avançadas em US tridimensional (3D), *spatio-temporal image correla*tion (4D-STIC) e *fetal intelligent navigation echocardiography* (FINE ou 5D-*heart*). Os transdutores volumétricos são utilizados para aquisição dessas imagens em 3D/4D e 5D. Algumas dificuldades como posição fetal desfavorável (feto com dorso anterior), idade gestacional avançada e obesidade materna podem ser minimizadas solicitando-se à gestante que mude de decúbito (decúbitos lateral esquerdo ou direito) ou solicitar que deambule (possibilidade de mudança da posição fetal), utilizando áreas de menor adiposidade materna (fossa ilíaca, periumbilical e suprapúbica) para aquisição das imagens do coração fetal, realizando o exame com bexiga materna repleta por deslocamento cranial do útero, e ajustando recursos do equipamento de ultrassom (profundidade, *color* Doppler e imagem em harmônica).

O exame ultrassonográfico do coração fetal tem início a partir de um plano transverso do feto, na região do abdome fetal, basculando-se o transdutor em direção cranial (da região infradiafragmática até o mediastino superior, como demonstrado na Figura 2-1).

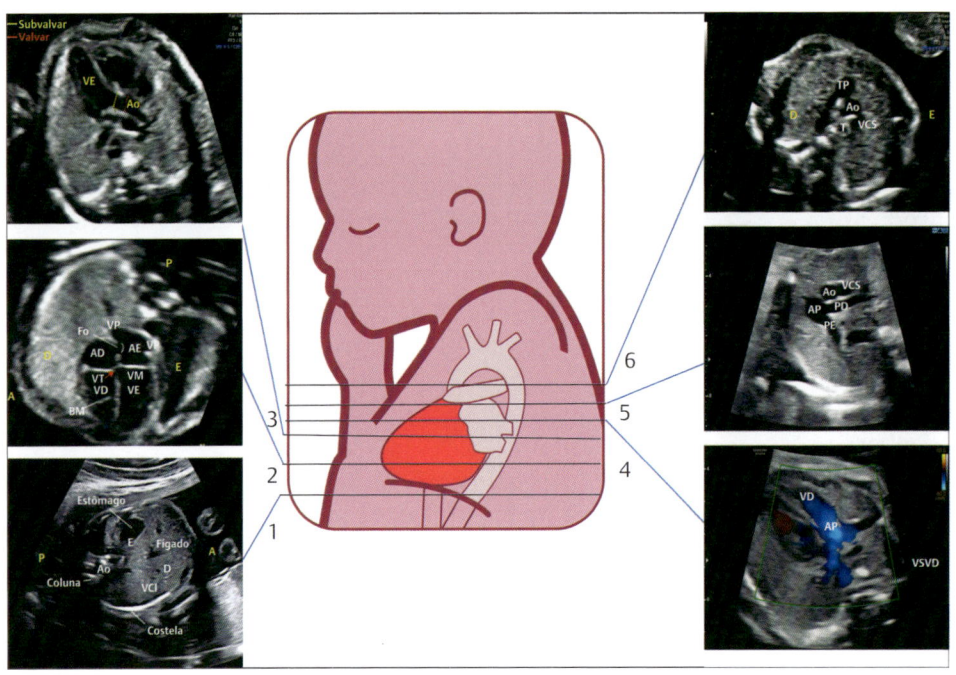

Fig. 2-1. A imagem exemplifica os planos ultrassonográficos obtidos para avaliação do coração fetal a partir de um plano transverso do feto na região do abdome fetal (região infradiafragmática) em direção cranial (mediastino superior). AE: Átrio esquerdo; AD: átrio direito; VP: veia pulmonar; Fo: foramen ovale; VE: ventrículo esquerdo; VD: ventrículo direito; BM: banda moderadora; VT; valva tricúspide; VM: valva mitral; Ao: aorta; AP: artéria pulmonar; PD: artéria pulmonar direita; PE: artéria pulmonar esquerda; VCS: veia cava superior ; T: traqueia; VSVD: via de saída do ventrículo direito; D: lado direito do feto; E: lado esquerdo do feto; A: anterior; P: posterior.

IDENTIFICANDO
Orientação/Lateralidade

Para avaliar o coração fetal pela ultrassonografia, é fundamental determinar a apresentação fetal ao iniciar o exame. Primeiro deve-se determinar a posição da cabeça fetal no abdome materno e, em seguida, a posição da coluna fetal em relação à coluna materna (Fig. 2-2).

O uso da topologia de mão direita pode auxiliar nessa orientação. Com a mão direita fechada e o polegar estendido, consideramos: que o polegar indica o lado esquerdo fetal, a palma da mão indica o abdome e os demais dedos fletidos indicam a posição da cabeça fetal (Fig. 2-3).

Na ultrassonografia obstétrica, o coração fetal é examinado da maneira que se apresenta. Diferentemente, a ecocardiografia fetal recomenta a análise do coração em posição anatômica, isto é, o lado esquerdo do coração fetal é sempre colocado à direita do observador e os átrios em posição superior aos ventrículos. Portanto, independente da posição fetal, o ecocardiografista fetal utiliza recursos de inversão da imagem.

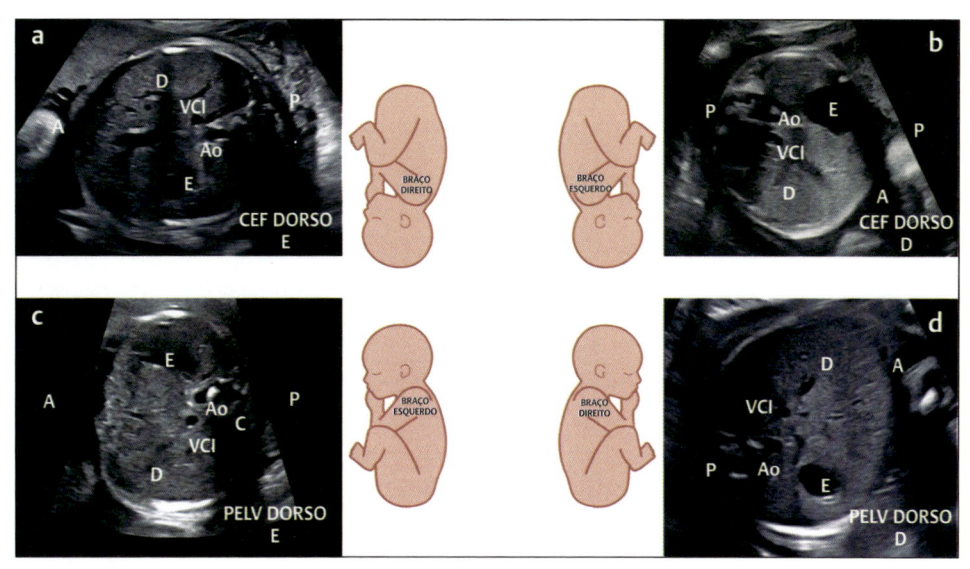

Fig. 2-2. A imagem exemplifica os planos ultrassonográficos obtidos para avaliação do coração fetal (*situs*) a partir de um plano transverso. Região do abdome superior fetal (região infradiafragmática). Feto em apresentação cefálica, com dorso à direita (**a**) e à esquerda (**b**) em relação ao abdômen materno. Feto em apresentação pélvica, com dorso à esquerda (**c**) e à direita (**d**) em relação ao abdômen materno. Ao: Aorta; VCI: veia cava inferior; A: anterior; P: posterior; D: lado direito materno; E: lado esquerdo materno.

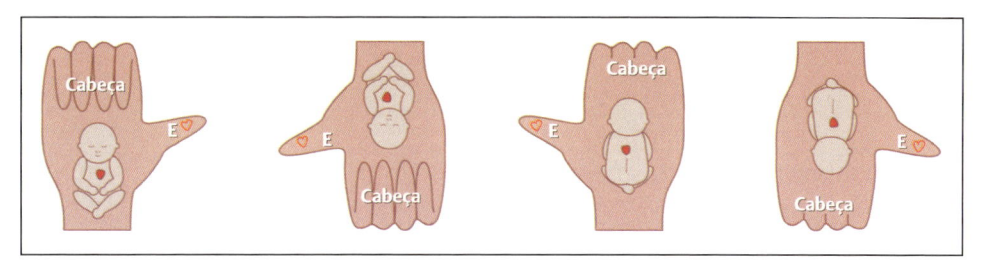

Fig. 2-3. Topologia de mão direita: o polegar corresponde ao lado esquerdo do feto, os demais dedos fletidos correspondem à cabeça e a palma ao abdome fetal. E: Lado esquerdo do feto.

Situs ("1º Andar")

Inclui a avaliação do abdome para determinar o *situs* cardiovisceral. Esta projeção é identificada por um plano transverso do abdome superior fetal, na região subdiafragmática, e permite determinar o *situs* abdominal (Fig. 2-1). É necessário, inicialmente, identificar os lados direito e esquerdo do feto. Quando o *situs* é normal (*situs solitus*): o estômago e a aorta descendente estão localizados no lado esquerdo do feto e o fígado e a veia cava inferior estão à direita. A aorta descendente encontra-se posterior (próxima da coluna vertebral do feto) e a veia cava inferior localiza-se anteriormente (dentro do parênquima hepático).

Portanto, *situs solitus* é o arranjo normal dos órgãos torácicos e abdominais (Fig. 2-4 e ▶ Vídeo 2-1). Em geral, CC mais complexas estão associadas a anormalidades do *situs*. Além disso, a veia umbilical e as veias hepáticas podem ser visibilizadas do plano do abdome superior (▶ Vídeo 2-1).

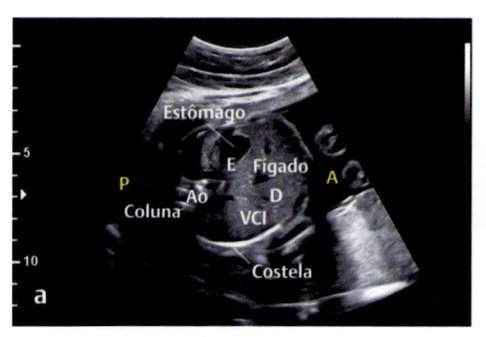

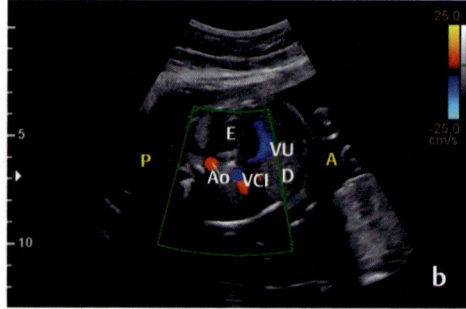

Fig. 2-4. Plano de abdome superior. (**a**) *situs* atrial e visceral *solitus* com aorta à esquerda e posterior (mesmo lado do estômago) e veia cava inferior à direita (mesmo lado do fígado); (**b**) com *color* Doppler. A: Anterior; P: posterior; E: lado esquerdo do feto; D: lado direito do feto; VCI: veia cava inferior; Ao: aorta; VU; veia umbilical.

LISTA DE VERIFICAÇÃO NO PLANO DE ABDOME SUPERIOR

- Para avaliar a posição do coração fetal no tórax e a lateralidade das estruturas cardíacas, primeiro devemos determinar a apresentação fetal ao iniciar o exame.
- Com a mão direita fechada e o polegar estendido, consideramos que o polegar indica o lado esquerdo fetal. Em condições habituais, a posição do coração concorda com o polegar facilitando a orientação do examinador.
- *Situs* atrial normal ou *solitus*: VCI à direita e, anteriormente (parênquima hepático), aorta descendente à esquerda e posterior próximo da coluna vertebral do feto.
- *Situs* visceral normal: estômago à esquerda, fígado à direita.
- Veia umbilical e ducto venoso podem ser visibilizados no plano transverso do abdome superior.

Plano 4 Câmaras ("Segundo Andar")

No plano 4 câmaras (4C) é possível analisar as principais estruturas cardíacas, além da posição, função, ritmo e contratilidade do coração (Fig. 2-1). Para obtê-lo é importante adquirir uma imagem adequada do plano transverso do tórax fetal, com a visualização de uma costela completa em cada lado da parede lateral do tórax (Fig. 2-5 e ▶ Vídeo 2-2).

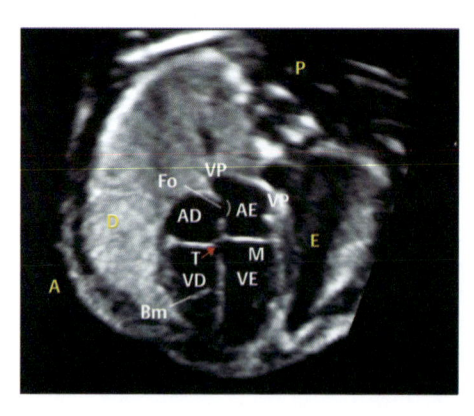

Fig. 2-5. Plano 4 câmaras. Neste plano é possível avaliar as características de cada cavidade e das valvas atrioventriculares. O átrio esquerdo (AE) contém as veias pulmonares (VP) e a valva do *forame ovale* (Fo). A aorta ascendente está próxima do AE. O ventrículo direito (VD) é anterior e contém a banda moderadora (BM) e a valva tricúspide. A valva tricúspide é mais apical do que a mitral e possui uma cúspide septal que se implanta no septo interventricular (seta vermelha). O ventrículo esquerdo (VE) é posterior e forma a ponta do coração. A: Anterior; P: posterior; E: lado esquerdo do feto; D: lado direito do feto; AD: átrio direito; T; valva tricúspide; M: valva mitral.

Tamanho e Eixo do Coração

Ao se obter o plano 4C, deve-se traçar uma linha anteroposterior imaginária de forma a dividir o tórax em duas metades (direita e esquerda). Em corações normalmente posicionados à esquerda (levocardia), um terço do volume cardíaco encontra-se à direita e dois terços à esquerda do tórax, com a ponta direcionada à esquerda. O eixo cardíaco está em torno de 45°, podendo ser anormal principalmente nos defeitos que envolvem as grandes artérias.

O tamanho do coração fetal pode ser avaliado pelo índice cardiotorácico. Esse índice se mantém estável durante a gestação (Capítulo 3). O tamanho do coração em área e circunferência corresponde a um terço ou metade da cavidade torácica no plano transverso (Fig. 2-6).

Contratilidade e Ritmo

A contratilidade dos ventrículos direito e esquerdo deve ser semelhante e a presença de hipocinesia pode ser detectada no plano 4C (análise subjetiva ao bidimensional).

Anormalidades no ritmo cardíaco são facilmente detectadas durante a aquisição de imagens no 4C e a classificação das arritmias pode ser feita com o uso do modo M nesse plano. Os limites normais da frequência cardíaca fetal encontram-se entre 120 e 160 batimentos por minuto (bpm), porém, frequências entre 110 e 180 bpm podem ser encontradas em situações normais (Fig. 2-7).

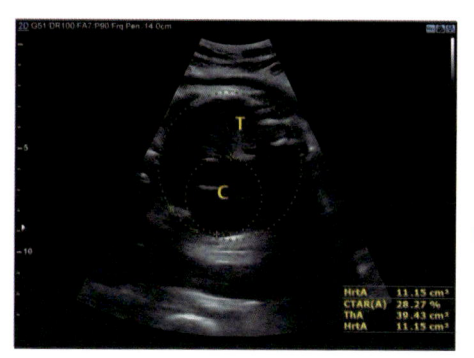

Fig. 2-6. Índice cardiotorácico (ICT): relação entre as áreas cardíaca e torácica obtida por planimetria no plano transverso do tórax. ICT = 0,28 ou 28% (valor de referência normal do ICT calculado pela área > 0,2 e > 0,34). C: Área cardíaca; T: área torácica.

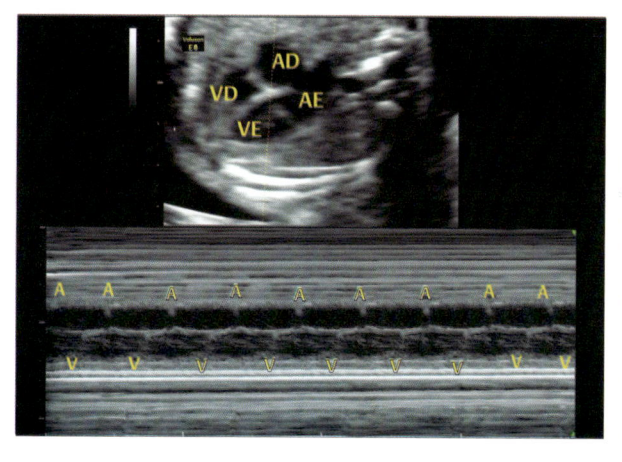

Fig. 2-7. Plano 4 câmaras, modo unidimensional (M). Observe cursor do modo M cruzando um dos átrios e um dos ventrículos, com o registro simultâneo da movimentação das paredes atrial e ventricular (condução AV com relação de 1 para 1). A: Contração atrial; V: contração ventricular, AD: átrio direito; AE: átrio esquerdo; VD: ventrículo direito; VE: ventrículo esquerdo.

Átrios Esquerdo e Direito

A aorta descendente torácica é vista como uma estrutura circular e pulsátil localizada à esquerda e à frente da coluna. O átrio esquerdo é a cavidade cardíaca que se encontra anteriormente à aorta, sendo a estrutura mais posterior do coração. Nele drenam, normalmente, as veias pulmonares e está presente a válvula do *forame ovale*. A válvula do *forame ovale* é a parte móvel do *septum primum*, que se move para dentro do átrio esquerdo durante o enchimento atrial pelo *shunt* direita-esquerda.

O átrio direito está à direita do átrio esquerdo. Os átrios têm, basicamente, o mesmo tamanho e se comunicam pelo *forame ovale* (Fig. 2-5).

Ventrículos Esquerdo e Direito

O ventrículo direito (VD) é a cavidade ventricular mais anterior do coração, localizando-se imediatamente atrás do esterno. O ventrículo esquerdo (VE) é a cavidade à esquerda e posterior ao VD. O VD possui uma cavidade mais irregular e uma trabeculação mais grosseira do que a do VE, que é mais lisa. A cavidade do VD aparenta ser menor do que a do VE, principalmente por conta da banda moderadora no interior do VD, que vai do septo interventricular à parede livre do VD.

Os ventrículos também podem ser identificados por suas valvas atrioventriculares (VAV): valva mitral no ventrículo esquerdo e valva tricúspide no ventrículo direito. A valva tricúspide é mais apical do que a mitral e possui uma cúspide septal que se implanta no septo interventricular (Fig. 2-5 – seta vermelha).

Septo Interventricular

O septo interventricular (SIV) separa os ventrículos. O SIV possui uma parte membranosa que se localiza próxima às as valvas aórtica e tricúspide e uma parte muscular localizada nos dois terços mais apicais. No plano 4C, o SIV aparece mais espesso na região apical do coração, onde é mais muscularizado, do que próximo às VAV. O SIV é mais bem avaliado utilizando-se uma "janela" lateral (Fig. 2-8).

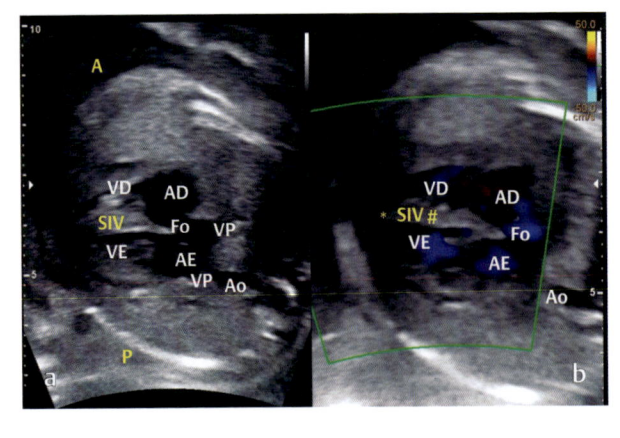

Fig. 2-8. (a,b) Plano 4 câmaras (longitudinal): é possível avaliar as 4 câmaras, as valvas atrioventriculares e o septo interventricular muscular trabecular (#) e apical (*). O *color* Doppler auxilia na avaliação da integridade do septo interventricular.
A: Anterior; P: posterior; Ao: aorta; AE: átrio esquerdo; AD: átrio direito; VE: ventrículo esquerdo; VD: ventrículo direito; Fo: *forame ovale*; VP: veia pulmonar; SIV: septo interventricular muscular.

LISTA DE VERIFICAÇÃO NO PLANO 4 CÂMARAS

- Posição do coração no tórax (normalmente apontando para a esquerda).
- Eixo do coração (ângulo de 45º).
- Tamanho do coração.
- Aorta descendente em frente e à esquerda da coluna fetal.
- Tamanho dos átrios (normalmente de igual tamanho).
- Tamanho dos ventrículos (normalmente de igual tamanho).
- Presença da banda moderadora no ápex do VD.
- Posição e função das valvas AV (o folheto septal da tricúspide inserido mais apicalmente no SIV do que a valva mitral).
- Continuidade do septo interventricular.
- Posição e forma do SIA e da valva do *forame ovale* (normalmente localizada no AE).
- Conexão das veias pulmonares ao átrio esquerdo.
- Ritmo.
- Contratilidade.

Planos das Vias de Saída do Ventrículo Direito (VSVD) e Ventrículo Esquerdo (VSVE) ("Terceiro e Quarto Andares" – Fig. 2-1)

A importância destes planos é identificar a conexão ventriculoarterial, podendo ser concordante, discordante ou atrésica. Podemos obtê-la a partir do plano 4C com angulação cranial, para a direita vemos a VSVD e para a esquerda a VSVE.

No coração normal, a aorta (AO) emerge do ventrículo esquerdo e a artéria pulmonar (AP) do ventrículo direito (conexão concordante). Temos que visualizar o cruzamento dos vasos arteriais: AO e AP (relação anatômica normal). Outra informação importante é a relação dos calibres destes vasos: observamos a AP > AO, e suas medidas podendo-se relacionar com a idade gestacional.

Os planos de vias de saída permitem as análises dos movimentos de abertura das valvas aórtica e pulmonar, e as suas competências.

Nos fetos normais observamos, na VSVE, a continuidade do septo interventricular (SIV) com a parede anterior da aorta, ou seja, uma imagem contínua mostrando a integridade do septo interventricular de via de saída (Fig. 2-9 e ▶ Vídeo 2-3).

O *color* Doppler na VSVE em corações normais é laminar e com velocidade sistólica máxima ao Doppler pulsado inferior a 100 cm/s.

Na VSVD podemos identificar estruturas subvalvares, valvares e supravalvares pulmonares. A avaliação dos diâmetros relacionando as idades gestacionais é importante indicador (Anexo 1).

O *color* Doppler na VSVD em corações normais mostra fluxo laminar e velocidades sistólicas máximas ao Doppler pulsado, em geral, inferiores a 100 cm/s (Fig. 2-10 e ▶ Vídeo 2-4).

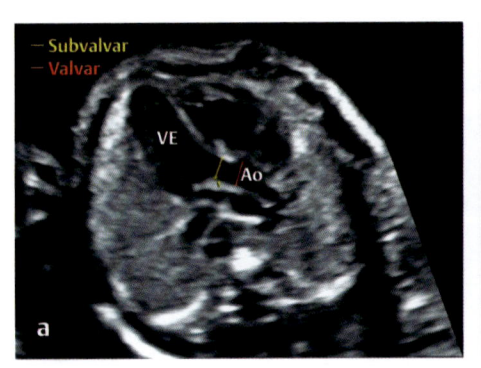

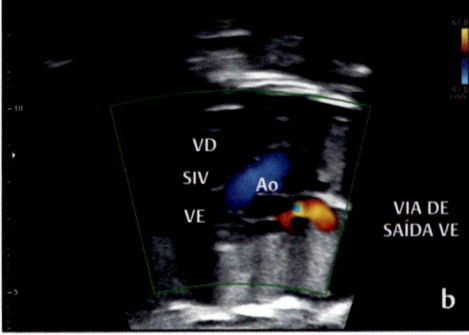

Fig. 2-9. Plano de via de saída do ventrículo esquerdo (VSVE). (**a**) Observe as regiões subvalvar (amarelo) e valvar (vermelho) da VSVE; (**b**) observe a continuidade do septo interventricular (SIV) com a parede anterior da aorta demonstrando a integridade do septo interventricular de via de saída (fluxo de cor azul ao *color* Doppler). VE: Ventrículo esquerdo; Ao: artéria aorta; VD: ventrículo direito.

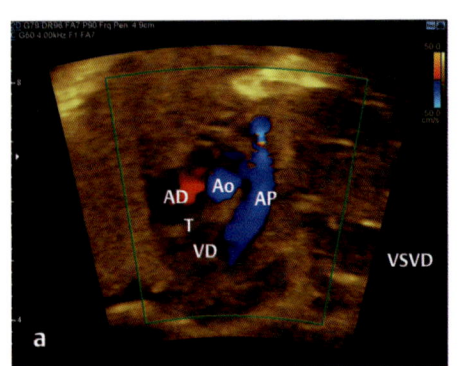

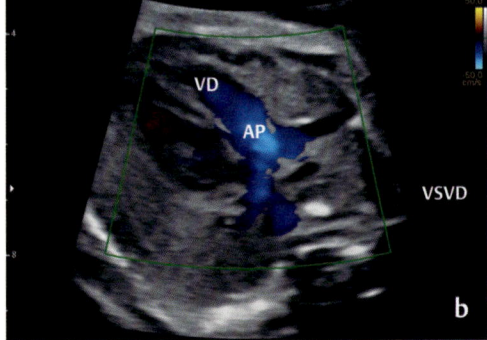

Fig. 2-10. Planos de via de saída do ventrículo direito (VSVD) com *color* Doppler: (**a**) transverso (Vídeo 2-5) e (**b**) longitudinal (Vídeo 2-4). AD: Átrio direito; T: valva tricúspide; VD: ventrículo direito, AP: artéria pulmonar; Ao: aorta.

LISTA DE VERIFICAÇÃO NOS PLANOS DE VIAS DE SAÍDA

- Conexão ventrículoarterial concordante, Ao emergindo do VE e AP do VD.
- Diâmetro do tronco da AP > Ao.
- Cruzamento normal da Ao e AP.
- Continuidade do SIV e parede anterior da Ao.
- Diâmetros dos grandes vasos/idade gestacional.
- *Color* Doppler nas válvulas aórtica, mitral pulmonar.
- *Color* Doppler nos ramos pulmonares e ducto arterioso.

Planos dos Três Vasos (3V) e dos Três Vasos com Traqueia (3VT) ("Quinto e Sexto Andares" – Fig. 2-1)

O plano dos três vasos (3V) é obtido a partir do plano 4 câmaras, movendo o transdutor em direção aos pulmões e ao tronco fetal superior. O tronco da artéria pulmonar (TP), a aorta e seu istmo e a veia cava superior (VCS) podem ser visibilizadas nesse plano. O tamanho do tronco pulmonar (TP) é um pouco maior que a aorta (Ao), enquanto a VCS é o menor vaso. O TP, as artérias pulmonares direita e esquerda e o canal arterial também podem ser avaliados no plano dos 3V (Fig. 2-11 e ▶ Vídeo 2-6).

No plano dos três vasos com traqueia (3VT), a traqueia é reconhecida como uma estrutura ecogênica no lado direito das artérias e anterior à coluna vertebral fetal, (Fig. 2-12a). No coração normal, os arcos aórtico e ductal estão localizados à esquerda e em forma de "V" (Fig. 2-12b). Nesse plano (3VT) são possíveis diagnósticos, como: coarctação da aorta, arco aórtico à direita e anéis vasculares (duplo arco aórtico e artéria subclávia com trajeto aberrante ou retroesofágico). O *color* Doppler permite avaliar se existe fluxo anterógrado pelas grandes artérias (mesma cor ao *color* Doppler) ou fluxo reverso proveniente do canal arterial na artéria pulmonar ou na aorta (*color* Doppler com cor diferente das grandes artérias), possibilitando o diagnóstico de atresia ou estenose crítica (Fig. 2-13).

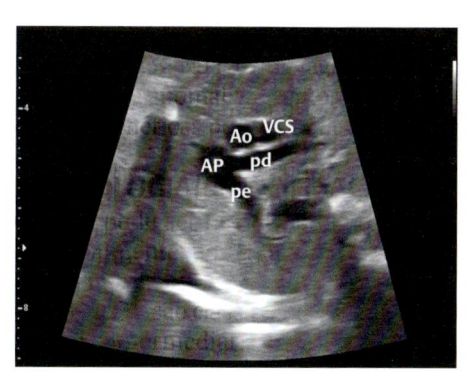

Fig. 2-11. Plano dos 3V: a artéria pulmonar é um pouco maior que a aorta (vaso central) e a veia cava inferior está à direita e é o vaso de menor calibre. AP: Artéria pulmonar principal (= tronco da artéria pulmonar); pd: artéria pulmonar direita; pe: artéria pulmonar esquerda; Ao: aorta; VCS: veia.

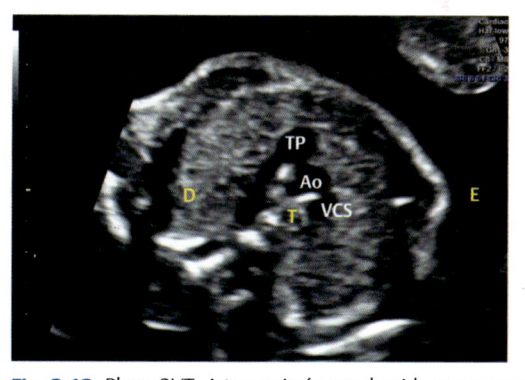

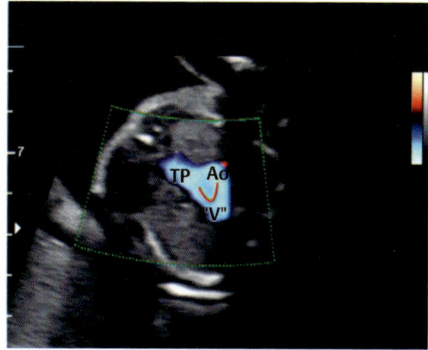

Fig. 2-12. Plano 3VT. A traqueia é reconhecida como uma estrutura ecogênica e à direita das grandes artérias estão no coração fetal normal e apresentam o formato em "V" (*color* Doppler). TP: Tronco da artéria pulmonar; Ao: aorta; VCS: veia cava superior; T: traqueia.

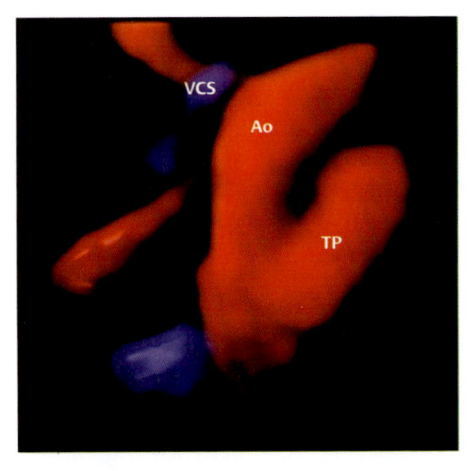

Fig. 2-13. Ultrassonografia tridimensional com técnica 4D-iSTIC com *realistic color* Doppler demonstrando um plano 3VT normal. Observe que a veia cava inferior apresenta coloração azul e as grandes artérias apresentam a mesma cor (vermelha), indicando que existe fluxo arterial anterógrado, ou seja, não existe nem atresia nem estenose crítica. TP: Tronco da artéria pulmonar; Ao: aorta e seu istmo; VCS: veia cava superior.

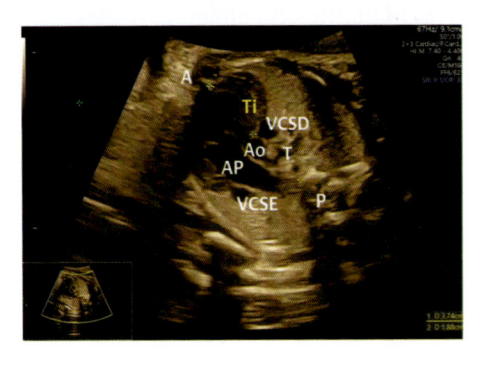

Fig. 2-14. Plano dos 3VT num feto com arco aórtico à direita, coarctação da aorta e veia cava esquerda persistente. Observe a medida da razão entre o diâmetro anteroposterior do timo (Ti) pelo diâmetro anteroposterior do tórax fetal (0,48). T: Traqueia; Ao: aorta; AP: artéria pulmonar; VCSD: veia cava superior direita; VCSE: veia cava superior esquerda; A: anterior; P: posterior.

Além disso, é possível a avaliação do timo, que é uma estrutura menos ecogênica localizada anteriormente aos três vasos. A hipoplasia ou ausência do timo importante associa-se a síndrome de deleção 22q11.2, anomalias faciais e hipocalcemia. O cálculo da relação timo-tórax (relação TT) é uma ferramenta viável e útil em fetos com defeitos cardíacos (Fig. 2-14). Quando a relação TT for inferior a 0,3 pode ser considerada forte indicador de deleção do 22q11 (síndrome de DiGeorge).

LISTA DE VERIFICAÇÃO NOS PLANOS 3V E 3VT

- 3V devem ser visibilizados: VCS, aorta (ascendente e istmo) e artéria pulmonar.
- Identificar a bifurcação da artéria pulmonar e o canal arterial no plano 3V.
- Avaliar posição, lateralidade e calibre dos 3V nos planos 3V e 3VT.
- Diâmetro do TP > Ao e VCS << TP e Ao.
- Identificar a traqueia e sua lateralidade em relação às grandes artérias no plano 3VT.
- *Color* Doppler para avaliar a direção dos fluxos nos 3V e 3VT.

Diferentemente do rastreamento cardíaco realizado pelo ultrassonografista, na ecocardiografia fetal são acrescidos os planos descritos abaixo.

Planos Longitudinais – Arcos Aórtico e Ductal

Os planos longitudinais do coração fetal podem ser obtidos posicionando-se o transdutor em paralelo à coluna do feto ou fazendo uma rotação horária de 90° a partir do plano 4C (Fig. 2-15). Obtendo este plano e dirigindo-se mais à direita, identificamos a drenagem de ambas as veias cavas, também chamada plano bicaval (Fig. 2-16).

No plano longitudinal dos tratos de saída do ventrículo esquerdo e direito podemos identificar os arcos aórtico e ductal, realizando movimentos de báscula para esquerda e direita. É importante avaliar em ambos os arcos a continuidade, tamanho e forma para confirmar sua normalidade. O *color* Doppler é de grande auxílio na análise destes aspectos acima.

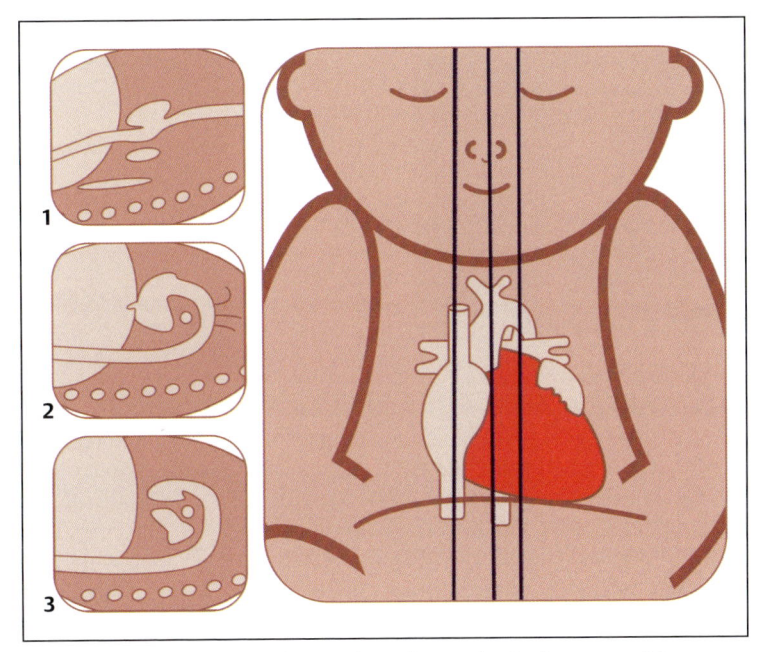

Fig. 2-15. A imagem exemplifica os planos longitudinais ultrassonográficos obtidos para avaliação do coração fetal na região do tórax fetal: *1.* bicaval, *2.* arco aórtico e *3.* arco ductal.

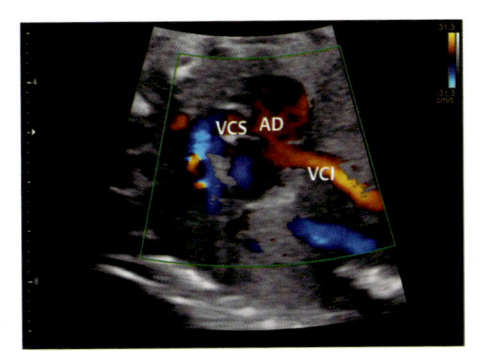

Fig. 2-16. Plano longitudinal bicaval. O *color* Doppler auxilia a identificação das veias cavas no átrio direito. VCS: Veia cava superior; VCI: veia cava inferior; AD: átrio direito.

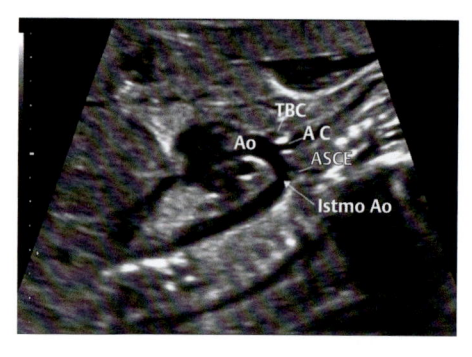

Fig. 2-17. Plano arco aórtico: observe o formato do arco aórtico "em bengala" e a origem das artérias: tronco braquiocefálico, artéria subclávia esquerda e artéria carótida comum esquerda. Ao: Aorta; TBC: tronco braquiocefálico; ASCE: artéria subclávia esquerda; ACE: artéria carótida comum esquerda.

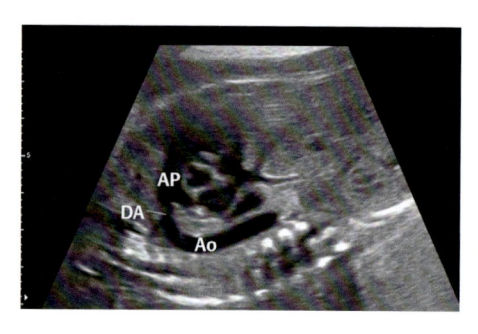

Fig. 2-18. Plano do arco ductal: observe seu formato em "taco de hóquei". AP: Artéria pulmonar; DA: *ductus arteriosus*; Ao: aorta descendente.

A identificação do arco aórtico é feita pela presença dos vasos supra-aórticos individualizados e seu ângulo de pequena concavidade (formato de "bengala") (Fig. 2-17 e ▶ Vídeo 2-7). O arco ductal, que é definido como a continuidade do tronco da artéria pulmonar com a aorta descendente, possui um ângulo de concavidade alargada. Como o canal arterial tem emergência mais perpendicular, o arco ductal tem aspecto característico de "taco de hóquei" (Fig. 2-18). O Doppler auxilia na avaliação da patência e do fluxo normal do *ductus arteriosus*.

LISTA DE VERIFICAÇÃO DOS ARCOS AÓRTICO E DUCTAL

- Corte parassagital direito para visualização do plano bicaval.
- Plano longitudinal da VSVE identificando a continuidade da aorta ascendente e descendente.
- Arco aórtico com a saída dos vasos supra-aórticos.
- Arco aórtico para avaliar tamanho e ângulo menor da convexidade ("forma de bengala").
- Plano longitudinal da VSVD para identificar a continuidade do tronco AP, DA e aorta descendente.
- Arco ductal com a saída perpendicular do DA ("forma de taco de hóquei").
- *Color* Doppler na avaliação da patência e fluxo normal do DA.
- *Color* Doppler para avaliar tamanho e fluxo ao longo da aorta ascendente, istmo e descendente.

Plano Eixo Curto (Transverso) dos Ventrículos e das Grandes Artérias

Nesse plano é possível identificar que a posição dos ventrículos, em situação normal, o VD é o ventrículo anterior e o VE é posterior. O *color* Doppler pode auxiliar na avaliação do septo interventricular muscular (Fig. 2-19).

Partindo deste plano movimenta-se o transdutor em direção cranial, sendo possível obter o eixo curto das grandes artérias, possibilitando avaliação das cavidades cardíacas atriais, da valva tricúspide e da via de saída do VD (▶ Vídeo 2-5). Também a valva aórtica é identificada na região central, sendo o plano conhecido pelo seu formato de "margarida" (Fig. 2-10a).

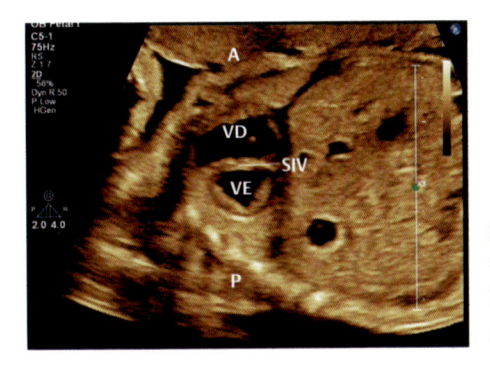

Fig. 2-19. Plano eixo curto dos ventrículos; observe que o ventrículo dirteito (VD) tem topografia anterior e o ventrículo esquerdo (VE) é posterior. Também é possível avaliar o septo interventricular (SIV) muscular. A: Anterior; P: posterior.

Medidas

As cavidades ventriculares e suas vias de saída, as valvas, o *ductus arteriosus*, a artéria pulmonar e a aorta (ascendente, istmo e descendente) podem ser mensurados. O local correto para mensurar essas estruturas está descrito no Anexo 2. Também as velocidades de pico das ondas dos fluxos das valvas, das artérias e veias (cavas, pulmonares e ducto venoso) podem ser obtidas pelo Doppler pulsado e tecidual e avaliadas. As medidas devem ser idealmente expressas em Z escore para idade gestacional e biometria fetal disponíveis em: parameterz.blogspot.com/2008/09/fetal-echo-z-scores.html.

LEITURAS SUGERIDAS

Chaoui R. In: Abuhamad A, Chaoui R. Examination of normal fetal heart using two-dimensional echocardiography. 3rd ed. Philadelphia: Wolters Kluwer; 2016. p. 297-316.

Donofrio MT, Moon-Grady AJ, Hornberger LK, et al. Diagnosis and treatment of fetal cardiac disease: a scientific statement from the American Heart Association. Circulation 2014;129(21):2183-242.

Khurana A, Burt A, Beck G, et al. Fetal cardiac screening sonography: methodology: women's imaging. Radiographics 2017;37(1):360-1.

Parameter(z). Fetal Echo Z-Scores [acesso em 26 julho 2020]. Disponível em: parameterz.blogspot.com/2008/09/fetal-echo-z-scores.html.

Pedra RS, Zielinsky P, Binotto NC, Martins NC, Fonseca BE, Guimarães CI, et al. Diretrizes Brasileiras de Ecocardiogragia Fetal. Arq Bras Cardiol 2019;112(5):600-48.

TÉCNICAS PARA AVALIAÇÃO DA FUNÇÃO CARDÍACA

CAPÍTULO 3

Nathalie J. M. Bravo-Valenzuela

ENTENDENDO
O ciclo cardíaco envolve a sístole ventricular, em que os ventrículos contraem e ejetam o sangue, e a diástole, quando o miocárdio relaxa, permitindo a entrada de sangue nos ventrículos.

MORFOLOGIA
- O coração fetal é mais rígido em razão do maior conteúdo de colágeno.
- Há menor habilidade das miofibrilas e da miosina em gerar força contrátil.
- Existe carência de adrenorreceptores.

FISIOPATOLOGIA
A insuficiência cardíaca (IC) ocorre quando o coração se torna incapaz de atender às necessidades metabólicas teciduais, quer por aumento da demanda ou da oferta tecidual.

Os parâmetros Doppler ecocardiográficos permitem a avaliação da função cardíaca sistólica e diastólica, contribuindo para o diagnóstico e tratamento precoce dos fetos com disfunção cardíaca.

IC FETAL – ETIOLOGIA
Anomalias Cardíacas
- Arritmias cardíacas.
- Canal arterial restritivo.
- Insuficiências valvares.
- Cardiomiopatias.

Anomalias Extracardíacas
- Hérnia diafragmática.
- Malformação pulmonar adenomatosa cística (MAC).
- Anemia.
- Transfusão feto-fetal.
- Infecções.
- Tumores extracardíacos.
- Malformações arteriovenosas (MAV): Galeno (IC de alto débito).
- Insuficiência placentária – restrição do crescimento fetal (RCF).

INDENTIFICANDO POR ECOCARDIOGRAFIA FETAL
Índice Cardiotorácico (ICT)
Obtido pela imagem das 4 câmaras no plano transverso do tórax. O ICT corresponde à razão entre as circunferências ou entre as áreas cardíaca e torácica (ICT normal: circunferências ≤ 0,5; áreas ≤ 0,35) (Fig. 3-1). O ICT aumentado ocorre, em geral, em situações de cardiomegalia global.

Débito Cardíaco (DC)
O débito cardíaco (DC) pode ser calculado para cada ventrículo multiplicando-se o volume sistólico (VS) do ventrículo avaliado pela frequência cardíaca (FC) (Fig. 3-2). O DC combinado é obtido pela soma do DC de cada ventrículo. O DC pode estar diminuído nos casos em que há déficit da contratilidade global (cardiomiopatias) e aumentado em situações como: fístulas arteriovenosas, teratomas e transfusão feto-fetal. O DC é expresso em litros por minuto e pode ser calculado pela fórmula a seguir:

$$DC = VS \text{ (ventricular)} \times VTI \text{ (do fluxo de saída ventricular em cm)} \times FC \text{ (bpm)}$$

onde:
VS = área valvar da via de saída ventricular em cm²
FC = frequência cardíaca
VTI = velocidade média por tempo integral
bpm = batimentos por minuto

Fração de Encurtamento (Fenc) Ventricular
A fração de encurtamento (Fenc) avalia a contratilidade global radial (circunferencial) do miocárdio e reflete, portanto, a função sistólica. Os diâmetros ventriculares diastólico final (DDf) e sistólico final (DSf) correspondem, respectivamente, aos diâmetros máximo e mínimo de cada ventrículo e podem ser mensurados utilizando-se o modo

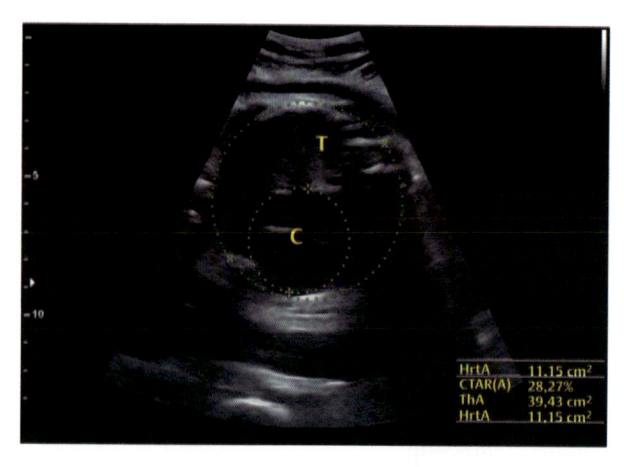

Fig. 3-1. Índice cardiotorácico (ICT): relação entre as áreas cardíaca e torácica obtidas por planimetria no plano transverso do tórax. ICT = 0,28 (valor de referência: cardiomegalia global se > 0,34). C: Área cardíaca; T: área torácica.

unidimensional (modo M) no plano 4 câmaras cardíacas, longitudinal ou transverso dos ventrículos (Fig. 3-3 e ▶ Vídeo 3-1). A Fenc pode ser calculada separadamente para cada ventrículo utilizando-se a seguinte fórmula:

$$Fenc = \frac{DDf - DSf}{DDf}$$

Consideram-se como alterados os valores de Fenc < 0,28.

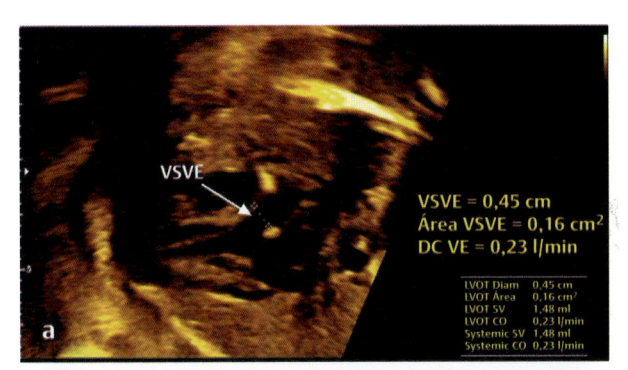

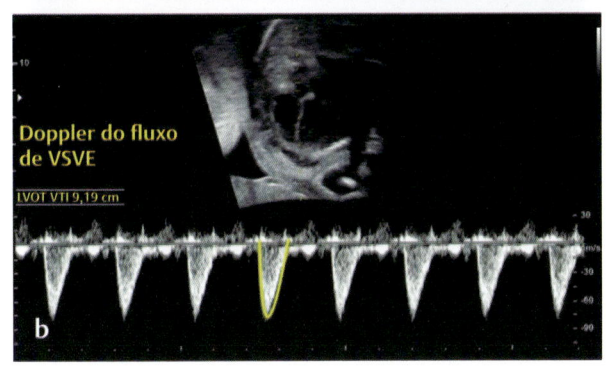

Fig. 3-2. Ecocardiografia fetal demonstrando pelo método bidimensional como calcular o DC: (**a**) mensurar o diâmetro da VSVE (base da aorta), durante a sístole e calcular sua área (área = π x raio^2) (**b**) a integral de tempo-velocidade (VTI) do fluxo de saída do VE, obtida pelo traçado fluxo aórtico com a amostra Doppler posicionada na região central da VSVE. DC = [área da VSVE em cm^2]× VTI do fluxo da via de saída ventricular em cm × FC (bpm). VSVE: via de saída do VE.

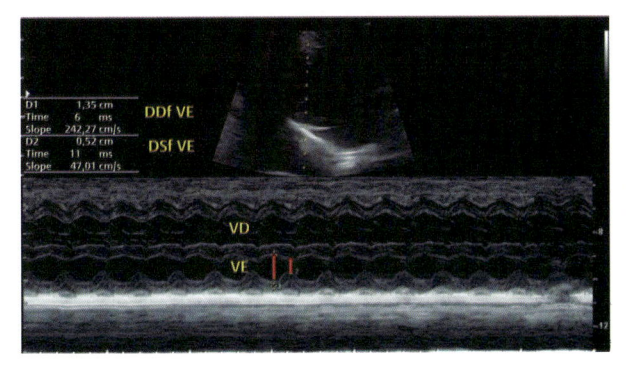

Fig. 3-3. Ecocardiografia fetal demonstrando como mensusar os diâmetros máximo (telediastólico) e mínimo (telessistólico) do ventrículo esquerdo no plano 4 câmaras cardíacas longitudinal. DDf: diâmetro máximo ventricular ou diâmetro telediastólico; DSf: diâmetro mínimo ventricular ou diâmetro telessistólico; VE: ventrículo esquerdo; VD: ventrículo direito.

Excursão Sistólica Máxima das Valvas Mitral (MAPSE) e Tricúspide (TAPSE) e do Septo Interventricular (SAPSE)

São parâmetros que permitem a avaliação da função sistólica longitudinal pela mensuração do movimento do septo interventricular (SIV) e do movimento anular atrioventricular. Para a aferição da excursão sistólica máxima das valvas mitral e tricúspide é necessário posicionar o modo unidimensional (modo M) na junção entre o anel mitral (MAPSE) ou o tricúspide (TAPSE) e a parede livre ventricular das respectivas valvas. Para aferição da excursão sistólica máxima do septo interventricular (SAPSE), o modo M deve ser posicionado na "cruz" (septo atrioventricular) do coração (Fig. 3-4). Os valores de referência de MAPSE e TAPSE aumentam com a idade gestacional (TAPSE: $3,98 \pm 0,87$ mm com 21 semanas e $8 \pm 2,14$ mm com 36 semanas e MAPSE: $2,87 \pm 0,83$ mm com 21 e $5,56 \pm 1,88$ com 36 semanas, respectivamente).

Índice de *Performance* do Miocárdio (IPM ou Tei)

O IPM ou índice de Tei é um método quantitativo, que pode ser utilizado para avaliação tanto da função sistólica como da função diastólica. Esse parâmetro pode ser obtido para cada ventrículo, no plano apical de via de saída do VE ou no plano de via de saída do VD, pelo registro simultâneo dos fluxos de entrada e de saída ventricular, quer pelo Doppler pulsado clássico como pelo Doppler tecidual. O IPM é calculado pela fórmula (Fig. 3-5 e ▶ Vídeo 3-2):

$$IPM = \frac{TCIV + TRIV}{TEj}$$

onde:
TCIV = tempo de contração isovolumétrica (do fechamento da valva mitral até a abertura da valva aórtica)
TRIV = tempo de relaxamento isovolumétrico (do fechamento da valva aórtica até o início da abertura da valva mitral)
TEj = tempo de ejeção

O TRIV reflete o relaxamento ventricular (função diastólica) e os TCIV e de TE refletem a função sistólica. O IPM é um marcador precoce de disfunção miocárdica com alta sensibilidade e especificidade para predição de morbidade e mortalidade perinatal em fetos de gestantes com diabetes melito, na RCF e na síndrome de transfusão feto-fetal (feto receptor). Os valores do IPM mantêm-se relativamente estáveis durante a gestação e, em geral, estão normais quando < 0,5. Entretanto, os valores de referência variam de acordo com o equipamento utilizado.

Relações: E/A, E'/A' e E/E'

As relações E/A, E'/A' e E/E' avaliam a função diastólica fetal. Para realizar essa avaliação, utilizam-se o Doppler pulsado clássico e o Doppler tecidual. O cálculo da relação entre as ondas E (enchimento ventricular passivo ou rápido) e A (enchimento ventricular lento, tardio) utiliza o registro dos fluxos das valvas mitral e tricúspide pelo Doppler pulsado (Fig. 3-6 e ▶ Vídeo 3-3). As ondas E', A' e S' são obtidas pelo Doppler tecidual. Os valores

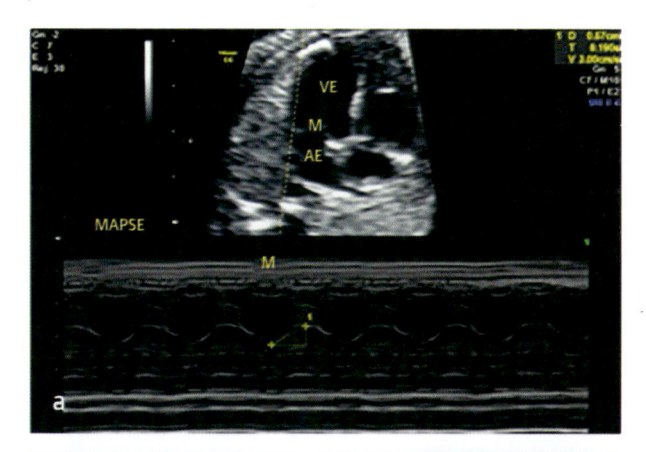

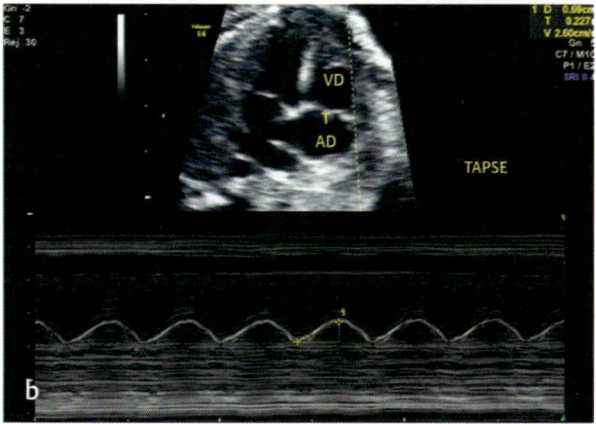

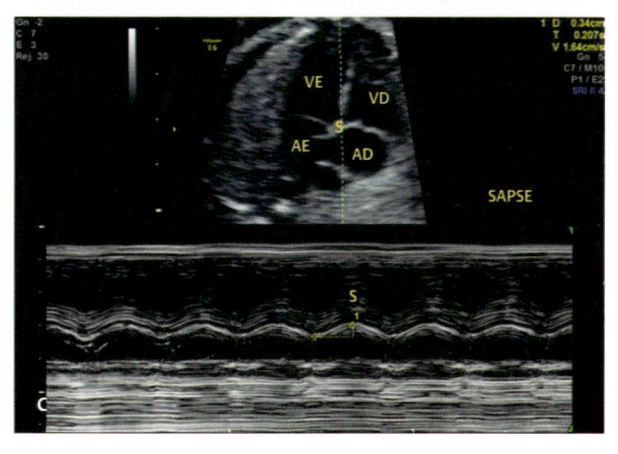

Fig. 3-4. Ecocardiografia fetal, plano 4 câmaras, demonstrando como mensurar: (**a**) MAPSE = 5,7 mm; (**b**) TAPSE = 5,7 mm e (**c**) SAPSE = 3,4 mm. MAPSE: Excursão sistólica máxima da valva mitral; TAPSE: excursão sistólica máxima da valva tricúspide; SAPSE: septo interventricular; AE: átrio esquerdo; VE: ventrículo esquerdo; M: valva mitral; AD: átrio direito; VD: ventrículo direito; T: valva tricúspide; S: septo atrioventricular.

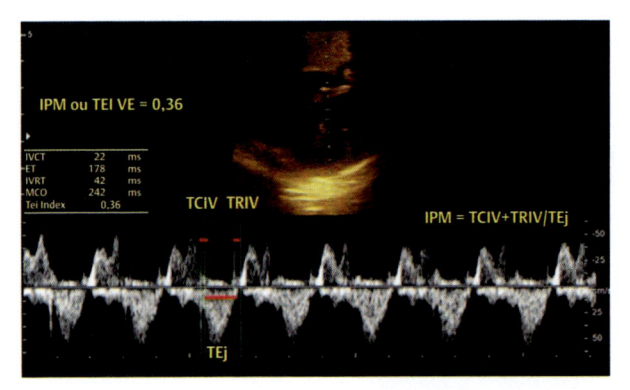

Fig. 3-5. A imagem demonstra como obter o índice de desempenho do miocárdio (IPM) ou índice de TEI, no plano apical de via de saída do ventrículo esquerdo (VE) pelo registro simultâneo dos fluxos mitral e aórtico utilizando Doppler pulsado clássico (volume da amostra Doppler: 3-5 mm). TCIV: tempo de contração isovolumétrico; TRIV: tempo de relaxamento isovolumétrico; TEj: tempo de ejeção ventricular.

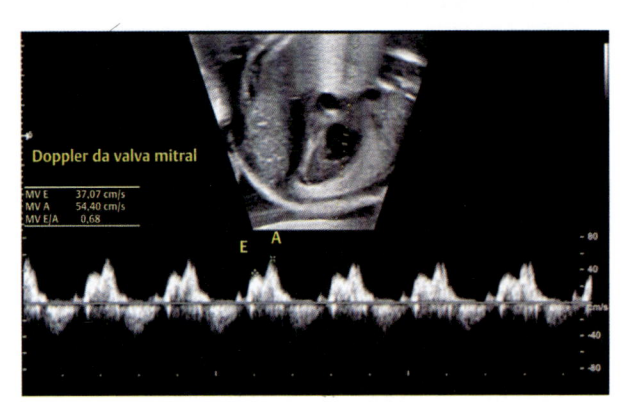

Fig. 3-6. A imagem demonstra como obter o registro adequado do fluxo de via de entrada do VE no plano 4 câmaras. A amostra do Doppler deve ser posicionada no VE imediatamente distal à valva mitral, com ângulo de insonação < 20° (tamanho volume da amostra do Doppler pulsado = 2-3 mm). A relação E/A é obtida pela divisão entre os valores de pico máximo das ondas E (enchimento ventricular passivo ou rápido) e A (enchimento ventricular lento, tardio) da valva mitral. E: Onda E; A: onda A.

de referência normais são: relação E/A e E'/A' < 1 desde a 9ª semana até o termo; valores das velocidades de pico das ondas E', A' e S' do Doppler tecidual para a idade gestacional e biometria fetal podem ser quantificados em Z escores, utilizando-se programas de cálculo disponíveis *on-line:* http://parameterz.blogspot.com/2008/09/fetal-echo-z-scores.html. Esses parâmetros podem estar alterados em fetos com RCF e em fetos de gestantes com DM refletindo alteração de relaxamento ventricular. O Doppler tecidual apresenta maior sensibilidade e acurácia que o Doppler espectral clássico e permite a avaliação da função diastólica segmentar.

Doppler Venoso: Ducto Venoso (DV), Veia Umbilical (VU) e Veia Pulmonar (VP)

O Doppler venoso do DV e da VP avaliam a função diastólica. O DV reflete dinâmica atrial direita e o relaxamento do VD. A VP reflete a dinâmica atrial esquerda e o relaxamento do VE. Em situações fisiológicas, o padrão fluxo do DV é semelhante ao da VP: fluxo venoso trifásico e com onda a positiva (Fig. 3-7a e ▶ Vídeo 3-4). Pode-se calcular o índice de pulsatilidade (IP) para o DV e para a VP, pela seguinte fórmula: velocidade máxima (sistólica ou diastólica) - velocidade pré-sistólica (onda a)/velocidade de tempo integral (VTI) (Fig. 3-8). São considerados normais para avaliação da função miocárdica valores de IP < 1,2, tanto para o DV como para a VP. Em várias situações patológicas com deterioração

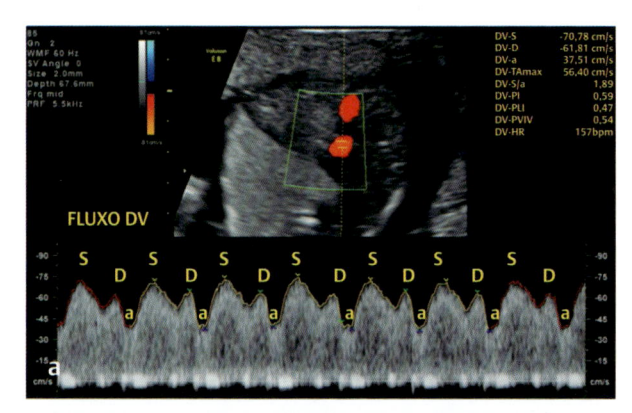

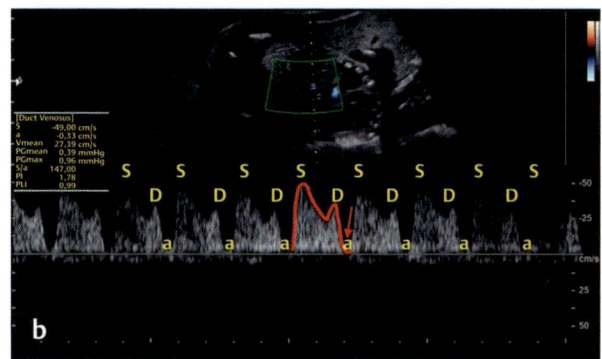

Fig. 3-7. Doppler do ducto venoso (DV). (**a**) Fluxo normal trifásico (ondas S, D, a) com índice de pulsatilidade (IP) normal (IP = 0,59). (**b**) Fluxo alterado trifásico (ondas S, D, a), com diminuição da amplitude da onda a (seta vermelha) e aumento do índice de pulsatilidade (IP = 1,78) em um feto com restrição do crescimento fetal (RCF). DV: Ducto venoso; S: onda sistólica do fluxo do DV; D: onda diastólica do fluxo do DV; a: onda a ou pré-sistólica (reflete a contração do átrio direito).

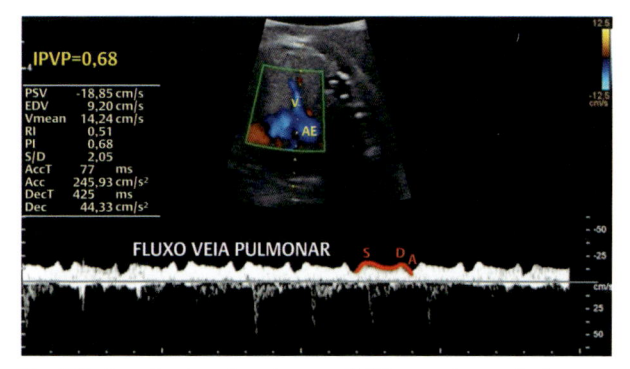

Fig. 3-8. Doppler de veia pulmonar obtido em plano apical 4 câmaras na junção da veia pulmonar superior direita com átrio esquerdo. Observe a imagem normal do fluxo trifásico (ondas S, D, A) da veia pulmonar com índice de pulsatilidade (IPVP) = 0,68 (IPVP: normal até 1,2). IPVP: Índice de pulsatilidade da veia pulmonar; v: veia pulmonar; AE: átrio esquerdo; S: onda sistólica do fluxo da veia pulmonar (reflete sístole do VE); D: onda diastólica do fluxo da veia pulmonar (reflete diástole do VE); A: onda a ou pré-sistólica (reflete a contração atrial).

fetal como na RCF, observa-se aumento do IP do DV e da VP por diminuição ou reversão da onda a (Fig. 3-7b). O Doppler da veia umbilical reflete a pressão atrial direita e o padrão fisiológico do seu fluxo não apresenta pulsações. O padrão pulsátil da veia umbilical e o DV com onda a reversa são fortes preditores de morbimortalidade perinatal.

Escore Cardiovascular (CV)

Esse escore avalia sinais de insuficiência cardíaca (IC) fetal, objetivando aperfeiçoar o desfecho perinatal e predizer riscos de morbidade e mortalidade perinatal. É conhecido como o escore dos 10 pontos e utiliza alguns dos parâmetros básicos da ecocardiografia funcional, incluindo 5 categorias com 2 pontos por cada uma delas: 1. hidropisia: presença ou não de coleções como derrame pericárdico, derrame pleural e ascite; 2. Doppler venoso: fluxo da veia umbilical e do DV; 3. biometria cardíaca: relação área coração/tórax; 4. função cardíaca: fração de encurtamento (Fenc) dos ventrículos e fluxo das vias de entrada ventriculares (valvas AV) e; 5. Doppler da artéria umbilical: fluxo com diástole ausente ou reversa (Quadro 3-1). O valor normal do escore CV é 10 e, quando < 7, está associado à maior morbimortalidade perinatal. O escore cardiovascular é muito útil na avaliação de rotina da função cardíaca fetal durante o exame de rotina obstétrico e deve ser realizado em todos os exames de ecocardiografia fetal.

Quadro 3-1. Escore CV – Escore dos 10 Pontos

Parâmetros	Normal	– 1 ponto	– 2 pontos
Hidropisia	Não (+2 pontos)	Ascite ou Derrame pleural ou Derrame pericárdico	Edema de pele
Doppler venoso (VU/DV)	DV normal (+2 pontos) VU normal (+2 pontos)	DV onda A reversa VU normal	VU fluxo pulsátil
ICT (área)	< 0,35 (+2 pontos)	> 0,35-0,5	> 0,5 ou < 0,2
Função cardíaca	T e M sem refluxo Fenc VE e/ou VD > 0,28 Fluxo de enchimento ventricular bifásico (diástole) (+2 pontos)	IT holossistólica Fenc VE e/ou VD < 0,28	IM holossistólica ou dP/dT IT < 400 ou Fluxo de enchimento ventricular monofásico (diástole)
Doppler da AU	AU normal (+2 pontos)	AU com diástole zero	AU diástole reversa

A tabela descreve os parâmetros utilizados no escore cardiovascular (CV). Valor normal do escore CV = 10. VU: Veia umbilical; DV: ducto venoso; ICT: índice cardiotorácico = relação área coração/tórax; AU: artéria umbilical; T: valva tricúspide; M: valva mitral; VE: ventrículo esquerdo; VD: ventrículo direito; IT: insuficiência tricúspide; IM: insuficiência mitral; dP/dT: derivada de pressão em relação ao tempo, onde P é a pressão, o t é o tempo, refletindo a variação na pressão sistólica gerada durante a contração isovolumétrica (-2 pontos se < 400 mmHg/s).

Técnicas Avançadas de Ultrassonografia (US)/Ecocardiografia

A ultrassonografia tridimensional (3DUS) por meio do *software 4D-Spatio-Temporal Image Correlation* (STIC) possibilita a aquisição de volumes cardíacos por meio de um transdutor volumétrico durante uma única varredura em um período de 7,5 a 15 segundos. Os volumes 3D/4D adquiridos contêm "blocos" de informações sobre o ciclo cardíaco completo que podem ser armazenados. As mensurações dos volumes ventriculares e cálculos de DC e fração de ejeção podem ser realizadas a partir dos volumes cardíacos ("blocos") armazenados e analisados, inclusive na ausência da paciente (*off-line*) (Fig. 3-9).

O modo STIC-M utiliza o ultrassom 3D com *software spatiotemporal image correlation* (STIC) e também permite mensurar (TAPSE/MAPSE/SAPSE) com vantagem em relação ao modo M convencional por possibilitar o aperfeiçoamento da imagem pela rotação do volume obtido, minimizando as dificuldades da posição fetal (Fig. 3-10).

O *strain* representa o grau de deformação do miocárdio (variação percentual do comprimento da fibra cardíaca) durante a contração do coração. O *strain rate* é a taxa dessa deformação. Ambos se alteram precocemente e possibilitam a análise da função cardíaca sistólica longitudinal (global e segmentar). Uma limitação importante do *strain* e do *strain-rate* no feto é a impossibilidade de sincronização com registro eletrocardiográfico, sendo a correlação com os eventos do ciclo cardíaco estabelecida pelo de movimento das valvas.

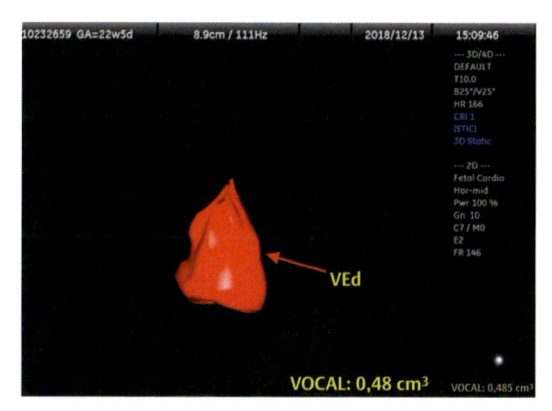

Fig. 3-9. Reconstrução do volume ventricular esquerdo (VE) na telediástole a partir da planimetria do VE após aquisição do volume cardíaco pelo método 4D-cardio STIC, utilizando o *software Virtual Organ Computer-aided Analyses* (VOCAL) para este cálculo *off-line*. Feto de 22 semanas e 5 dias: volume diastólico final do VE pelo método VOCAL = 0,48 cm^3. VEd: Volume diastólico final do ventrículo esquerdo.

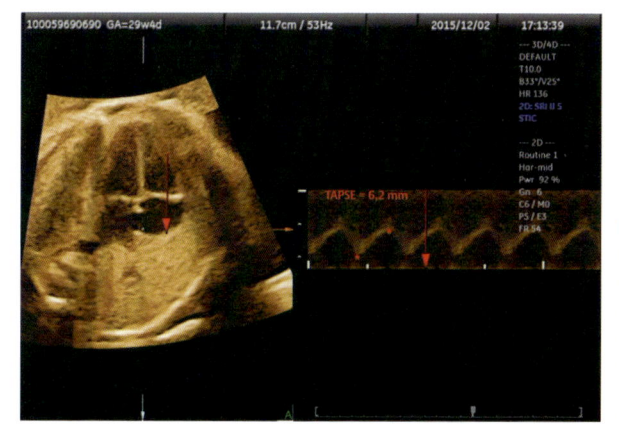

Fig. 3-10. Cálculo do TAPSE (distância entre os dois asteriscos em vermelho) a partir de uma aquisição pelo método STIC modo M *off-line*. Feto com 22 semanas e 4 dias: TAPSE: 6,2 mm.
TAPSE: Excursão sistólica máxima da valva tricúspide.

RESUMINDO

- O escore CV pode nos auxiliar a identificar e predizer o prognóstico de fetos com risco para insuficiência cardíaca. O valor normal do escore CV é 10 e valores < 7 estão associados a pior prognóstico perinatal.
- Alterações do Doppler venoso, como por exemplo, índice de pulsatilidade aumentado do ducto venoso e da veia pulmonar culminando com onda A reversa e o padrão pulsátil do Doppler da veia umbilical, são conhecidos como fortes preditores de morbimortalidade.
- Em algumas situações, como em fetos de gestantes com DM, gemelar transfundido-transfusor e na restrição do crescimento fetal, é importante combinar vários parâmetros Doppler-ecocardiográficos que avaliem a dinâmica atrial esquerda e a função ventricular sistólica e diastólica.

LEITURAS SUGERIDAS

Bravo-Valenzuela NJM, Peixoto AB, Nardozza LM, Souza AS, Araujo Júnior E. Applicability and technical aspects of two-dimensional ultrasonography for assessment of fetal heart function. Med Ultrason 2017;19(1):94-101.

Bravo-Valenzuela NJM, Zielinsky P, Zurita-Peralta J, Nicoloso LH, Piccoli A Jr, Ferreira Van der Sand L, et al. Pulmonary vein flow impedance: an early predictor of cardiac dysfunction in intrauterine growth restriction. Fetal Diagn Ther 2019;45(4):205-11.

Hernandez-Andrade E, Benavides-Serralde JA, Cruz-Martinez R, Welsh A, Mancilla-Ramirez J. Evaluation of conventional Doppler fetal cardiac function parameters: E/A ratios, outflow tracts, and myocardial performance index. Fetal Diagn Ther 2012;32(1-2):22-9.

Huhta JC. Fetal congestive heart failure. Sem Fetal Neonatal Med 2005;10(6):542-52.

Naujorks AA, Zielinsky P, Klein C, Nicoloso LH, Piccoli AL Jr, Becker E, et al. Myocardial velocities, dynamics of the septum primum, and placental dysfunction in fetuses with growth restriction. Congenit Heart Dis 2014;9(2):138-43.

Parameter(z). Fetal Echo Z-Scores [Acess at: july 23, 2020]. Available in: parameterz.blogspot.com/2008/09/fetal-echo-z-scores.html.

Peixoto AB, Bravo-Valenzuela NJM, Martins WP, Mattar R, Moron AF, Araujo Júnior E. Reference ranges for the left ventricle modified myocardial performance index, respective time periods, and atrioventricular peak velocities between 20 and 36+6 weeks of gestation. J Matern Fetal Neonatal Med 2019;2:1-10.

Peixoto AB, Bravo-Valenzuela NJ, Martins WP, et al. Reference ranges for the fetal mitral, tricuspid, and interventricular septum annular plane systolic excursions (mitral annular plane systolic excursion, tricuspid annular plane systolic excursion, and septum annular plane systolic excursion) between 20 and 36 + 6 weeks of gestation. J Perinat Med 2020;48(6):601-8.

Rocha LA, Rolo LC, Nardozza LMM, Tonni G, Araujo Júnior E. Z-Score reference ranges for fetal heart functional measurements in a large brazilian pregnant women sample. Pediatr Cardiol. 2019;40(3):554-62.

Tongsong T, Wanapirak C, Piyamongkol W, Sirichotiyakul S, Tongprasert F, Srisupundit K, Luewan S. Fetal ventricular shortening fraction in hydrops fetalis. Obstet Gynecol 2011;117(1):84-91.

Turan OM, Turan S, Berg C, Gembruch U, Nicolaides KH, Harman CR, Baschat AA. Duration of persistent abnormal ductus venosus flow and its impact on perinatal outcome in fetal growth restriction. Ultrasound Obstet Gynecol 2011;38(3):295-302.

ECOCARDIOGRAFIA FETAL PRECOCE

CAPÍTULO 4

Eliane Lucas

ENTENDENDO
O avanço tecnológico permitiu o desenvolvimento de aparelhos ecocardiográficos de maior resolução auxiliando no rastreio mais precoce das cardiopatias congênitas (CC). As indicações para a ecocardiografia fetal precoce (EFP) são semelhantes às da avaliação do segundo trimestre, mas geralmente reservadas a gestações de maior risco para CC. O EFP pode ser realizado entre a 11ª e a 18ª semana, por vias abdominal e/ou transvaginal, sendo esta última, principalmente, em gestações com menos de 12 semanas.

PRINCIPAIS INDICAÇÕES
- Translucência nucal ≥ 3,5 mm.
- Fluxo reverso do ducto venoso.
- Presença de regurgitação tricúspide.
- Eixo cardíaco anormal visto no plano 4 câmaras.
- Presença de anomalia estrutural extracardíaca.
- Gemelaridade monocoriônica.
- Artéria subclávia direita anômala.
- História familiar de cardiopatia congênita em irmãos e/ou pais.

IDENTIFICANDO POR ECOCARDIOGRAFIA FETAL
O eixo cardíaco (EC) é definido como o ângulo formado entre uma linha traçada no septo ventricular e a linha média do tórax vindo da coluna até a parede anterior no plano 4 câmaras. A presença de um ângulo anormal pode indicar anomalias cardíacas e ou extracardíacas. Neste último caso podemos citar como exemplo clássico a hérnia diafragmática, onde há um grande desvio do EC. A avaliação do EC deve ser sempre priorizada, principalmente na EFP.

Os autores mostram que podemos obter o plano 4 câmaras em 52% na 8ª semana, em 80% na 10ª e 98% na 11ª semana de gestação (Quadro 4-1). Ambos os planos de 4 câmaras e das vias de saída podem ser obtidos na maioria dos fetos a partir da 12ª semana de gestação. A possibilidade de visualização dos arcos ductal e aórtico é reduzida, sendo necessário o mapeamento a cores e, em alguns casos, a realização por via transvaginal. O mapeamento a cores é de grande auxílio na EFP para a análise da visualização do enchimento simétrico das câmaras esquerda e direita e dos anéis atrioventriculares, no plano 4 câmaras. Salientamos, também, que no plano dos três vasos transversos (3VT) e 3VT com

Quadro 4-1. Aspecto Evolutivo da Visualização das Estruturas Cardíacas pela EFP

	10ª sem	11ª sem	12ª sem	13ª sem	> 13ª sem
Plano 4C	+	+	+	+	+
Plano VSD e VSE	–	–	+	+	+
Plano AA e ArcD	–	–	+	+	+
VCI e VCS	–	–	+	+	+
VP	–	–	–	+	+

4C: 4 câmaras; VSD: via de saída direita; VSE: via de saída esquerda; VCI: veia cava inferior; VCS: veia cava superior; AA: arco aórtico; ArcD: arco ductal; VP: veias pulmonares; (+): sim; (-): não.

traqueia deve-se pesquisar a normal convergência de padrão de fluxo da aorta e artéria pulmonar (forma em "V").

TÉCNICA DE ABORDAGEM DA EFP

A EFP pode ser realizado por via vaginal ou transabdominal, sendo limitada, esta última, nas gestações inferiores a 13 semanas, em razão da distância do feto da parede abdominal materna e do pequeno tamanho das estruturas cardíacas. Atualmente, com o avanço tecnológico e o aparecimento de aparelhos de alto desempenho, as imagens transabdominais para visualizar as estruturas do coração fetal são possíveis na maioria das gestações a partir de 13 a 14 semanas (Fig. 4-1 e ▶ Vídeo 4-1).

ANOMALIAS ASSOCIADAS

Várias cardiopatias congênitas graves podem ser diagnosticadas por EFP, como hipoplasia de cavidades esquerdas, tetralogia de Fallot e transposição dos grandes vasos. A EFP tem grande importância na identificação, principalmente, nas patologias com possibilidades de intervenção fetal precoce, como as estenoses críticas aórtica e pulmonar, além da presença do septo interatrial restritivo (Fig. 4-2).

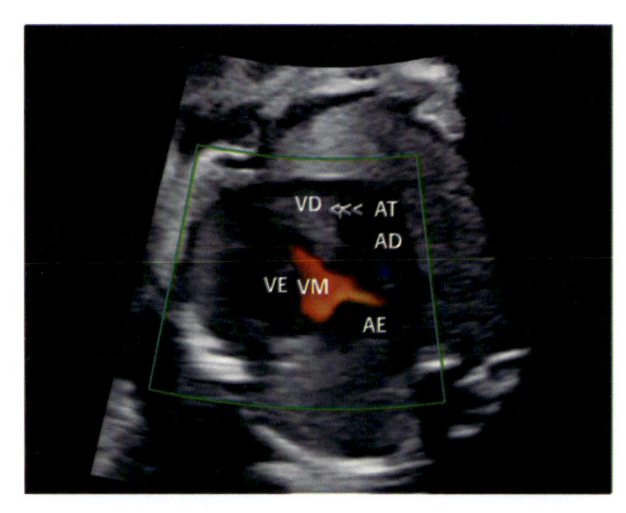

Fig. 4-1. EFP realizada por via transabdominal. No plano 4C no feto de 14 semanas observamos a presença de atresia tricúspide (pontas de setas) e VD hipoplásico. AD: Átrio direito; AE: átrio esquerdo; VD: ventrículo direito; VE: ventrículo esquerdo; VM: valva mitral; AT: atresia tricúspide.

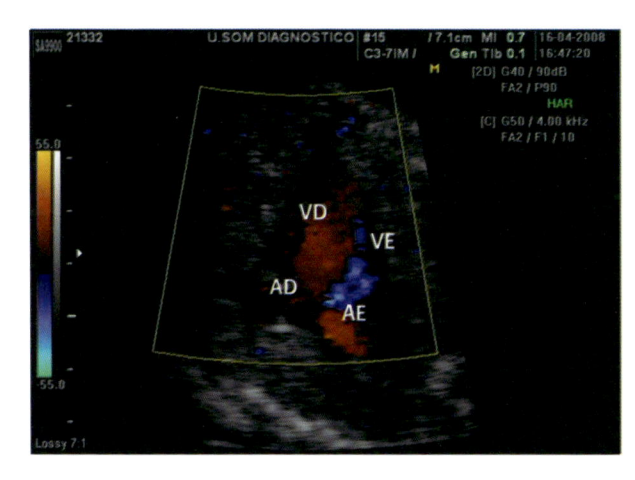

Fig. 4-2. Plano 4C no feto com 15 semanas com síndrome do coração esquerdo hipoplásico com significativa desproporção ventricular. AD: Átrio direito; AE: átrio esquerdo; VD: ventrículo direito; VE: ventrículo esquerdo.

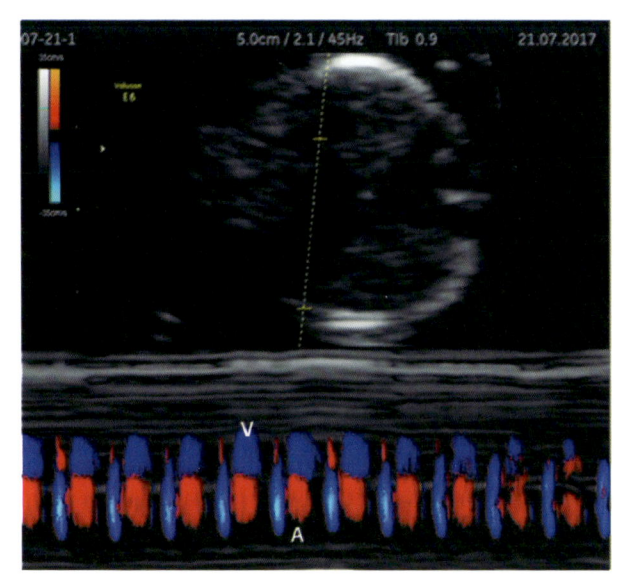

Fig. 4-3. *Color* Doppler modo unidimensional (modo M) demostra a condução AV 1:1 com frequência de 240 batimentos por minuto num feto de 12 semanas de gestação e taquicardia supraventricular. A: Contração atrial; V: contração ventricular.

Algumas taquiarritmias cardíacas que são potencialmente de risco ao feto podem ser identificadas por EFP (Figs. 4-3 e 4-4; ▶ Vídeo 4-2).

Salientamos que patologias evolutivas com pouca expressão no primeiro trimestre estarão, posteriormente, no grupo de falso-negativos realizado por via abdominal com 13/14 semanas (Fig. 4-5/ ▶ Vídeo 4-3).

A EFP assume grande importância no diagnóstico de diversas patologias e, em alguns casos, também na indicação terapêutica, particularmente nos fetos com arritmias de alto risco (Quadro 4-2).

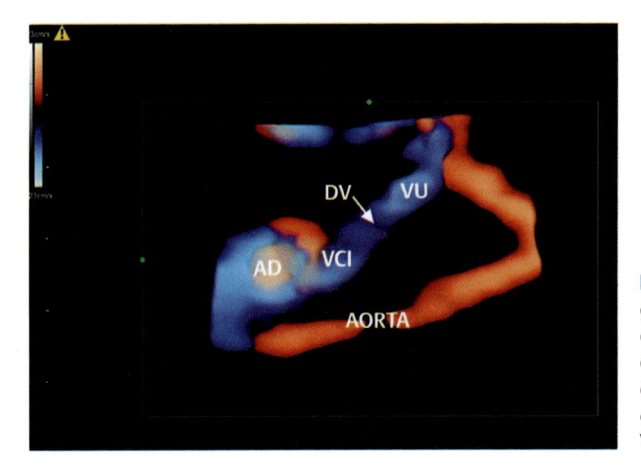

Fig. 4-4. Feto com 12 semanas de gestação e TSVP. Em decorrência de elevada FCF, só foi possível detectar o fluxo do ducto venoso (DV) em 3D e *realistic color* Doppler. AD: Átrio direito; VCI: veia cava inferior; VU: ventrículo único.

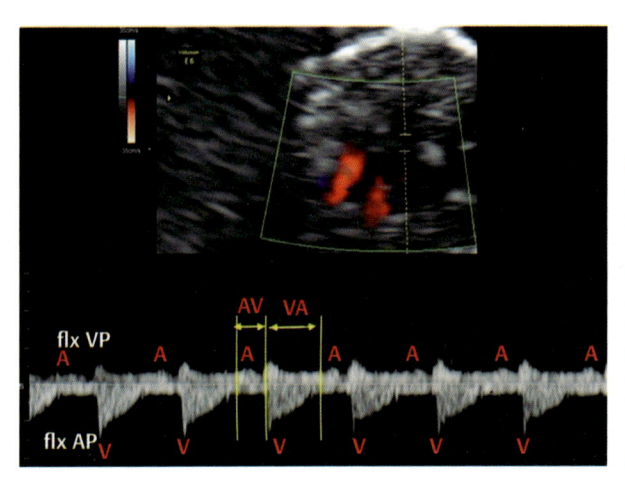

Fig. 4-5. Doppler com registro das ondas de fluxo da veia e da artéria pulmonar num feto de 12 semanas de gestação para análise da condução AV. A: Contração atrial (onda a da veia pulmonar); V: contração ventricular (artéria pulmonar); AV: intervalo de tempo da contração atrial até a ventricular; VA: intervalo de tempo da contração ventricular até a atrial; VP: veia pulmonar; AP: artéria pulmonar.

Quadro 4-2. Principais Cardiopatias Congênitas que podem ser Identificadas pela EFP

- Atresia tricúspide
- Defeito do septo atrioventricular, forma total
- Tetralogia de Fallot
- Síndrome do coração esquerdo hipoplásico
- Atresia aórtica
- Atresia pulmonar com ou sem comunicação interventricular
- Atresia mitral
- *Truncus arteriosus*
- Comunicação interventricular ampla
- D-transposição dos grandes vasos
- Dupla via de entrada ventricular
- *Ectopia cordis*

RESUMINDO

- O avanço tecnológico e a utilização de aparelhos de alta resolução permite, atualmente, a realização da EFP por via transabdominal entre a 13ª e a 17ª semana de idade gestacional, reservando a via vaginal nas pacientes com idade gestacional inferior a 13 semanas ou janela ecocardiográfica pouco satisfatória.
- A EFP permite a identificação de cardiopatias congênitas graves como a síndrome do coração esquerdo hipoplásico, defeito do septo atrioventricular, forma total, e atresia pulmonar, sendo, nestes casos, indicada a realização de ecocardiografias seriadas para o melhor acompanhamento.
- Algumas patologias cardíacas fetais são evolutivas, como a CMP do diabetes melito, que não é evidenciada na EFP, pertencendo, portanto, ao grupo dos falso-negativos. Por esse motivo devemos repetir o estudo de EF no segundo trimestre.
- As arritmias cardíacas potencialmente de risco, como o *flutter* atrial e a taquicardia supraventricular, podem ser identificadas pela EFP permitindo a orientação de adequado tratamento.

LEITURAS SUGERIDAS

Borrell A, Grande M, Bennasar M, Borobio V, Jimenez JM, Stergiotou I, et al. First-trimester detection of major cardiac defects with the use of ductus venosus blood flow. Ultrasound Obstet Gynecol 2013;42:51-7.

Carvalho JS. Fetal heart scanning in the first trimester. Prenat Diagn 2004;24:1060-7.

Donofrio MT, Moon JA, Hornberger LK, et al. Diagnosis and treatment of fetal cardiac disease. Circulation 2014;129(21):2183-42.

Hernandez E, Patwardhan M, Lemini M, Luewan S. Early evaluation of the fetal heart. Fetal Diagn Ther 2017;42:161-73.

Hyett J, Perdu M, Sharland G, Snijders R, Nicolaides KH. Using fetal nuchal translucency to screen for major congenital cardiac defects at 10–14 weeks of gestation: population based cohort study. BMJ 1999;318:81-85.

Maiz N, Nicolaides KH. Ductus venosus in the first trimester: contribution to screening of chromosomal, cardiac defects and monochorionic twin complications. Fetal Diagn Ther 2010;28:65-71.

McBrien A, Howley L, Yamamoto Y, Hutchinson D, Hirose A, Sekar P, et al. Changes in fetal cardiac axis between 8 and 15 weeks' gestation. Ultrasound Obstet Gynecol 2013;42:653-8.

Rembouskos G, Passamonti U, De Robertis V, Tempesta A, Campobasso G, Volpe G, et al. Aberrant right subclavian artery (ARSA) in unselected population at first and second trimester ultrasonography. Prenat Diagn 2012;32:968-75.

Sairam S, Carvalho JS. Early fetal echocardiography and anomaly scan in fetuses with increased nuchal translucency. Early Hum Dev 2012;88:269-72.

Springer S, Mlczoch E, Krampl-Bettelheim E, Mailath-Pokorny M, Ulm B, Worda C, et al: Congenital heart disease in monochorionic twins with and without twin-to-twin transfusion syndrome. Prenat Diagn 2014;34:994-9.

Yagel S, Arbel R, Anteby EY, Raveh D, Achiron R. The three vessels and trachea view (3VT) in fetal cardiac scanning. Ultrasound Obstet Gynecol 2002;20:340-5.

AVALIAÇÃO DO SEPTO INTERATRIAL

CAPÍTULO 5

Carla Verona B. Farias

COMUNICAÇÃO INTERATRIAL
Entendendo
Define-se comunicação interatrial (CIA) como um defeito no septo interatrial permitindo desvio de sangue intracardíaco em nível atrial, na vida pós-natal.

Na vida fetal, uma comunicação no septo interatrial, o forame oval (FO), encontra-se patente. O FO permite que o sangue oxigenado da veia umbilical, via veia cava inferior, seja desviado do átrio direito para o átrio esquerdo, e assim atinja as circulações coronarianas e cerebrais fetais (Fig. 5-1).

O tamanho do FO normal é similar ao diâmetro do anel aórtico, vai de aproximadamente 3 mm na 20ª semana de gestação, a 8 mm próximo ao termo e, ainda, a presença do forame oval patente dificulta o diagnóstico da comunicação interatrial na vida fetal.

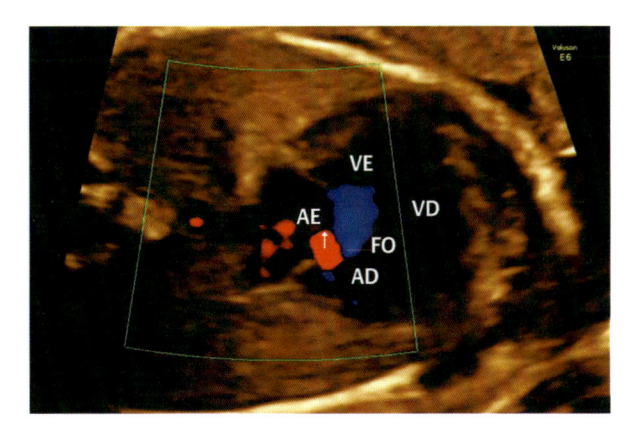

Fig. 5-1. Plano 4 câmaras em feto com coração estruturalmente normal, mostrando no *color* Doppler o fluxo pelo forame oval (FO) do átrio direito (AD) para o átrio esquerdo (AE) (tracejado).
VD: Ventrículo direito; VE: ventrículo esquerdo.

Morfologia

A CIA é classificada de acordo com sua origem embriológica e localização (Fig. 5-2):

1. CIA tipo *ostium secundum* (OS), na região do forame oval:
   - CIA tipo OS representa um defeito no septo *primum* (embriológico), resultando em uma comunicação na porção média do septo interatrial entre o AD e o AE.
   - Corresponde a 80% das comunicações interatriais.
   - Pode ser única ou múltipla (CIA tipo OS fenestrada).
2. CIA tipo *ostium primum* (Figs. 5-3 e 5-4):
   - Resulta da falha de fusão do septo *primum* com os coxins endocárdicos.
   - Comunicação se localiza na parte inferior do septo interatrial, entre a margem anteroinferior da fossa oval e as valvas atrioventriculares.
3. CIA tipo seio venoso:
   - Deficiência do tecido que separa a junção da veia cava superior (VCS) ou da veia cava inferior (VCI) com o átrio direito, sendo o tipo de VCS o mais prevalente.
   - Associado à drenagem anômala parcial de veia pulmonar, geralmente drenagem anômala da veia pulmonar superior direita.
4. CIA tipo seio coronário:
   - Secundário a uma total ou parcial ausência de teto do seio coronário, ou seja, do tecido que separa o seio coronário do átrio esquerdo.
   - Defeito raro associado à persistência da veia cava superior esquerda.

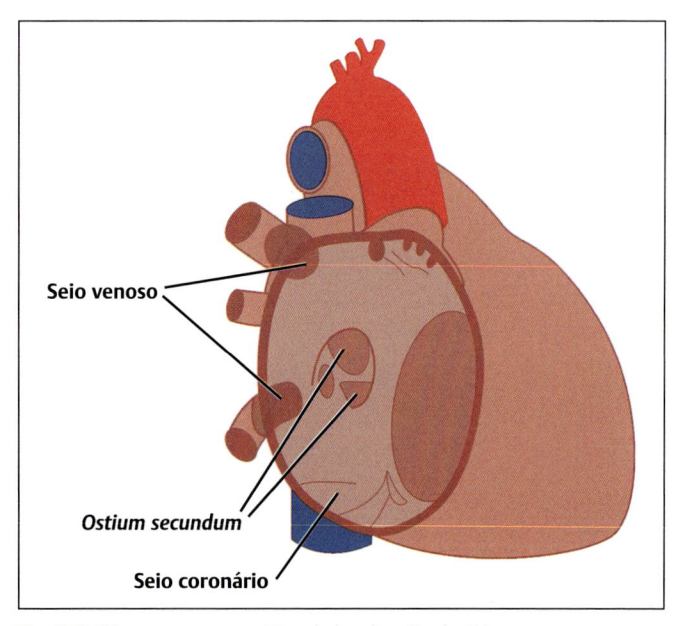

Fig. 5-2. Diagrama esquemático da localização da CIA.

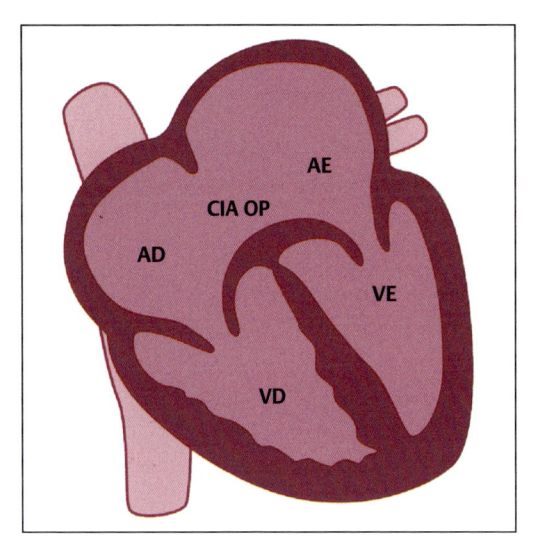

Fig. 5-3. Diagrama esquemático da CIA tipo *ostium primum* (CIA OP). AD: Átrio direito; AE: átrio esquerdo; VD: ventrículo direito; VE: ventrículo esquerdo.

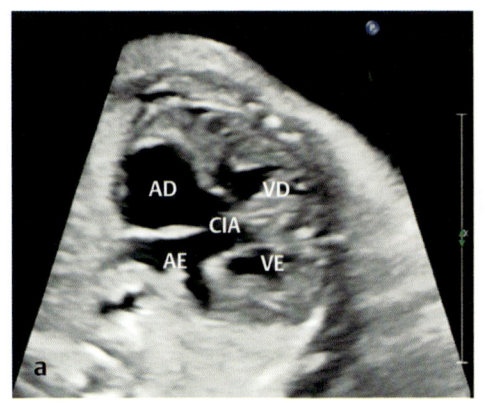

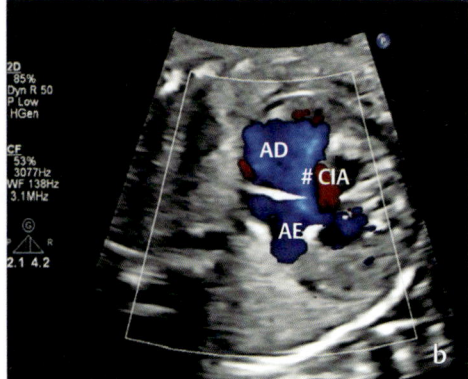

Fig. 5-4. (**a**) Plano 4 câmaras em feto com CIA tipo *ostium primum* ao 2D. (**b**) Plano 4 câmaras ao *color* Doppler do mesmo feto mostrando desvio de sangue pela CIA *ostium primum* (#). AD: Átrio direito; AE: átrio esquerdo; CIA: comunicação interatrial; VD: ventrículo direito; VE: ventrículo esquerdo.

Incidência

A comunicação interatrial é um defeito cardíaco congênito comum, com uma incidência pós-natal de 7% das cardiopatias congênitas. Acomete 1 em cada 1.500 nascidos vivos e é duas vezes mais incidente no sexo feminino.

Identificando por Ecocardiografia Fetal

No feto, é difícil o diagnóstico da comunicação interatrial, sendo quase inexistente na CIA tipo *ostium secundum* e no tipo seio venoso. A CIA tipo seio coronariano é rara, logo, a mais diagnosticada na vida fetal é a CIA tipo *ostium primum*.

A CIA *ostium secundum* localiza-se na região do forame oval. No plano 4 câmaras, ao visualizar um forame oval com mais de 8 mm, com bordos mais ecogênicos e sem a membrana da FO, pode-se suspeitar de uma CIA tipo *ostium secundum*, porém, o diagnóstico pré-natal deste tipo de CIA está relacionado com alta incidência de falso-negativos e falso-positivos.

A CIA *ostium primum* é identificada no plano 4 câmaras por uma falha na porção inferior do septo interatrial próximo às valvas atrioventriculares, que encontram-se inseridas linearmente. Ao *color* Doppler observa-se fluxo através da CIA *ostium primum* do átrio direito para o átrio esquerdo.

Na CIA seio venoso, em um plano sagital das 2 cavas, visualiza-se uma descontinuidade entre a veia superior (mais comum a CIA seio venoso de veia cava superior) e a junção com o septo interatrial, com a veia cava cavalgando o defeito.

Segundo a literatura, a CIA tipo seio coronariano não foi relatada em fetos até a presente data.

Anomalias Associadas

A comunicação interatrial diagnosticada na vida fetal pode estar associada às seguintes anomalias cardíacas: defeito do septo atrioventricular (na CIA tipo *ostium primum*); síndromes isoméricas; anomalias das conexões venosas pulmonares (principalmente na CIA seio venoso); coração univentricular.

A CIA *ostium primum* é característica anatômica do defeito do septo atrioventricular forma parcial e está associada, em 12,5% dos casos, com a trissomia do 21, e 29% dos casos com outras aneuploidias.

Diagnóstico Diferencial

A CIA *ostium primum* pode ser confundida com o seio coronariano dilatado na presença de veia cava superior esquerda. Na CIA *ostium primum* na vida fetal, a direção do fluxo pelo septo interatrial é do átrio direito para o átrio esquerdo, e no seio coronariano dilatado pela presença da veia cava superior esquerda visualiza-se fluxo da esquerda para a direita (Fig. 5-5 e ▶ Vídeo 5-1).

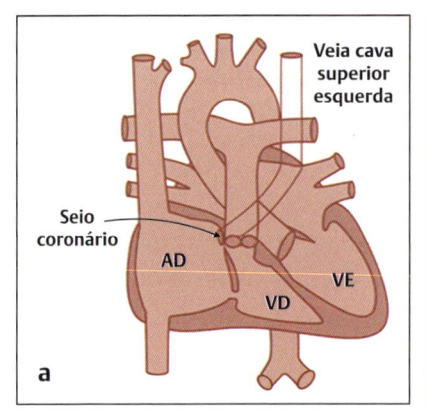

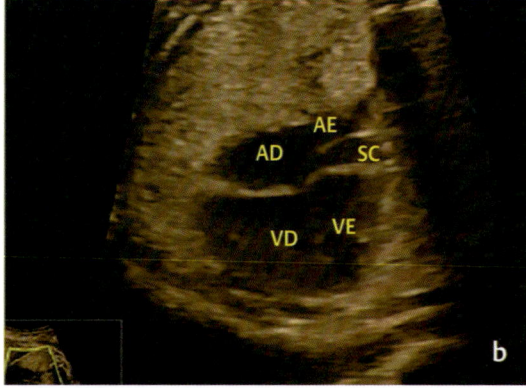

Fig. 5-5. (**a**) Desenho esquemático mostra a persistência da veia cava superior direita drenando em seio coronário que simula a CIA *ostium primum*. (**b**) Imagem de ecocardiografia fetal no plano 4 câmaras posterior com seio coronariano dilatado em feto com persistência da veia cava superior esquerda.
AD: Átrio direito; AE: átrio esquerdo; SC: seio coronariano; VD: ventrículo direito; VE: ventrículo esquerdo.

ANEURISMA DA MEMBRANA DO FORAME OVAL

Nos fetos normais a membrana do forame oval apresenta sua convexidade apontando para o átrio esquerdo, mas em algumas situações existe um abaulamento extremo dessa estrutura ("aneurisma da membrana do FO"), que pode ser causa de arritmias atriais.

FORAME OVAL RESTRITIVO

No feto com dilatação das cavidades direitas e sem qualquer defeito cardíaco congênito, deve-se suspeitar do forame oval restritivo. Apesar de ser raro o forame oval restritivo no feto com coração estruturalmente normal, é uma das causas de dilatação das cavidades direitas (Fig. 5-6 e ▶ Vídeo 5-2).

À ecocardiografia fetal o diagnóstico do forame oval restritivo é realizado quando, além do aumento das cavidades direitas, encontramos: redundância ou hipermobilidade da membrana da fossa oval (septo *primum*); fossa oval ≤ 2,5 mm; velocidade de fluxo na fossa oval ao Doppler ≥ 40 cm/s.

Na ausência de uma abertura na região do forame oval ao bidimensional ou ausência de fluxo ao *color* Doppler, consideramos um fechamento completo do forame oval.

RESUMINDO

- Há 4 tipos de comunicação interatrial: 1. tipo *ostium secundum*; 2. tipo *ostium primum*; 3. tipo seio venoso; e 4. tipo seio coronário.
- A comunicação interatrial é de diagnóstico muito difícil na vida fetal.
- A CIA possível de ser diagnosticada na vida fetal é a CIA *ostium primum*, que faz parte do defeito do septo atrioventricular forma parcial.
- O diagnóstico diferencial da CIA *ostium primum* é a presença do seio coronariano dilatado em decorrência da drenagem da veia cava superior esquerda persistente.
- No feto com aumento de cavidades direitas e coração estruturalmente normal, deve-se investigar forame oval restritivo.

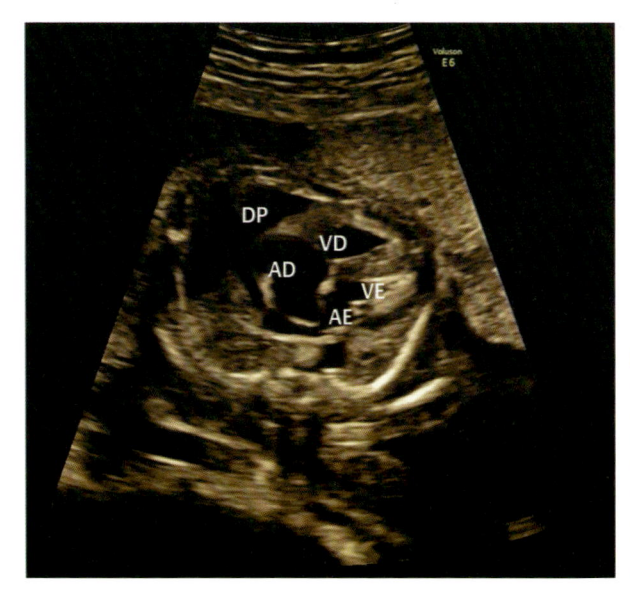

Fig. 5-6. Plano 4 câmaras em feto com forame oval restritivo; nota-se grande abaulamento do septo interatrial do átrio direito (AD) para o átrio esquerdo (AE), aumento de cavidades direitas, principalmente AD, e derrame pericárdio (DP). VD: Ventrículo direito; VE: ventrículo esquerdo.

LEITURAS SUGERIDAS

Abuhamad A, Chaoui R. Atrial, ventricular, and atrial septal defect. In: Abuhamad A, Chaoui R. A pratical guide to fetal echocardiography. 3rd ed. Philadelphia: Wolters Kluwer; 2016. p. 253-80.

Birk E, Silverman NH. Intracardiac shunt malformations. In: Yagel S, Silverman NH, Gembruch U. Fetal cardiology. 3rd ed. Florida: Taylor & Francis; 2019. p. 283-91.

Chobot V, Hornberger LK, Hagen-Ansert S, Sahn DJ. Prenatal detection of restrictive foramen ovale. J Am Soc Echocardiogr 1990;3(1):15-9.

Kiserud T, Rasmussen S. Ultrasound assessment of the fetal foramen ovale. Ultrasound Obstet Gynecol 2001;17(2):119-24.

Paladini D, Volpe P, Sglavo G, et al. Partial atrioventricular septal defect in the fetus: diagnostic features and associations in a multicenter series of 30 cases. Ultrasound Obstet Gynecol 2009;34(3):268-73.

Uzun O, Babaoglu K, Ayhan YI, *et al.* Diagnostic ultrasound features and outcome of restrictive foramen ovale in fetuses with structurally normal hearts. Pediatr Cardiol 2014;35(6):943-52.

CANAL ARTERIAL E FECHAMENTO PRECOCE

Nathalie J. M. Bravo-Valenzuela
Luciane Alves da Rocha Amorim

ENTENDENDO
O fechamento precoce do canal arterial (*ductus arteriosus*) constitui uma anomalia congênita funcional e caracteriza-se por sua constrição pré-natal. O canal arterial é um vaso grande que permite o fluxo da artéria pulmonar (alta resistência) para a aorta descendente e para circulação placentária (baixa resistência), consequentemente, dependendo do grau e do tempo de constrição ductal, podem ocorrer: aumento de cavidades direitas, insuficiência cardíaca e até óbito fetal ou neonatal.

INCIDÊNCIA
Estima-se que ocorra em 7,75% dos nascidos vivos.

MORFOLOGIA
O *ductus arteriosus* (canal arterial) é um vaso que conecta o tronco da artéria pulmonar à aorta torácica descendente, distalmente à artéria subclávia esquerda. Entretanto, quando o arco aórtico está posicionado à direita, o *ductus arteriosus* pode estar localizado à direita unindo a artéria pulmonar direita ao arco aórtico à direita, abaixo da artéria subclávia direita. Raramente o *ductus arteriosus* pode ser bilateral.

CLASSIFICAÇÃO
- Oclusão ductal total (= fechamento total do canal), raro.
- Oclusão ductal parcial (= constrição ductal parcial).
- Constrição ductal isolada.
- Constrição ductal associada à cardiopatia congênita estrutural, como transposição das grandes artérias (TGA) ou doença de Ebstein.

FATORES ASSOCIADOS
A partir de 27 semanas de gestação:

1. Uso de medicamentos:
    - Anti-inflamatórios não esteroides (inibidores da ciclo-oxigenase, p. ex., indometacina, nimesulida, diclofenaco e ibuprofeno).
    - Com potencial ação anti-inflamatória (p. ex., paracetamol, dipirona).
    - Anti-inflamatórios esteroides (corticoides).

2. Consumo de dieta rica em polifenóis (Fig. 6-1).
3. Uso de ácido retinoico.
4. Uso de análogos da L-arginina

IDENTIFICANDO POR ECOCARDIOGRAFIA FETAL
Plano 4 Câmaras
Assimetria por aumento de cavidades direitas podendo ocorrer insuficiência tricúspide com a valva morfologicamente normal (Fig. 6-2).

Plano dos Três Vasos (3V) e dos Três Vasos com Traqueia (3VT)
Planos 3V e 3VT alterados, com desproporção por aumento do tronco pulmonar (TP) (Fig. 6-3).

ATENÇÃO: no canal arterial restritivo, o istmo aórtico apresenta tamanho normal (Z escore > –2 e < +2) e o TP está dilatado (Z escore > +2). As medidas do tronco pulmonar e da aorta podem ser expressas em Z escores para a idade gestacional, auxiliando nessa avaliação (valores normais: Z escores > –2 e < +2). Calculadoras para Z escores, disponíveis nos *links*:

- http://parameterz.blogspot.com/2008/09/fetal-echo-z-scores.html
- http://fetal.parameterz.com/app

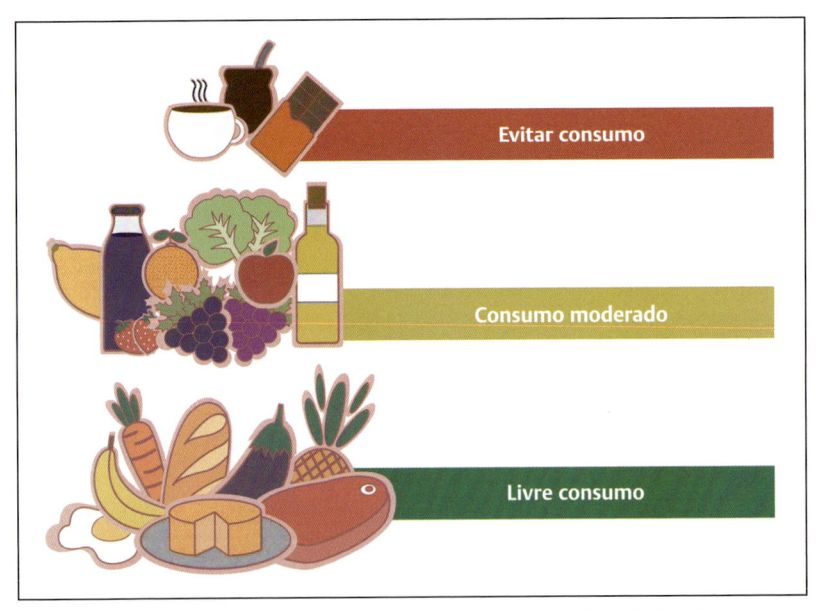

Fig. 6-1. A imagem ilustra os alimentos ricos em polifenóis (> 30 mg/100 mL) que devem ser evitados (exemplos: chás, chimarrão, chocolates 70% ou mais), os alimentos que devem ser consumidos de forma moderada (exemplos: maçã, laranja, uvas de cor escura, [inclusive suco] morangos, alface, azeite), e os alimentos recomendados com livre consumo a partir de 27 semanas de gestação.

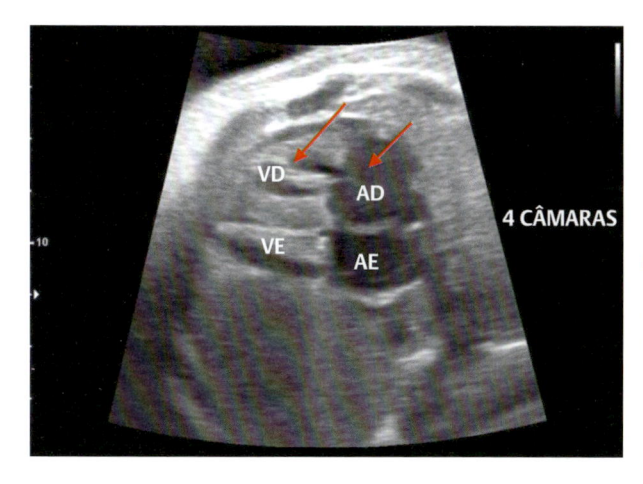

Fig. 6-2. Ecocardiografia fetal, plano 4 câmaras, demonstrando aumento de cavidades direitas (setas vermelhas) em um feto com 31 semanas de gestação e canal arterial restritivo. AD: Átrio direito; AE: átrio esquerdo; VD: ventrículo direito; VE: ventrículo esquerdo.

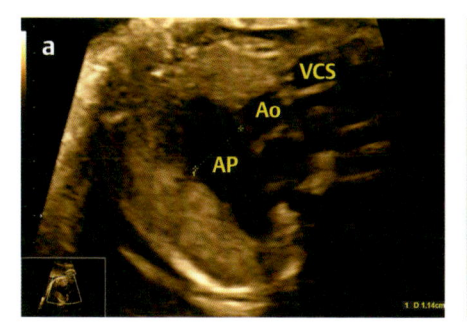

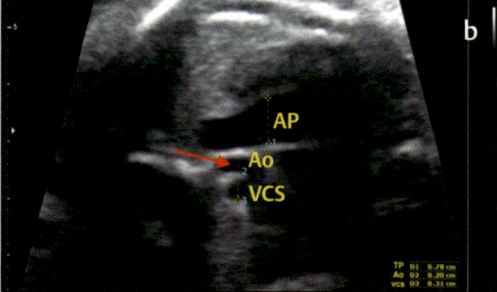

Fig. 6-3. Planos dos 3 vasos com traqueia com desproporção. (**a**) Feto com canal arterial restritivo, observe que a desproporção ocorre pelo tronco pulmonar que está dilatado. (**b**) Demonstra desproporção por aorta hipoplásica em um feto com síndrome do coração esquerdo hipoplásico. AP: Artéria pulmonar; Ao: aorta; VCS: veia cava superior.

Plano Sagital do Arco Ductal

A imagem do canal arterial no plano sagital é a mais importante para a avaliação do seu fluxo ao Doppler (Figs. 6-4 e 6-5). A presença de fluxo ductal turbulento ao *color* Doppler, com Doppler pulsado do canal arterial com velocidade sistólica máxima > 140 cm/s, velocidade diastólica > 30 cm/s e índice de pulsatilidade (IP) < 2,2 confirmam o diagnóstico ecocardiográfico pré-natal de constrição ductal (Fig. 6-6). Os ▶ Vídeos 6-1 e 6-2 demonstram o *color* Doppler do *ductus arteriosus* (canal arterial) com fluxo normal e com fluxo restritivo.

DIAGNÓSTICO DIFERENCIAL

- Dilatação isolada de cavidades direitas.
- Coarctação da aorta.
- Insuficiência tricúspide por anomalias da valva tricúspide.
- Forame oval restritivo.

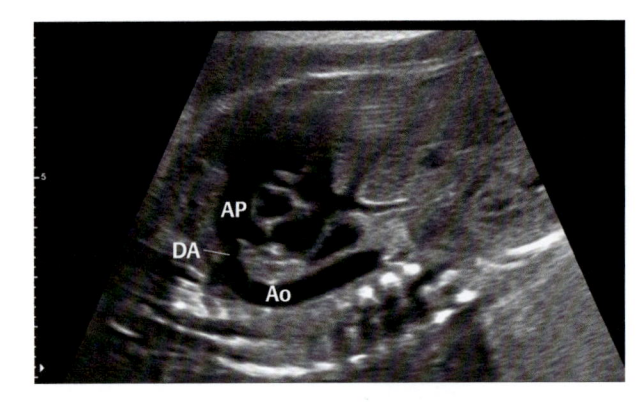

Fig. 6-4. Ecocardiografia fetal demonstrando plano do arco ductal normal (plano sagital) com imagem em 2D. AP: Artéria pulmonar; Ao: aorta; DA: *ductus arteriosus*.

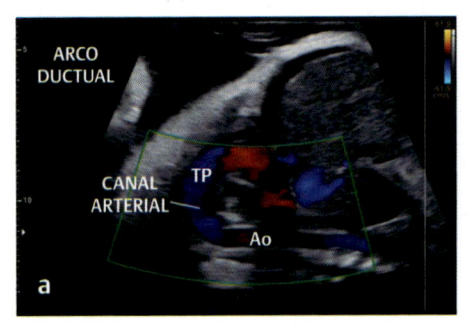

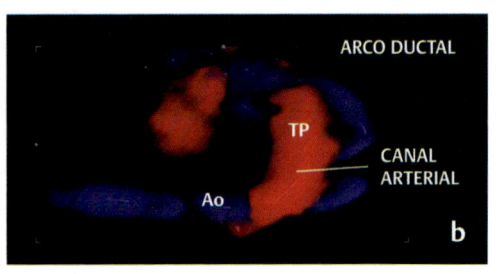

Fig. 6-5. Ecocardiografia fetal (28 semanas de gestação) demonstrando arco ductual normal (plano sagital) com imagem em 2D com *color* Doppler (**a**) e com imagem de ultrassonografia tridimensional com *realistic color* (**b**). Ao: Aorta; TP: tronco pulmonar.

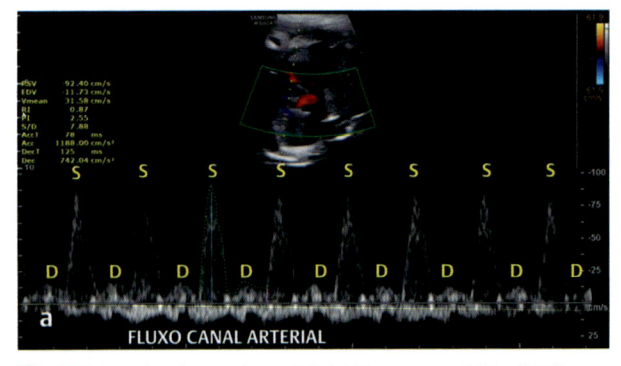

Fig. 6-6. Doppler do canal arterial. (**a**) Fluxo normal (IP = 2,55). *(Continua.)*

CANAL ARTERIAL E FECHAMENTO PRECOCE 53

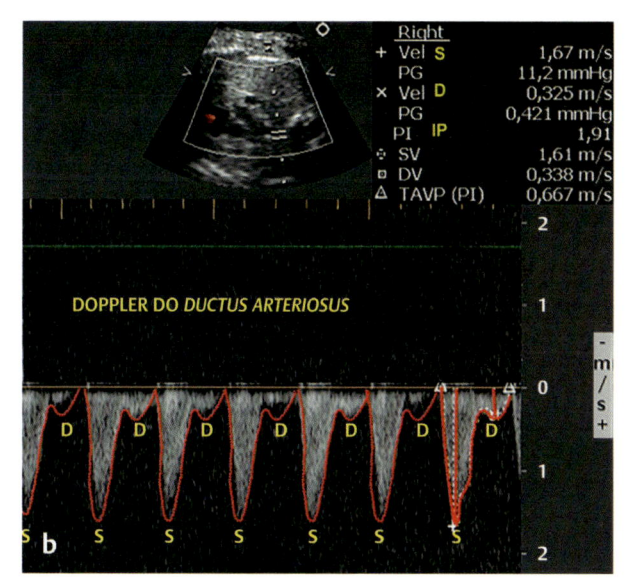

Fig, 6-6. *(Cont.)* (**b**) com restrição ao fluxo por dieta rica em polifenóis (IP = 1,9). A amostra Doppler deve ser posicionada na junção da extremidade final do canal arterial com a aorta descendente. (Doppler alinhado em paralelo com o vaso, com ângulo < 30°). Observe o índice de pulsatilidade (IP) no canal arterial restritivo, pois está reduzido (1,9) e as velocidades sistólica (167 cm/s) e diastólica aumentadas (32 cm/s).
S: velocidade sistólica máxima;
D: velocidade diastólica máxima.

ACOMPANHAMENTO E TERAPÊUTICA PRÉ-NATAL
- Acompanhamento por ecocardiografia fetal para monitoramento do fluxo do canal arterial, avaliação da função cardíaca e de outros defeitos cardíacos que podem estar associados. Dependendo do comprometimento do fluxo ductal e do grau da repercussão hemodinâmica (hidropisia), a ecocardiografia fetal deverá ser repetida em 24-48 horas.
- Tentar identificar o agente relacionado com o fechamento precoce do canal arterial: interrogatório detalhado sobre o uso de medicamentos e consumos de dieta rica em polifenóis.

RESUMINDO
- O fechamento precoce do canal arterial é anomalia funcional que deve ser sempre afastada durante a investigação diagnóstica de fetos com insuficiência cardíaca e hidropisia.
- O diagnóstico ecocardiográfico pré-natal de constrição ductal pode ser confirmado por presença de fluxo ductal turbulento ao *color* Doppler com velocidade sistólica ductal máxima > 140 cm/s, velocidade diastólica ductal > 30 cm/s e índice de pulsatilidade (IP) do canal arterial < 2,2. Os casos de fechamento ou oclusão ductal total são raros e pode ser confirmada ausência de fluxo transductal ao *color* Doppler.
- Consideram-se severos os casos de constrição ductal com oclusão ductal total ou com IP < 1 associado a qualquer sinal de comprometimento hemodinâmico. Comprometimento hemodinâmico; leve – câmaras cardíacas normais e a insuficiência tricúspide e/ou pulmonar discreta ou ausente; moderado – dilatação ventricular direita sem déficit contrátil; e severo – dilatação e hipertrofia ventricular direita com disfunção contrátil associados à insuficiência tricúspide e/ou pulmonar importante.

LEITURAS SUGERIDAS

Ganesh Elumalai and Thelma U. Ebami. patent ductus arteriosus" embryological basis and its clinical significance. Elixir Embryology 2016;100:43433-38.

Kiserud T. Physiology of the fetal circulation. Semin Fetal Neonatal Med 2005;10(6):493-503.

Lopes LM, Carrilho MC, Francisco RP, Lopes MA, Krebs BL, Zugaib M. Fetal ductus arteriosus constriction and closure: analysis of the causes and perinatal outcome related to 45 consecutive cases". J Matern Fetal Neonatal Med 2016;29(4):638-45.

Pedra SRFF, Zielinsky P, Binotto CN, Martins CN, Fonseca ESVB, Guimarães ICB et al. Diretriz Brasileira de Cardiologia Fetal – 2019. Arq Bras Cardiol 2019;112(5):600-48.

Prefumo F, Marasini M, De Biasio P, Venturine PL. Acute premature constriction of the ductus arteriosus after maternal self-medication with nimesulide. Fetal Diagn Ther 2008;24(1):35-8.

Vian I, Zielinsky P, Zílio AM, Schaun MI, Brum C, Lampert KV, et al. Increase of prostaglandin E2 in the reversal of fetal ductal constriction after polyphenol restriction. Ultrasound Obstet Gynecol 2018;52(5):617-22.

ANOMALIAS DA POSIÇÃO CARDÍACA E DO *SITUS* ATRIAL

CAPÍTULO 7

Edward Araujo Júnior
Nathalie J. M. Bravo-Valenzuela

ENTENDENDO

Em condições normais, o coração está no lado esquerdo do tórax (levocardia) com *situs solitus* para o arranjo visceral e atrial (Fig. 7-1). Na visão normal do tórax fetal, o coração aponta para a cavidade torácica anterior esquerda com um eixo cardíaco de 45° (+/-20°) (Fig. 7-2). As más posições cardíacas incluem: mesocardia, dextrocardia, dextroposição e *ectopia cordis* (Figs. 7-3 e 7-4).

Na visão normal do abdome superior do feto, a aorta descendente está à esquerda e a veia cava inferior à direita (*situs* atrial *solitus*). Os diferentes tipos de *situs* atrial são: *solitus, inversus* e *ambiguus* ou isomerismo (esquerdo ou direito) (Fig. 7-5).

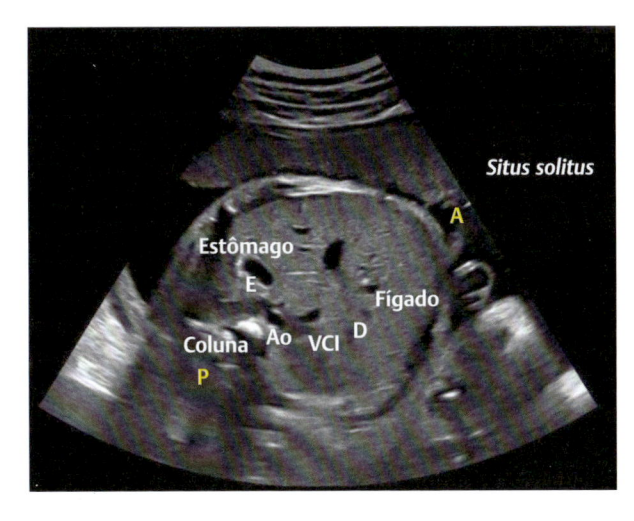

Fig. 7-1. Ecocardiografia fetal demonstrando *situs solitus* visceral e atrial no plano do abdome superior. Observe que o estômago está à E e o fígado à D (*situs* visceral). O *situs* atrial acompanha o visceral: a aorta (Ao) localiza-se posteriormente (próximo da coluna vertebral) e à E (mesmo lado do estômago), e a veia cava inferior (VCI) está à D (mesmo lado do fígado). E: Esquerda; D: direita; A: anterior; P: posterior.

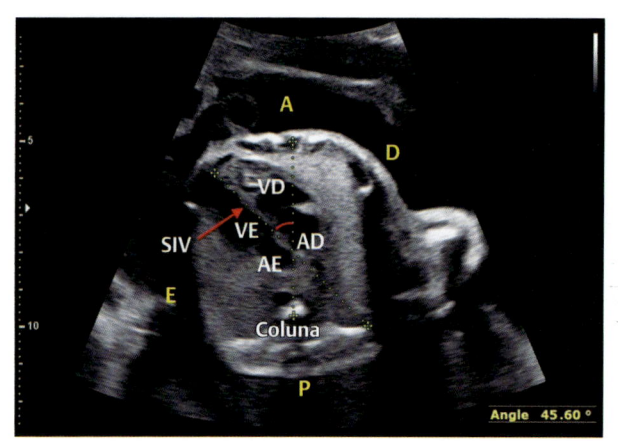

Fig. 7-2. Ecocardiografia fetal no plano 4 câmaras. É possível identificar que o coração está à E (levocardia) e o eixo cardíaco é normal (45°). O eixo cardíaco é o ângulo formado pela interseção das linhas traçadas no diâmetro anteroposterior do tórax e no septo interventricular (SIV). AE: Átrio esquerdo; VE: ventrículo esquerdo; AD: átrio direito; VD: ventrículo direito; E: esquerda; D: direita; A: anterior; P: posterior.

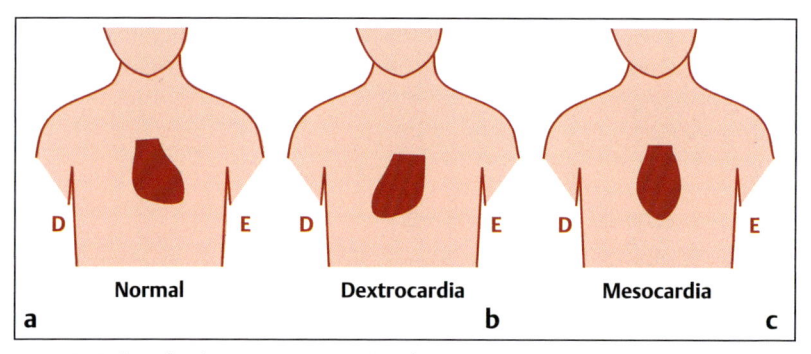

Fig. 7-3. O desenho demonstra as posições do coração no tórax. (**a**) Coração com posição normal: maior parte da massa cardíaca em hemitórax E e seu ápice (*apex*) apontando para a E (levocardia). (**b**) Imagem de dextrocardia (coração em hemitórax D e com seu *apex* apontando para a D). (**c**) Imagem de mesocardia (coração posicionado no centro do tórax). E: Esquerda; D: direita.

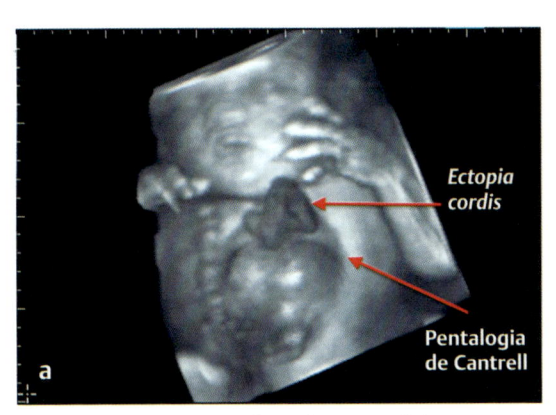

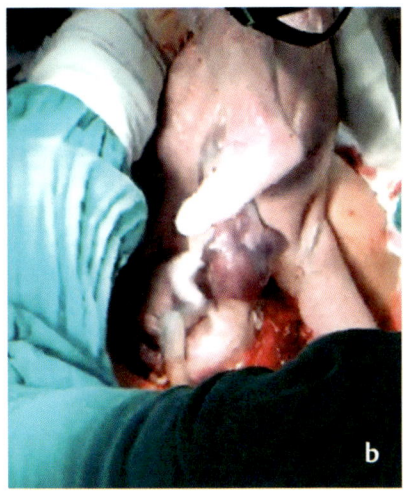

ANOMALIAS DA POSIÇÃO CARDÍACA E DO *SITUS* ATRIAL 57

Fig. 7-4. (**a**) Ultrassonografia tridimensional demonstrando um feto com pentalogia de Cantrell. Observe o extenso defeito das paredes torácica e abdominal, com a *ectopia cordis* e grande onfalocele (setas vermelhas) e (**b**) parto cirúrgico de um neonato com *ectopia cordis* toracoabdominal.

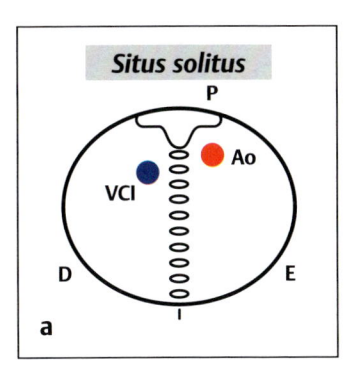

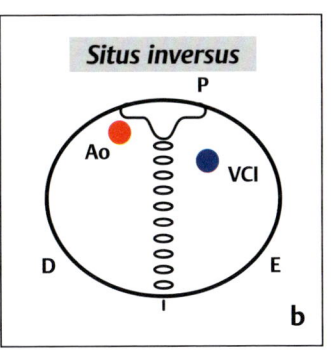

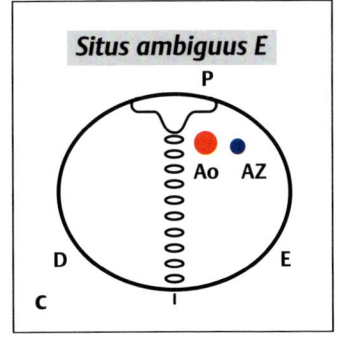

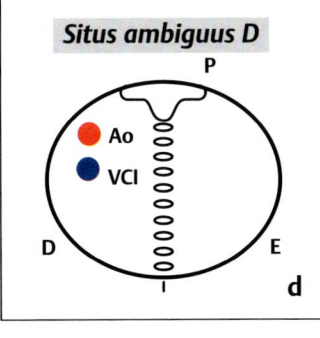

Fig. 7-5. (**a**) *Situs solitus* (normal): observe a aorta à esquerda e posterior (próximo da coluna do feto) e a veia cava inferior à direita. (**b**) *Situs inversus:* imagem em "espelho". (**c**) *Situs ambiguus* esquerdo (isomerismo esquerdo): observe que o vaso venoso é a veia ázigos (por ausência do segmento hepático da VCI) e ao seu lado está a artéria aorta à esquerda da coluna (sinal do duplo vaso). (**d**) *Situs ambiguus* direito (isomerismo direito): os dois vasos estão situados à direita da coluna fetal, sendo a veia cava inferior o vaso anterior e a aorta posterior (próximo da coluna do feto). Ao: Aorta; VCI: veia cava inferior; Az: veia ázigos; C: coluna fetal; D: lado direito do feto; E: lado esquerdo do feto.

INCIDÊNCIA
- Apresenta uma incidência geral de 2,2% dentre todas as cardiopatias congênitas, com taxa de mortalidade de 51% dentro do primeiro ano de vida.
- A dextrocardia com *situs inversus totalis* apresenta menor incidência de malformações cardíacas do que na dextrocardia com *situs solitus*.
- No isomerismo direito: a conexão anômala total de veias pulmonares ocorre em todos os casos (pois não existe átrio morfologicamente esquerdo, ambos os átrios são morfologicamente tipo D) e, em geral, a veia cava inferior (VCI) está presente.
- No isomerismo esquerdo são frequentes: ausência do segmento hepático da veia cava inferior (VCI), com drenagem pela veia ázigos (Az) ou hemiázigos, e a associação a cardiopatias como defeito do septo atrioventricular (DSAV) e a comunicação interatrial (CIA).
- Fatores de risco: filho anterior com esta condição, consanguinidade entre o casal e mãe com diabetes melito pré-gestacional.

CLASSIFICAÇÃO
Posição Cardíaca
1. Levocardia.
2. Dextrocardia.
3. Dextroposição.
4. *Ectopia cordis.*

Situs Atrial
1. *Solitus.*
2. *Inversus.*
3. Isomerismo ou *ambiguus* tipo esquerdo.
4. Isomerismo ou *ambiguus* tipo direito.

MORFOLOGIA
Na levocardia o coração está posicionado no lado esquerdo no tórax. Na dextrocardia o coração está no hemitórax direito e o seu ápice aponta para o lado direito do tórax. Na mesocardia, o coração está localizado no centro do tórax. Na dextroposição o coração está deslocado para o tórax direito em decorrência de hérnia diafragmática, massas torácicas ou derrame pleural.

O *situs solitus* é ao arranjo atrial normal em que o átrio está morfologicamente à esquerda e o morfologicamente à direita. O *situs inversus* é conhecido como arranjo "em espelho" (Fig. 7-6). No isomerismo atrial (*situs ambiguus*) esquerdo existem dois átrios com morfologia de átrio esquerdo e no direito, os átrios são morfologicamente do tipo direito. O átrio morfologicamente esquerdo contém a membrana do forame oval e o seu apêndice apresenta formato em "dedo de luva" (base estreita). O formato do apêndice atrial direito é um triângulo de base larga. A morfologia dos apêndices atriais determina o *situs* atrial. No caso de isomerismo atrial, ambos os átrios são morfologicamente tipo E ou tipo D. As principais características do isomerismo atrial esquerdo e direito estão descritas no Quadro 7-1.

No Quadro 7-1, as características frequentes, mas não exclusivas do isomerismo atrial esquerdo estão assinaladas com asterisco (*). Frequentemente, simetria bilateral dos brônquios e alterações esplênicas acompanham o isomerismo atrial D e E. Em ambos os tipos de isomerismo o fígado está centralizado. São as chamadas síndromes esplênicas (heterotaxia) (Fig. 7-7).

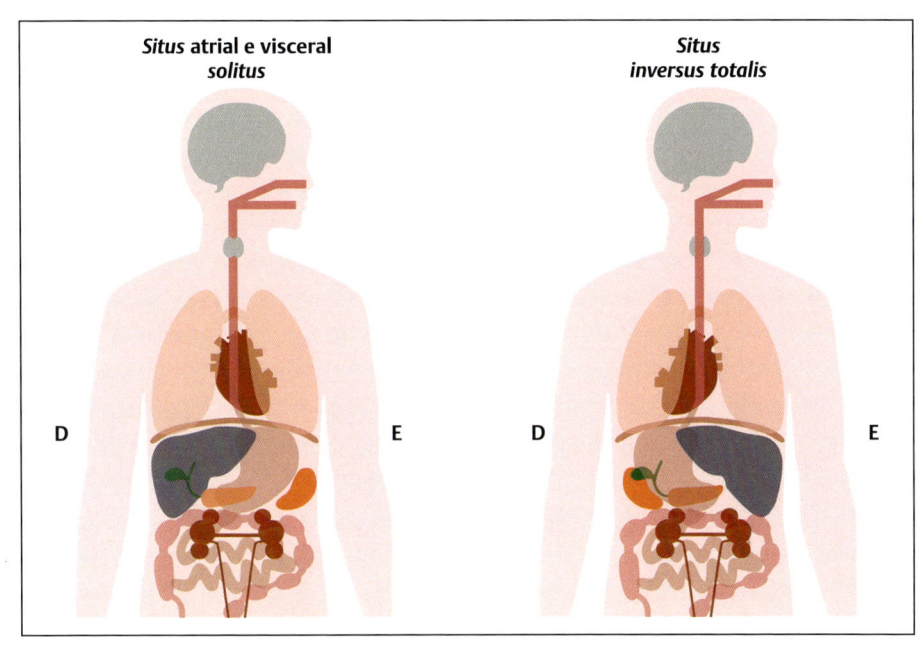

ANOMALIAS DA POSIÇÃO CARDÍACA E DO *SITUS* ATRIAL 59

Fig. 7-6. Desenho esquemático demonstrando *situs solitus* atrial, brônquico e visceral e o *situs inversus totalis*. Observe a imagem "em espelho" do coração (dextrocardia), dos pulmões com seus respectivos brônquios e dos órgãos abdominais (estômago e baço à D, fígado à E). E: Esquerda; D: direita.

Quadro 7-1. Principais Características do Isomerismo Atrial E e D

Isomerismo atrial esquerdo	Isomerismo atrial direito
Átrios com morfologia AE (AAE com formato de "dedo de luva", ausência de nó sinusal)	Átrios com morfologia AD (AAD com formato triangular, 2 nós sinusais)
Ausência da porção hepática da VCI, presença de veia AZ ou Haz*	Conexão anômala das veias pulmonares
Cardiopatias com obstrução ao fluxo de via de saída do VE, CIV, DVSVD, BAVT*	Cardiopatias com obstrução ao fluxo de via de saída do VD, VAV única, TGA, VU*

* Características frequentes, mas não exclusivas do isomerismo E e do D. AE: Átrio esquerdo; AD: átrio direito; AAE: apêndice atrial esquerdo; AAD: apêndice atrial direito; VCI: veia cava inferior; Az: veia ázigos; Haz: veia hemiázigos; VE: ventrículo esquerdo; CIV: comunicação interventricular; DVSVD: dupla via de saída do VD; BAVT: bloqueio AV total; VD: ventrículo direito; VAV: valva atrioventricular; TGA: transposição das grandes artérias; VU: fisiologia de ventrículo único, por exemplo, defeito do septo AV desbalanceado.

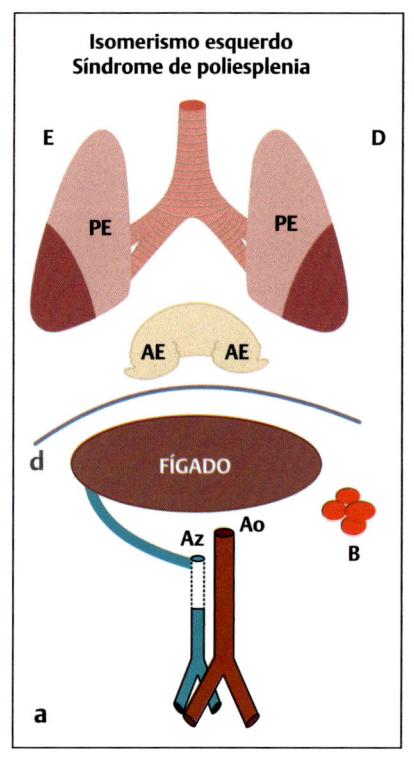

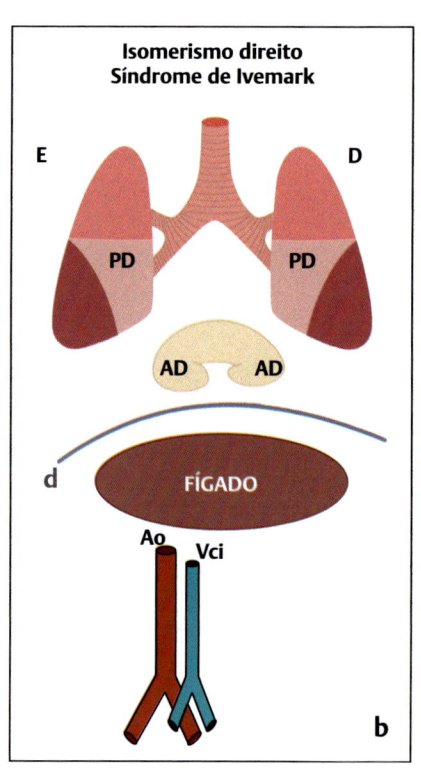

Fig. 7-7. As síndromes esplênicas (heterotaxia) estão exemplificadas nessa figura. (**a**) Síndrome da poliesplenia: átrios com morfologia de átrio esquerdo (isomerismo E), pulmões bilobulados, fígado centralizado e poliesplenia e (**b**) síndrome de Ivemark: átrios com morfologia de átrio direito (isomerismo D), pulmões trilobulados, fígado centralizado e asplenia. AE: Átrio esquerdo; PE: pulmão esquerdo; E: lado esquerdo; B: baço; AD: átrio direito; PD: pulmão direito; D: lado direito; Ao: aorta; Vci: veia cava inferior; d: diafragma.

ANOMALIAS ASSOCIADAS
Anomalias Cardíacas
- *Isomerismo E:* DSAV, CIA, bloqueio AV (BAV), coarctação de aorta, CIV, persistência da veia cava superior esquerda, estenose pulmonar.
- *Isomerismo D:* drenagem anômala de veias pulmonares, dupla via de saída do ventrículo direito, defeito do septo atrioventricular, arco aórtico à direita, atresia pulmonar.

Anomalias Extracardíacas
- *Isomerismo E:* deleção 7p, hérnia diafragmática à esquerda, obstrução intestinal.
- *Isomerismo D:* trissomia 18, cisto de plexo coroide, malformação de Dandy-Walker, síndrome de Poland, derrame pleural.
- *Ectopia cordis:* Pentalogia de Cantrell.
- *Dextrocardia:* síndrome da Cimitarra (dextrocardia + hipoplasia do pulmão D por sequestro pulmonar + retorno venoso pulmonar anômalo à direita).

INDENTIFICANDO POR ECOCARDIOGRAFIA FETAL
Plano do Abdome Superior
No *situs* atrial *solitus*: veia cava inferior (VCI) é o vaso que está à direita e anterior, e aorta abdominal é o vaso posterior (próxima à coluna) e à esquerda (Fig. 7-8a). No *situs* atrial *inversus*: observa-se a imagem "em espelho" (VCI à E e Ao abdominal à D) (Fig. 7-8b). No isomerismo direito (*situs ambiguus* D): a VCI e a aorta estão localizadas no lado direito da coluna fetal (Fig. 7-8c). No isomerismo esquerdo (*situs ambiguus* E): os vasos arterial (aorta) e venoso estão localizados lado a lado próximos a coluna fetal e o vaso venoso, em geral, é a veia ázigos ou a hemiázigos (Fig. 7-8d).

Plano 4 Câmaras
O primeiro passo na avaliação da posição cardíaca e do *situs* é identificar a posição fetal e a orientação do transdutor. Na posição normal o coração está à esquerda (levocardia) no tórax (Fig. 7-9). Na dextrocardia e na dextroposição o coração está pode posicionado no hemitórax direito, sendo o ápice (*apex*) para à direita na dextrocardia (Fig. 7-10). Na mesocardia, o coração está posicionado no centro do tórax. Mais raramente, o coração pode estar posicionado fora do tórax (*ectopia cordis*) (Fig. 7-11 e ▶ Vídeo 7-1 *ectopia cordis*).

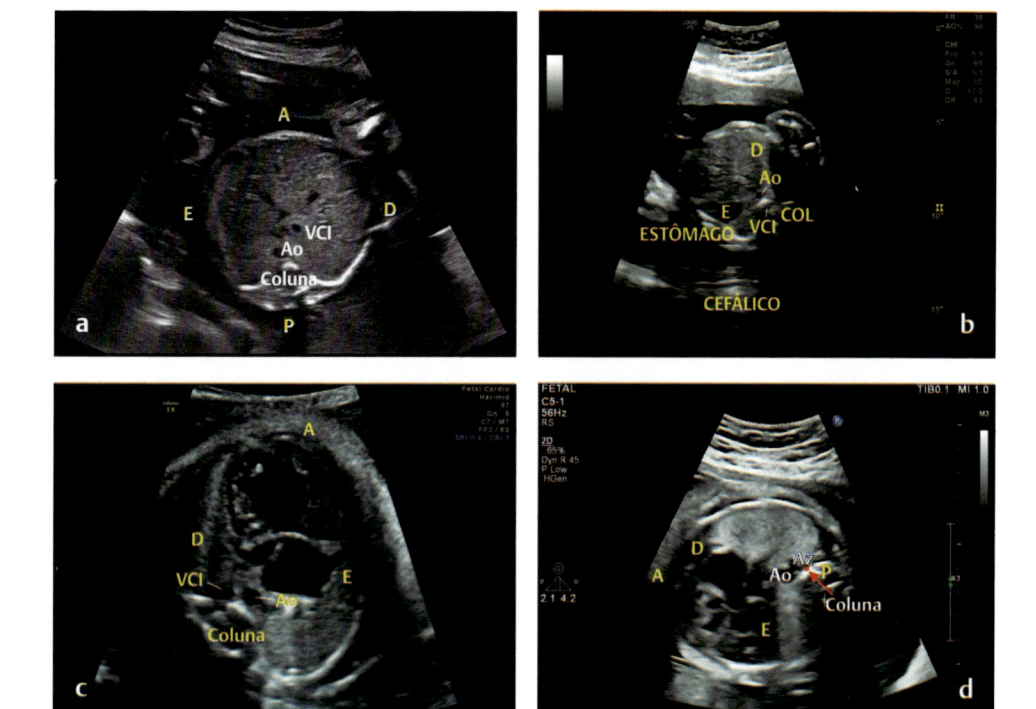

Fig. 7-8. Ecocardiografia fetal, plano abdome superior demonstrando: (**a**) *situs solitus:* normal, (**b**) *situs inversus* ("imagem em espelho"), (**c**) *situs ambiguus* ou isomerismo direito (dois vasos: veia cava inferior e aorta à direita da coluna fetal, sendo a aorta o vaso próximo da coluna fetal, e o (**d**) *situs ambiguus* ou isomerismo esquerdo (o vaso venoso é a veia ázigos, observe a seta vermelha). A: Anterior; P: posterior; E: esquerdo; D: direito; Ao: aorta; VCI: veia cava inferior; Az: veia ázigos.

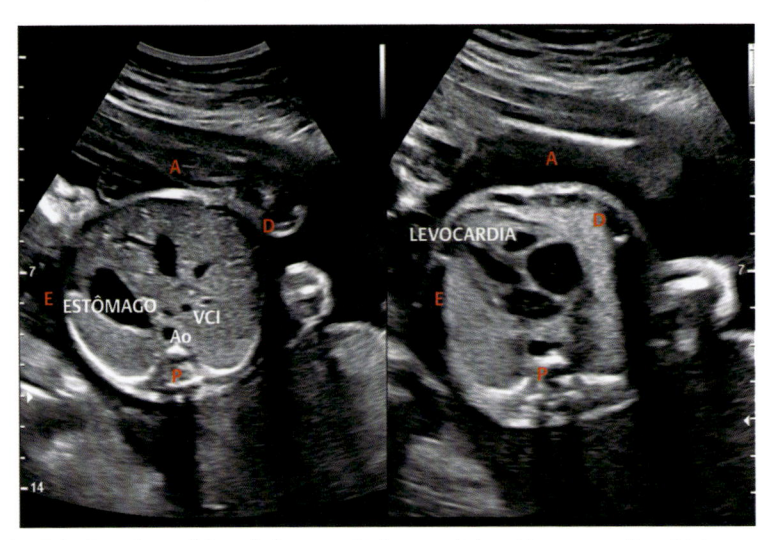

Fig. 7-9. Coração posicionado à esquerda (levocardia) no tórax, com *situs* atrial e visceral *solitus*. Observe no plano do abdome superior: Aorta abdominal à E e posterior (próxima da coluna vertebral), e VCI à D (*situs* atrial *solitus*). Observe no plano transverso do tórax: plano 4 câmaras com coração posicionado à esquerda do tórax e com seu ápice também à E. E: Esquerdo; D: direito; A: anterior; P: posterior; Ao: aorta; VCI: veia cava inferior.

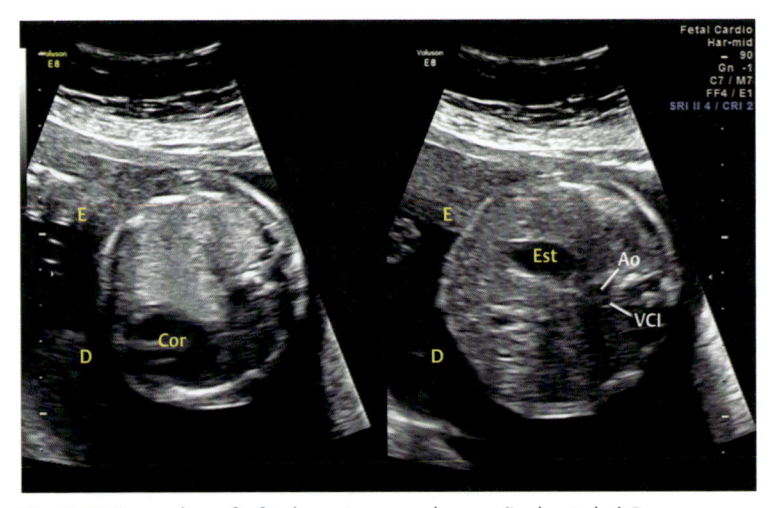

Fig. 7-10. Ecocardiografia fetal com imagem do coração desviado à D por sequestro pulmonar. Observe o coração no hemitórax D e o *situs* atrial *solitus*. E: Esquerdo; D: direito; Ao: aorta; VCI: veia cava inferior; Est: estômago; Cor: coração.

ANOMALIAS DA POSIÇÃO CARDÍACA E DO *SITUS* ATRIAL

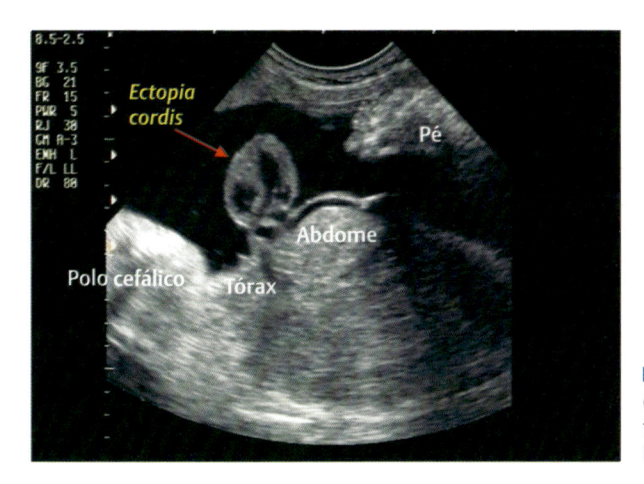

Fig. 7-11. Ecocardiografia fetal em um caso de *ectopia cordis* toracoabdominal. Observe a imagem do coração fora do tórax.

Plano Longitudinal

No plano sagital, abdome superior e bicaval, é possível identificar a veia cava inferior e aorta, respectivamente à direita e à esquerda da coluna fetal num coração normal (*situs solitus*). No isomerismo esquerdo, o segmento hepático da veia cava inferior está, em geral, ausente com drenagem por veia ázigos ou hemiázigos (Fig. 7-12 e ▶ Vídeo 7-2). O Doppler pode auxiliar na identificação da direção do fluxo pelos vasos e na diferenciação entre fluxo venoso (baixa velocidade) e o arterial.

DIAGNÓSTICO DIFERENCIAL

Cardiopatia congênita complexa como: defeito do septo atrioventricular, estenose pulmonar, má posição do estômago, justaposição da veia cava inferior e aorta descendente.

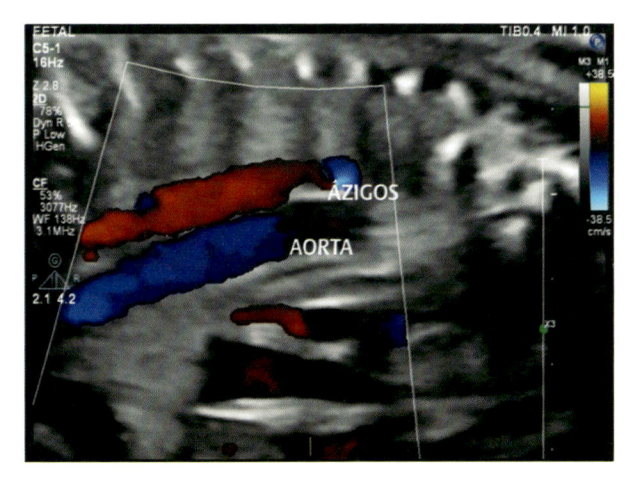

Fig. 7-12. Isomerismo esquerdo, plano sagital: observe a ausência do segmento hepático da veia cava inferior por drenagem pela veia ázigos (*color* Doppler em azul) e aorta (fluxo em cor vermelha) próxima à coluna fetal.

RESUMINDO
Importante para o Diagnóstico Fetal
- Como identificar o *situs* atrial? No plano do abdome superior devemos observar a VCI e a aorta em relação aos lados direito e esquerdo e à coluna fetal. A análise das características morfológicas de cada átrio também é importante.
- *Situs solitus*: VCI à direita, aorta abdominal à esquerda e posterior (próximo da coluna fetal). No *situs inversus* a imagem é em "espelho" (VCI à E, Ao posterior e à D).
- Como identificar o isomerismo D? No plano 4 câmaras é possível identificar que os átrios são morfologicamente tipo direito, ou seja, que ambos possuem apêndices com base larga triangular ("pirâmide"). No plano do abdome superior: a VCI e a aorta estão localizadas no mesmo lado da coluna (lado direito).
- Como identificar o isomerismo E? No plano 4 câmaras é possível identificar que os átrios são morfologicamente do tipo esquerdo, pois os apêndices possuem base estreita (formato em "dedo de luva") e, no plano do abdome superior, o vaso venoso (ázigos ou hemiázigos) está mais próximo da coluna fetal, pois é o vaso posterior.

LEITURAS SUGERIDAS
Anderson RH, Shirali G. Sequential segmental analysis. Ann Pediatr Cardiol 2009;2(1):24-35.
Bronshtein M, Gover A, Zimmer EZ. Sonographic definition of the fetal situs. Obstet Gynecol 2002;99(6):1129-30.
Comstock CH. Normal fetal heart axis and position. Obstet Gynecol 1987;70:255-9.
Donofrio MT, Moon-Grady AJ, Hornberger LK, Copel JA, Sklansky MS, Abuhamad A, et al. Diagnosis and treatment of fetal cardiac disease: a scientific statement from the American Heart Association. Circulation. Sequential segmental analysis 2014;129(21):2183-242.
Ferencz C, Rubin JD, Loffredo CA, Magee CA. The Epidemiology of Congenital Heart Disease, The Baltimore Washington Infant Studt 1981-1989. Perspectives in Pediatric Cardiology. Mont Kisco, NY: Futura Publishing; 1993. v. 4.
Huhta JC, Smallhorn JF, Macartney FJ. Two dimensional echocardiographic diagnosis of situs. Br Heart J 1982;48(2):97-108.
Ivemark BI. Implications of agenesis of the spleen on the pathogenesis of conotruncus anomalies in childhood. Analysis of the heart; malformations in the splenic agenesis syndrome, with 14 new cases. Acta Paediatr Scand Suppl 1955;44[S104]:7-110.
Pasquini L, Tan T, Yen Ho S, Gardiner H. The implications for fetal outcome of an abnormal arrangement of the abdominal vessels. Cardiol Young 2005;15(1):35-42.

ANOMALIAS DOS SISTEMAS VENOSOS PULMONARES E SISTÊMICOS

CAPÍTULO 8

Alberto Borges Peixoto ▪ Anna Esther Araujo e Silva
Nathalie J. M. Bravo-Valenzuela

ANOMALIAS DA CONEXÃO VENOSA PULMONAR
Entendendo
Define-se conexão ou drenagem venosa pulmonar anômala quando uma ou mais veias pulmonares conectam-se em local que não seja o átrio morfologicamente esquerdo. Essas anomalias podem ocorrer de forma isolada ou associadas a outras alterações intracardíacas.

Incidência
A incidência tanto da forma parcial quanto da forma total é difícil de ser definida, porém, estima-se que representem menos de 1% de todas as cardiopatias congênitas. Estudos de incidência de cardiopatia congênita demonstram a ocorrência da forma total em cerca de 0,091 de cada 1.000 nascidos vivos.

Classificação
1. *Forma parcial:* uma ou mais veias pulmonares, mas não todas, drenam no átrio morfologicamente direito ou numa veia sistêmica (Fig. 8-1). Na associação à comunicação interatrial do tipo seio venoso de veia cava superior (VCS), a veia pulmonar superior direita drena em átrio direito ou veia cava superior em 80% dos casos. Na síndrome de Cimitarra (dextrocardia + hipoplasia do pulmão direito por sequestro pulmonar), a veia pulmonar inferior direita drena para a veia cava inferior (VCI). A veia inominada esquerda é o local usual da drenagem das veias pulmonares esquerdas.
2. *Forma total:* todas as veias pulmonares conectam-se diretamente com o átrio direito ou com uma veia sistêmica (Fig. 8-2). A forma total pode ser classificada em quatro tipos:
   - Conexão anômala supracardíaca – as veias pulmonares se unem em uma confluência e, através de uma veia vertical, drenam na veia inominada esquerda ou veia cava superior (Fig. 8-3a).
   - Conexão anômala cardíaca – as veias pulmonares drenam diretamente no átrio direito ou drenam para uma confluência que segue para a veia cava superior esquerda, seio coronário e, enfim, átrio direito (Fig. 8-3b).
   - Conexão anômala infracardíaca – as veias pulmonares drenam em uma confluência que se conecta a uma veia vertical que desce ao lado do esôfago, passa pelo

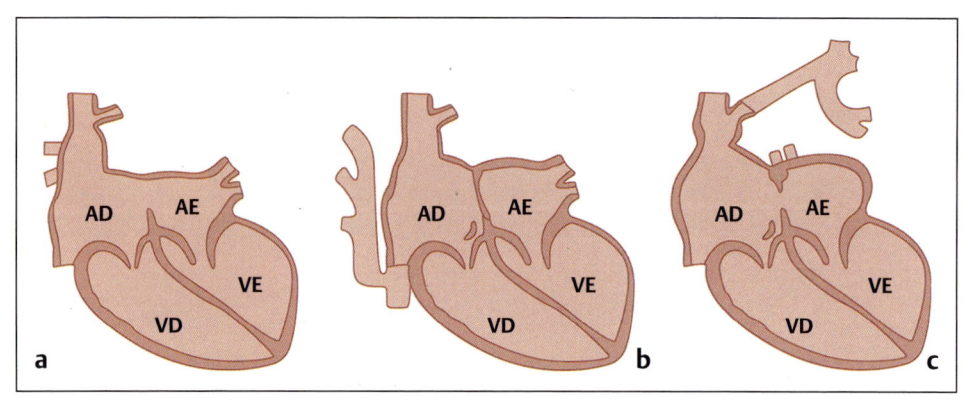

Fig. 8-1. Locais de drenagem de veias pulmonares na forma parcial de conexão anômala. (**a**) Veias pulmonares direitas drenam em VCS; (**b**) veias pulmonares direitas drenam em VCI – síndrome de Cimitarra; (**c**) veias pulmonares esquerdas drenam na veia inominada esquerda. AE: Átrio esquerdo; AD: átrio direito; VE: ventrículo esquerdo; VD: ventrículo direito.

diafragma e drena na veia porta. O local da passagem da veia vertical pelo diafragma é um ponto de estenose nesse trajeto. Formas obstrutivas são consideradas cardiopatias críticas (Fig. 8-3c).
- Conexão mista - há presença de drenagem supracadíaca e infracardíaca.

Morfologia

Na drenagem ou conexão anômala de veias pulmonares, uma ou mais veias pulmonares estão conectadas ou retornam em um local diferente do átrio morfologicamente esquerdo. Consequentemente, a conexão anômala de veias pulmonares ocorre por definição naqueles corações com dois átrios morfologicamente direitos (isomerismo direito), mesmo que as veias pulmonares estejam conectadas ao átrio localizado à esquerda.

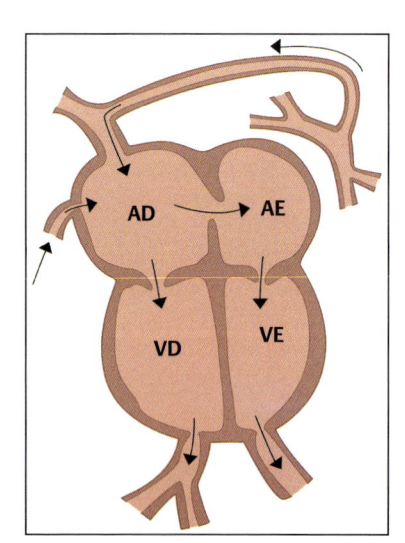

Fig. 8-2. Drenagem venosa anômala total de veias pulmonares: todas as quatro veias pulmonares conectam-se diretamente com o átrio direito por uma veia sistêmica (veias pulmonares ⇒ veia vertical ⇒ veia cava superior ⇒ átrio direito). AE: Átrio esquerdo; AD: átrio direito; VE: ventrículo esquerdo; VD: ventrículo direito.

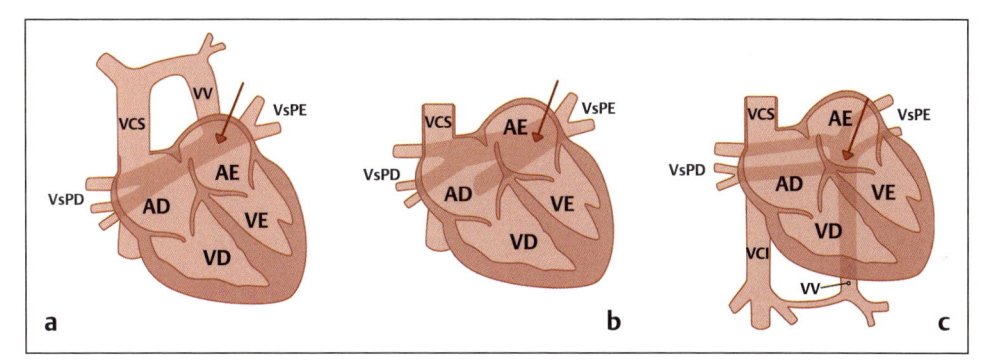

Fig. 8-3. Locais mais comuns de drenagem de veias pulmonares na forma total de conexão anômala. Observe que todas as veias pulmonares drenam no átrio direito, por uma câmara coletora (veia coletora) ou por veia vertical posterior ao átrio esquerdo. (**a**) Drenagem supracardíaca; (**b**) drenagem cardíaca; (**c**) drenagem infracardíaca. AE: Átrio esquerdo; AD: átrio direito; VE: ventrículo esquerdo; VD: ventrículo direito; VCS: veia cava superior; VCI: veia cava inferior; VV: veia vertical; VsPD: veias pulmonares direitas; VsPE: veias pulmonares esquerdas; seta: confluência venosa.

Anomalias Associadas
Anomalias Cardíacas
- *Forma parcial:* comunicação interatrial (principalmente tipo seio venoso), tetralogia de Fallot.
- *Forma total:* cerca de um terço dos casos tem outras cardiopatias congênitas associadas, como comunicação interventricular, estenose pulmonar, coarctação da aorta, interrupção do arco aórtico, estenose aórtica, tetralogia de Fallot, atresia pulmonar, síndrome da hipoplasia do coração esquerdo e outras conexões atrioventriculares do tipo univentricular, transposição das grandes artérias, isomerismos atriais.

Anomalias Extracardíacas
- *Forma parcial:* síndrome de Turner, síndrome de Cimitarra.
- *Forma total:* síndrome do olho de gato, síndrome de VACTERL.

Identificando por Ecocardiografia Fetal
A identificação da conexão anômala das veias pulmonares pode ser difícil no feto, principalmente nas formas parciais. Objetivamente, porém, como a drenagem anômala total, principalmente a forma obstrutiva, é cardiopatia crítica, é essencial, ao menos, identificar em exames de rotina a presença de uma ou mais veias pulmonares drenando no átrio esquerdo para, assim, afastar esse diagnóstico. No plano 4 câmaras, com auxílio do *color* Doppler e do Doppler espectral, é possível identificar a presença de veias pulmonares esquerdas e direitas drenando no átrio esquerdo (Fig. 8-4 e ▶ Vídeo 8-1).

Plano 4 Câmaras (2D e Color Doppler)
- *Forma parcial:* é difícil identificar a presença da conexão anômala. O plano 4 câmaras geralmente é normal. Na síndrome de Cimitarra, a presença de dextrocardia e hipoplasia do ramo direito da artéria pulmonar auxiliam na suspeita diagnóstica.

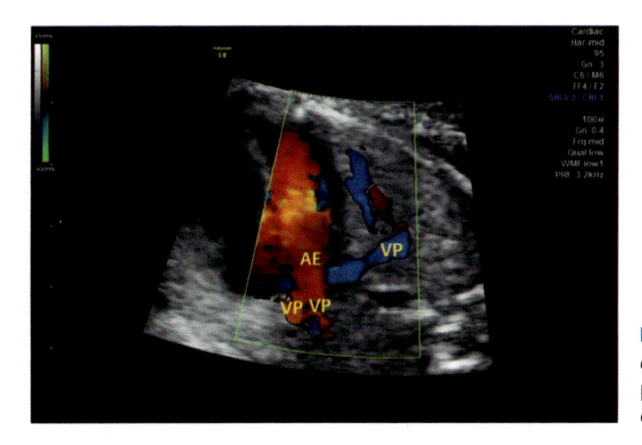

Fig. 8-4. Plano 4 câmaras com *color* Doppler demonstrando veias pulmonares (VP) direitas e esquerdas drenando no átrio esquerdo (AE).

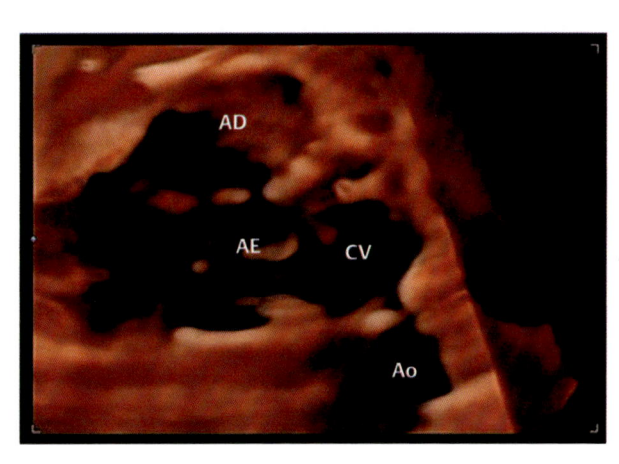

Fig. 8-5. Imagem de ecografia tridimensional mostrando confluência venosa (câmara ou veia coletora) posteriormente ao átrio esquerdo (AE) (observe a distância aumentada entre AE e a aorta [Ao]), em caso de drenagem anômala total de veias pulmonares. AD: Átrio direito; CV: confluência venosa.

- *Forma total:* o plano 4 câmaras geralmente é anormal por desproporção ventricular (dominância do VD), átrio esquerdo pequeno e ausência de drenagem de veias pulmonares no átrio esquerdo (observada com auxílio do *color* Doppler). O aumento da distância retroatrial entre o AE e aorta descendente é um sinal que deve levantar a suspeita para o diagnóstico de drenagem anômala total de veias pulmonares, principalmente se o AE for pequeno. Também podem estar presentes: confluência venosa (veia coletora) atrás do AE e seio coronariano dilatado (Fig. 8-5 e ▶ Vídeo 8-2).

Plano dos Três Vasos (3V) e dos Três Vasos com Traqueia (3VT)
- *Forma total:* presença de 4º vaso à esquerda (veia vertical em drenagem supracardíaca para veia inominada esquerda).

Plano Sagital (2D e Color Doppler)
- *Forma parcial:* na síndrome de Cimitarra pode-se identificar um vaso anormal emergindo da aorta descendente (vaso arterial que supre o lobo pulmonar do sequestro).
- *Forma total:* na drenagem anômala total de veias pulmonares infradiafragmática: presença de veia coletora descendente pelo diafragma.

Diagnóstico Diferencial
- Coarctação da aorta, interrupção do arco aórtico e outras possíveis causas de dilatação de cavidades direitas, como forame oval ou canal arterial restritivos.
- Drenagem de veia cava superior esquerda para seio coronário.

Manejo Pré-Natal
- Acompanhamento por ecocardiografia fetal e avaliação de outros defeitos cardíacos associados.
- Planejamento do parto na forma total principalmente na forma obstrutiva, nas associações a cardiopatias críticas e síndrome de Cimitarra.

Resumindo
1. A conexão anômala de veias pulmonares é classificada em forma total e parcial.
2. A forma total obstrutiva é cardiopatia crítica e o diagnóstico pré-natal é importante para o adequado manejo perinatal.
3. Identificar a drenagem de ao menos uma veia pulmonar no átrio esquerdo contribui para afastar a presença de drenagem anômala total de veias pulmonares e deve ser feita rotineiramente.
4. O diagnóstico pré-natal das formas parciais é difícil, mas, em geral, a evolução pré-natal e pós-natal é benigna.
5. Na associação à síndrome de Cimitarra, a presença de dextrocardia e hipoplasia de ramo direito da artéria pulmonar auxiliam na suspeição de anomalia de conexão venosa pulmonar.

ANOMALIAS DA CONEXÃO VENOSA SISTÊMICA
Define-se como anomalias da conexão venosa sistêmica aquelas que ocorrem devido a alterações em qualquer um dos três sistemas embrionários: umbilical, vitelínico, cardinal.

Entendendo
No feto, o sangue rico em oxigênio retorna da placenta para o AD pela veia umbilical que se divide em dois ramos: um que se direciona para o sistema hepático (veia porta esquerda) e outro, menor, que se continua cranialmente como ducto venoso (DV). O DV se une funcionalmente à veia cava inferior (VCI).

As principais anomalias do sistema venoso sistêmico fetal são: síndromes de heterotaxia, persistência da veia cava superior esquerda, agenesia do ducto venoso, persistência da veia umbilical (VU) direita e agenesia completa ou parcial da veia porta.

Classificação
1. Veias cardinais:
   - Síndromes de heterotaxia.
   - Persistência da veia cava superior esquerda.
2. Veias umbilicais:
   - Agenesia do ducto venoso.
   - Persistência da veia umbilical direita.
   - Varizes de veia umbilical.
3. Veias vitelínicas:
   - Agenesia completa ou parcial da veia porta.

Veias Cardinais
Síndrome de Heterotaxia
A síndrome de heterotaxia engloba um grupo de anomalias que apresentam lateralização incompleta dos órgãos abdominais e torácicos.

Incidência
Síndromes de heterotaxias ocorrem em 1:1.000 dos recém-nascidos.

Isomerismo Esquerdo (Poliesplenia)
Existe predominância de estruturas do lado esquerdo. Neste caso, as estruturas do lado direito são imagem em espelho das estruturas do lado esquerdo. A anomalia venosa mais frequente no isomerismo esquerdo é a interrupção da veia cava inferior com fluxo sanguíneo até a veia cava superior por meio da veia ázigos (Fig. 8-6).

Persistência da Veia Cava Superior Esquerda (PVCSE)
É considerada uma variação anatômica do sistema venoso. Trata-se de um remanescente do segmento proximal da veia cardinal anterior.

Incidência
Persistência da veia cava superior esquerda é encontrada em 0,3% dos adultos sem doença cardíaca congênita (DCC) e em 4% dos adultos com DCC. Mais frequentemente, a veia cava superior esquerda drena no átrio direito pelo seio coronariano.

Anomalias Associadas
- Defeito de septo atrioventricular.
- Dupla via de saída do ventrículo direito.
- Anomalias obstrutivas da via de saída do ventrículo esquerdo.
- Anomalias conotruncais.
- Defeito de septo interventricular.
- Anomalias extracardíacas (síndrome de heterotaxia, atresia de esôfago, hérnia diafragmática congênita, síndromes de má rotação, anomalias cromossômicas).

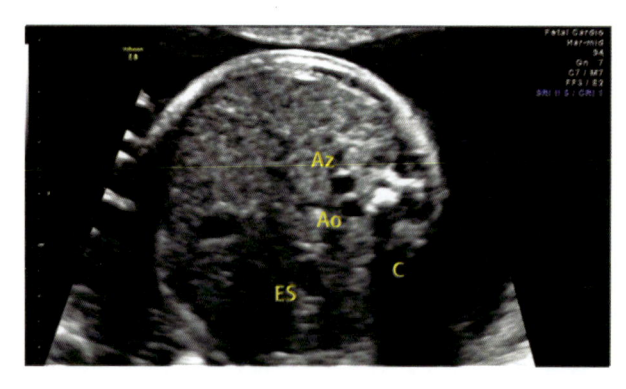

Fig. 8-6. Isomerismo esquerdo: sinal do duplo vaso. Plano do abdome superior onde se observa, à frente e à esquerda da coluna (C), a artéria aorta (Ao) e, ao seu lado, a veia ázigos (Az) dilatada. Não se observa a imagem correspondente à veia cava inferior. ES: estômago.

Identificando pela Ecocardiografia Fetal
A PVCSE é identificada pela ultrassonografia pela observação da dilatação do seio coronariano (nem sempre presente) e presença de um quarto vaso identificado à esquerda da artéria pulmonar e do arco ductal no corte dos 3VT do coração (Fig. 8-7 e ▶ Vídeo 8-3).

Veias Umbilicais
As anomalias da veia umbilical constituem o maior grupo de anomalias congênitas venosas detectadas intraútero.

Agenesia do Ducto Venoso (ADV)
Ocorre em razão da falha de conexão entre a veia umbilical e a veia vitelínica proximal direita. A agenesia ou ausência do ducto venoso (ADV) faz com que ocorra um *shunt* entre o fluxo da veia umbilical, por meio de vasos aberrantes, como vasos extra- ou intra-hepáticos (ADV com drenagem extra- ou intra-hepática).

Incidência
Agenesia do ducto venoso é encontrada em 6:1.000 exames de ultrassonografia obstétrica.

Anomalias Associadas
- Anomalias cardíacas.
- Anomalias extracardíacas.
- Síndrome de Noonan.
- Agenesia total ou parcial da veia porta.
- Hidropisia.

Identificando por Ecocardiografia Fetal
Por um corte longitudinal na região de abdome e tórax, observa-se conexão em ângulo reto entre a veia umbilical e a veia cava inferior. Pode ser observada, também, dilatação da porção precordial da veia cava inferior (Fig. 8-8).

Persistência da Veia Umbilical Direita (PVUD)
Durante o desenvolvimento embrionário normal, a veia umbilical direita degenera e a veia umbilical esquerda é responsável por carrear o sangue da placenta até o feto. Uma falha na involução da veia umbilical direita resulta na PVUD.

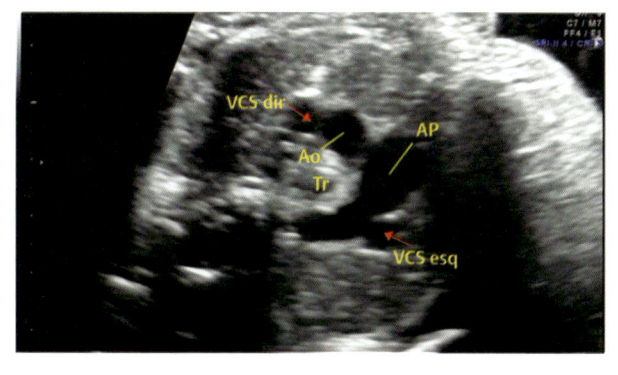

Fig. 8-7. Plano dos três vasos e traqueia em um feto com persistência da veia cava superior esquerda (VCS esq) que se identifica como um vaso supranumerário à esquerda da artéria pulmonar (AP). Ao: Artéria aorta; VCS dir: veia cava superior direita; Tr: traqueia.

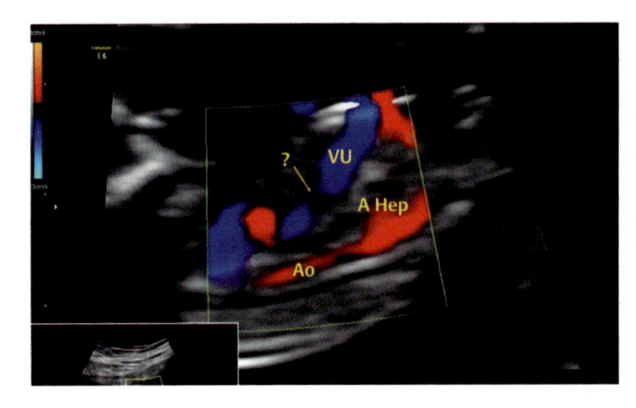

Fig. 8-8. Agenesia do ducto venoso, *color* Doppler. Observa-se a veia umbilical (VU – fluxo em azul), porém, não é possível identificar o ducto venoso (? seta) em razão de sua agenesia (fluxo ausente). Ao: Artéria aorta; A Hep: artéria hepática.

Incidência
A prevalência da persistência da veia umbilical direita varia de 1:250 a 1:570 fetos.

Anomalias Associadas
- Síndrome de Noonan.
- Trissomia do 18.
- Anomalias fetais múltiplas (principalmente renais e cardíacas).

Identificando por Ecocardiografia Fetal
Através do corte transversal do abdome, na região da bolha gástrica, visualiza-se a veia umbilical mais a direita da vesícula biliar e o *color* Doppler auxilia na identificação do fluxo da veia porta com curvatura para a esquerda, em direção ao estômago fetal (Fig. 8-9 e ▶ Vídeo 8-4).

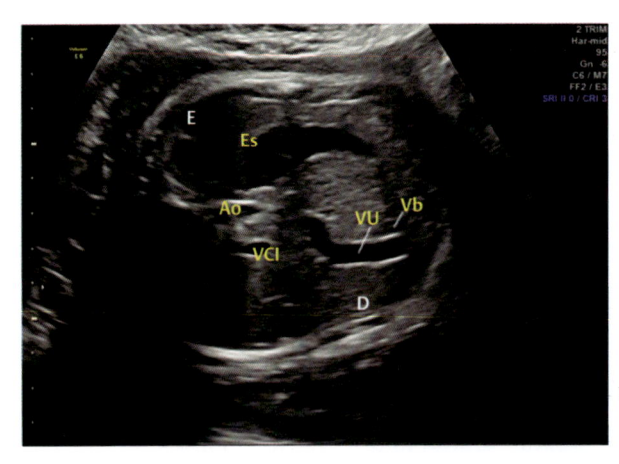

Fig. 8-9. Persistência da veia umbilical direita, forma intra-hepática. Plano transversal do abdome superior demonstrando a presença da veia umbilical à direita da vesícula biliar. Es: Estômago; Ao: artéria aorta; VCI: veia cava inferior, VU: veia umbilical direita; Vb: vesícula biliar; E: lado esquerdo; D: lado direito.

Veias Vitelínicas
Agenesia Completa ou Parcial da Veia Porta
A agenesia da veia porta é causada por uma falha na transformação das veias vitelínicas em sistema porta.

Incidência
Agenesia completa ou parcial da veia porta é um diagnóstico raro no período pré-natal. A agenesia total está altamente associada a anomalias congênitas.

Anomalias Associadas
- Síndrome de heterotaxia (isomerismo esquerdo).
- Cardiopatias congênitas.
- Trissomia do 21.
- Associação, no período pós-natal, a hipergalactosemia, hiperbilirrubinemia, hiperamonemia, massas hepáticas, hepatoblastoma, hepatocarcinoma.

Identificando por Ecocardiografia Fetal
Ausência total ou parcial da veia porta no corte axial do abdome na região da bolha gástrica (Fig. 8-10).

Resumindo
1. Para diagnóstico da persistência da veia cava superior esquerda (PVCSE), o examinador deve ficar atento à dilatação do seio coronariano e à presença de um quarto vaso no plano dos 3VT.

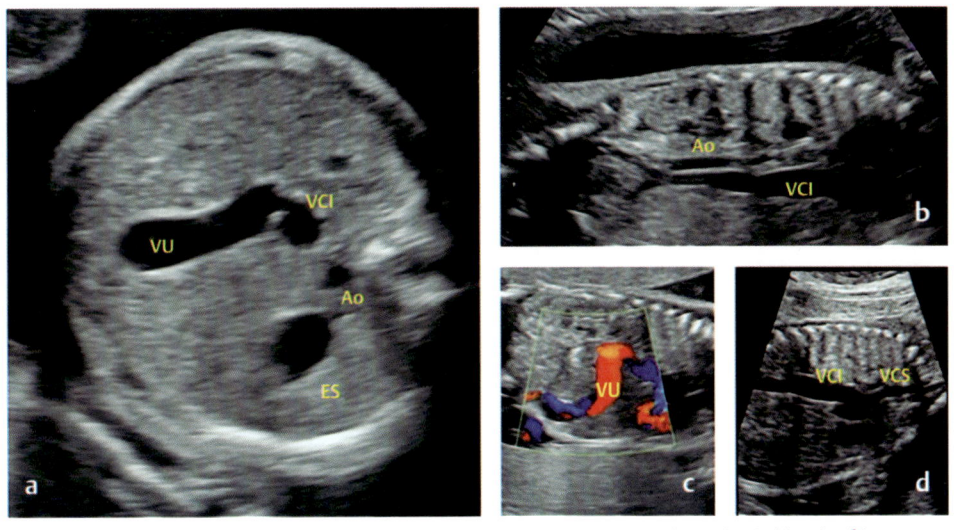

Fig. 8-10. Agenesia parcial da veia porta. (**a**) Veia umbilical (VU) e veia cava inferior (VCI) dilatada. (**b**) VCI dilatada a partir do bordo superior do rim. (**c**) Trajeto retificado da VU em *color* Doppler. (**d**) Corte longitudinal do tórax demonstrando a entrada da VCI dilatada e da veia cava superior (VCS) no átrio direito. ES: Estômago.

2. Sempre que for identificado PVCSE, deve-se realizar avaliação cuidadosa do coração fetal procurando identificar obstrução na via de saída do ventrículo esquerdo, anomalias conotruncais e defeito do septo átrio ventricular com isomerismo.
3. A agenesia de ducto venoso (ADV) apresenta associação a outras anomalias cardíacas e extracardíacas. A presença de drenagem extra-hepática apresenta pior prognóstico em decorrência de maior associação à hidropisia fetal.
4. Para diagnóstico de persistência da veia umbilical direita (PVUD), o examinador deve observar a curvatura da veia porta para a esquerda em direção ao estômago fetal (plano do abdome superior).
5. A agenesia completa ou parcial da veia porta é um diagnóstico raro no período pré-natal.

A forma parcial apresenta melhor prognóstico e rara associação a anomalias congênitas.

LEITURAS SUGERIDAS

Allan LD, Sharland GK. The echocardiographic diagnosis of totally anomalous pulmonary venous connection in the fetus. Heart 2001;85:433-7.

Olsen R, et al. Prenatal Detection of Anomalous Pulmonary Venous Return. J Ultrasound Med 2016;35:1193-206

Seale AN, et al. Total anomalous pulmonary venous connection: impact of prenatal diagnosis. Ultrasound Obstet Gynecol 2012;40:310-8.

Valsangiacomo ER, Hornberger LK, Barrea C, Smallhorn JF, Yoo S-J. Partial and total anomalous pulmonary venous connection in the fetus: two-dimensional and Doppler echocardiographic findings. Ultrasound Obstet Gynecol 2003;22:257-63.

Yagel S, Kivilevitch Z, Valsky DA, Achiron R. The fetal venous system: normal embryology, anatomy, and physiology and the development and appearance of anomalies. In: Yagel S, Silverman NH, Gembruch U (Eds.). Fetal cardiology: embryology, genetics, physiology, echocardiographic evaluation, diagnosis, and perinatal management of cardiac diseases. 2nd ed. New York: Informa Healthcare; 2009. p. 413-26.

COMUNICAÇÃO INTERVENTRICULAR

CAPÍTULO 9

Eliane Lucas

ENTENDENDO

É a cardiopatia congênita mais frequente no período pós-natal, representando cerca de 35-40% de todas as cardiopatias congênitas no primeiro ano de vida. O fechamento espontâneo ocorre, em média, em 11-70% dos casos. Como as pressões de ambos os ventrículos são similares na vida fetal, a presença de uma comunicação interventricular (CIV) isolada não ocorre alteração hemodinâmica. Somente após o nascimento com a queda da resistência pulmonar ocorre o *shunt* esquerda-direita, podendo, em alguns casos, evoluir para insuficiência cardíaca e hipertensão pulmonar.

Podemos encontrar a CIV associada a outras lesões cardíacas, mas neste capítulo vamos mostrar aspectos da CIV isolada. Ressaltamos que CIV de moderado ou grande tamanho pode ser identificada com facilidade por ecocardiografia fetal (EF), mas a CIV pequena, somente com o mapeamento *color* Doppler pode ser detectada.

INCIDÊNCIA

A literatura mundial mostra uma prevalência de 1,8 a 2 em cada 1.000 nascidos vivos. A maioria da CIV muscular pode fechar espontaneamente durante os primeiros anos de vida. A CIV pode-se encontrar isolada ou fazendo parte de diversas cardiopatias complexas, dentre elas podemos citar: tetralogia de Fallot, defeito do septo atrioventricular, coartação da aorta e transposição dos grandes vasos.

MORFOLOGIA

O septo interventricular (SIV) pode ser dividido em 4 porções, por meio de sua visualização pelo ventrículo direito (VD). O septo membranoso é localizado entre o trato de saída do ventrículo esquerdo, próximo à válvula aórtica e abaixo da crista supraventricular (CSV). O septo trabecular ou muscular é o maior se estendendo da válvula tricúspide ao *apex*. O SIV de via de entrada separa os anéis atrioventriculares e, por último, o septo de via de saída localizado próximo das cúspides aórtica e pulmonar e acima da CSV (Fig. 9-1).

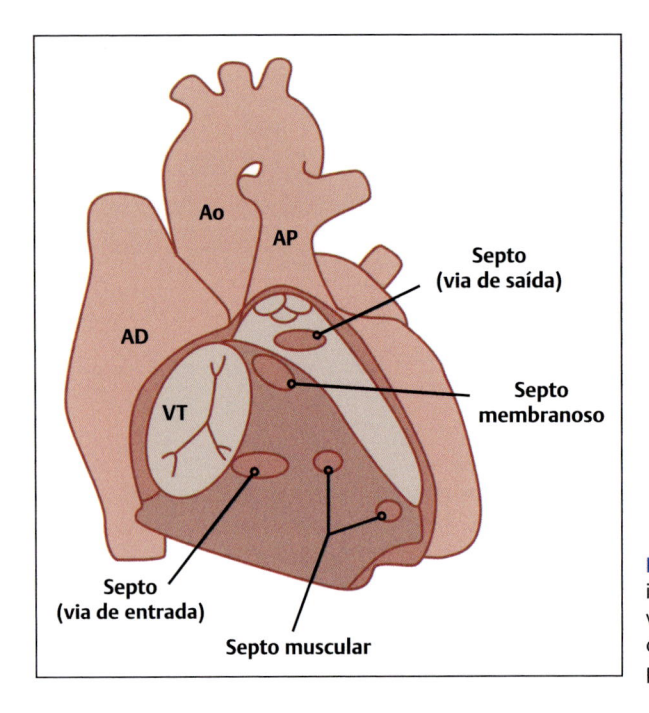

Fig. 9-1. Morfologia do septo interventricular (SIV) – visão pelo ventrículo direito (VD). AD: Átrio direito; Ao: aorta; AP: artéria pulmonar.

CLASSIFICAÇÃO

A classificação da CIV depende da sua localização e extensão no septo interventricular (SIV). A mais frequente localização é em torno do septo membranoso, chamada CIV perimembranosa (75-80% dos casos), ou seja, na junção da válvula tricúspide e o anel aórtico. Quando a CIV é cercada por músculo é chamada CIV muscular, sendo sua localização na porção trabecular do SIV em 10-15% dos casos. A CIV duplamente relacionada compõe 5% de todos os defeitos do SIV e é mais comum na população asiática. Esta CIV está localizada no septo da via de saída, sendo o teto formado pelas válvulas pulmonar e aórtica.

Algumas vezes a CIV produz um desalinhamento do SIV trabecular e o septo de via de saída, e estes casos são chamados de CIV de mau alinhamento. A CIV pode ser única ou múltipla (Fig. 9-2).

IDENTIFICANDO POR ECOCARDIOGRAFIA FETAL

- No plano 4 câmaras (4C) identificamos a maioria das CIVs musculares da porção trabecular do SIV, inclusive aquelas de pequeno tamanho, através do auxílio do *color* Doppler. Este grupo de CIV compõe o maior número dos falso-negativos. A CIV muscular de via de entrada, próxima aos anéis AV, pode ser vista no plano 4 câmaras, mas difere dos casos de DSAV, pois existe a assimetria normal das implantações das válvulas tricúspide e mitral (Figs. 9-3 e 9-4; ▶ Vídeo 9-1). Neste plano podemos observar "falhas do SIV" na região logo abaixo das válvulas atrioventriculares, caracterizando as CIV de via de entrada. Algumas vezes podemos ter imagens sugestivas de "falhas do SIV" (falso-positivos) e com o auxílio da angulação lateral dos feixes podemos verificar a integridade do SIV (Fig. 9-5 e ▶ Vídeo 9-2).

COMUNICAÇÃO INTERVENTRICULAR

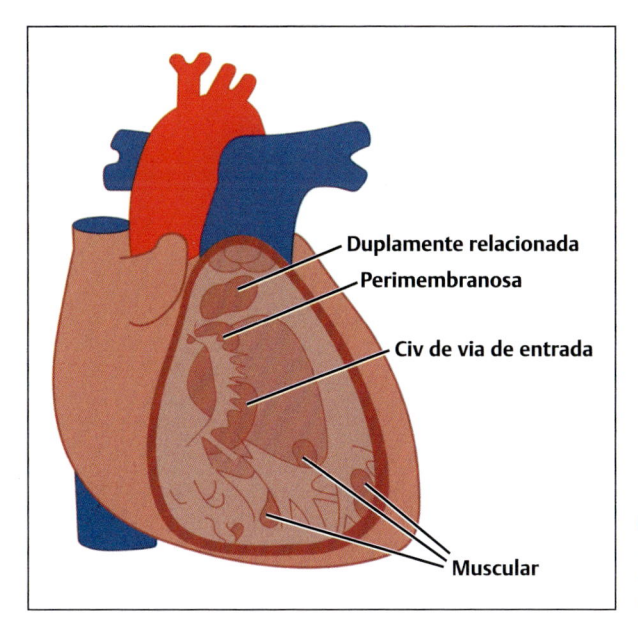

Fig. 9-2. Tipos e localizações das comunicações interventriculares (visão do septo interventricular pelo lado direito).

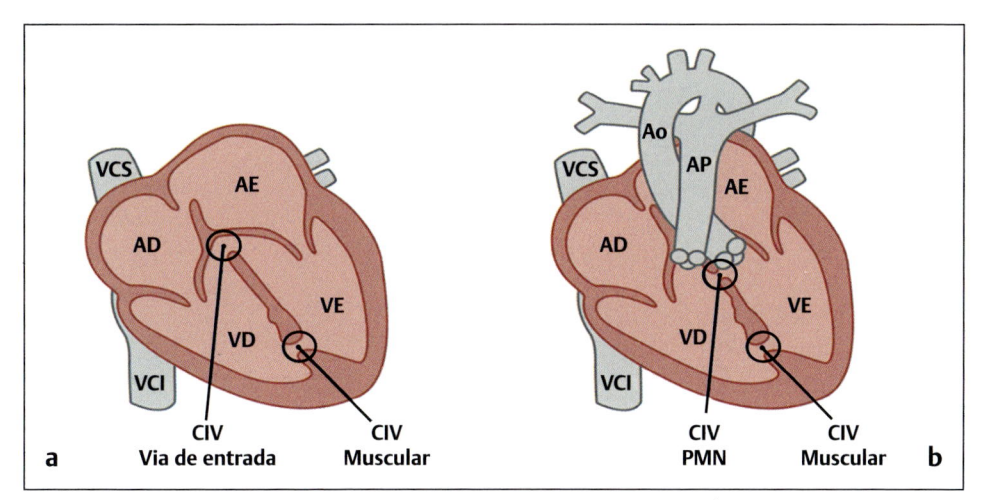

Fig. 9-3. Posições da CIV. (**a**) Plano 4 câmaras. (**b**) Plano de via de saída. AD: Átrio direito; AE: átrio esquerdo; Ao: aorta; AP: artéria pulmonar; CIV: comunicação interventricular; VD: ventrículo direito; VE: ventrículo esquerdo; VCI: veia cava inferior; VCS: veia cava superior.

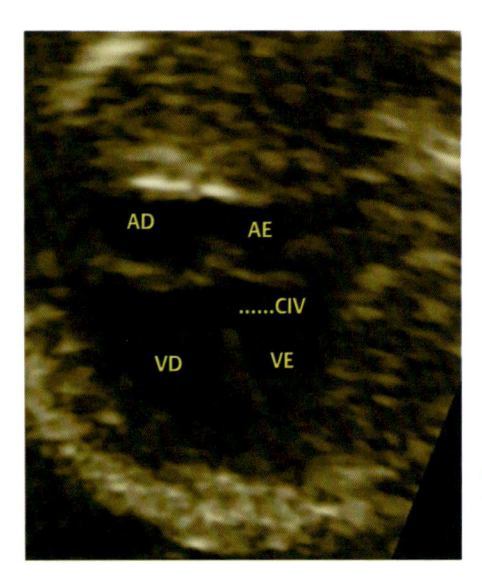

Fig. 9-4. O plano 4 câmaras mostra ampla CIV de via de entrada. AD: Átrio direito; AE: átrio esquerdo; AP: artéria pulmonar; CIV: comunicação interventricular; VD: ventrículo direito; VE: ventrículo esquerdo.

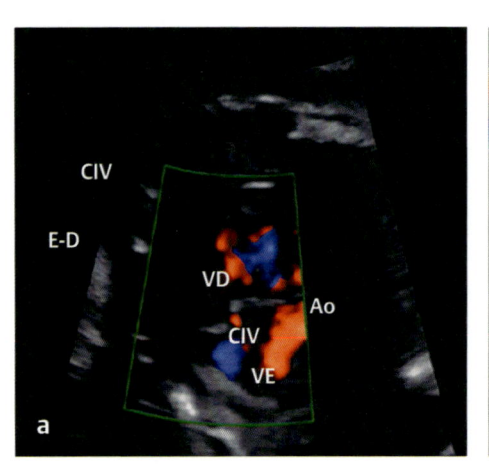

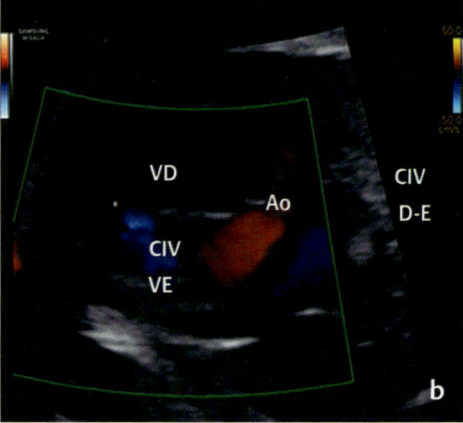

Fig. 9-5. A importância do *color* Doppler. (**a**) Identificando CIV muscular mínima com *shunt* E-D e (**b**) ampla CIV muscular com *shunt* D-E. Ao: Aorta; CIV: comunicação interventricular; VD: ventrículo direito; VE: ventrículo esquerdo.

- No plano via de saída do VE podemos reconhecer a maioria das comunicações interventriculares perimembranosas. É importante ressaltar que a imagem do defeito verdadeiro associa-se a maior "brilho" em seus bordos, sendo chamado de "artefato T" (Fig. 9-6 e ▶ Vídeo 9-3).
- No plano de via de saída com a presença de CIV associada ao desalinhamento do septo infundibular anterior ou posteriormente, pode indicar lesões associadas. O desalinhamento anterior do SIV em relação ao septo infundibular (SI) ou desviando para a via de saída do ventrículo direito (VD) é frequente nas cardiopatias conotruncais (tetralogia de

COMUNICAÇÃO INTERVENTRICULAR

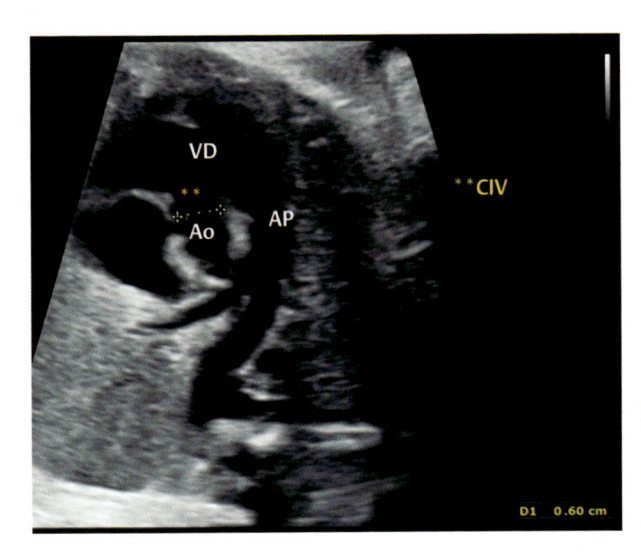

Fig. 9-6. CIV perimembranosa ampla vista no plano transverso.
Ao: Aorta; AP: artéria pulmonar;
CIV: comunicação interventricular;
VD: ventrículo direito.

Fallot, atresia pulmonar com CIV). Ao contrário, o desalinhamento posterior do SI visto no plano de eixo longo pode obstruir a via de saída do VE, sendo este achado frequente nos casos de lesões obstrutivas do VE como coarctação da aorta e, mais raramente, nas interrupções do arco aórtico (Figs. 9-7 a 9-9).

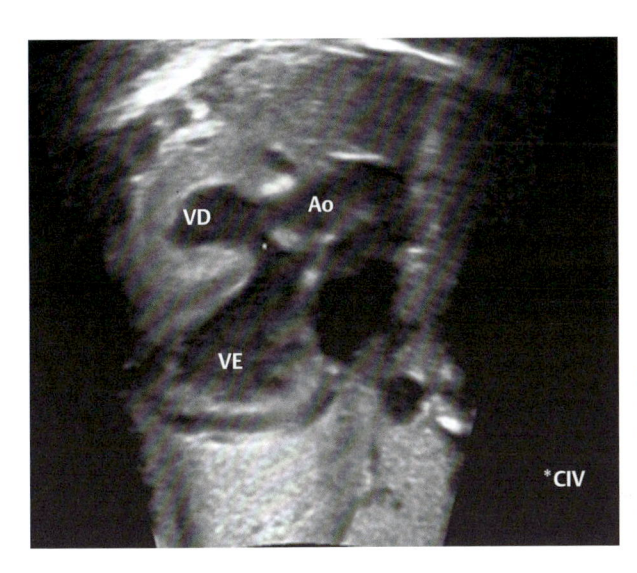

Fig. 9-7. No plano da via de saída do ventrículo esquerdo (VE) observamos ampla CIV perimembranosa de mau alinhamento. Ao: Aorta; CIV: comunicação interventricular; VD: ventrículo direito.

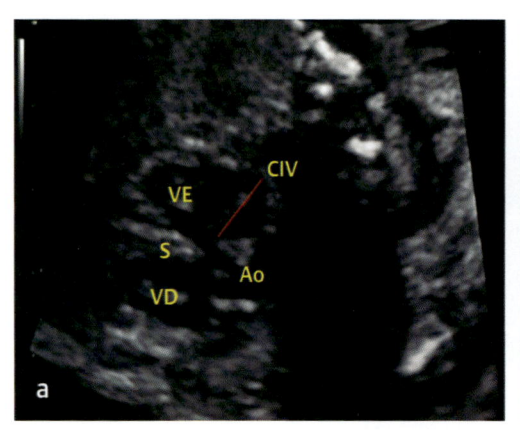

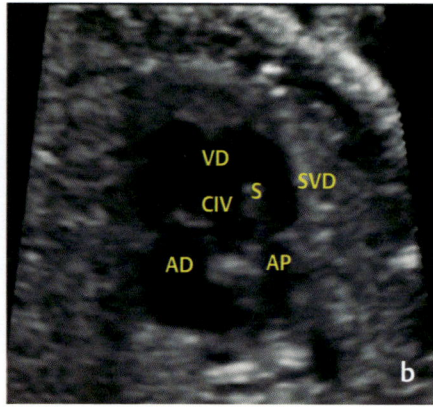

Fig. 9-8. (**a**) No plano da via de saída do ventrículo esquerdo (VE) observamos ampla CIV perimembranosa de mau alinhamento. (**b**) Plano da via de saída do ventrículo direito (VD) mostra a CIV e o septo infundibular desviado à direita. Ao: Aorta; AP: artéria pulmonar; CIV: comunicação interventricular; VSVD: via de saída do ventrículo direito; S: septo infundibular.

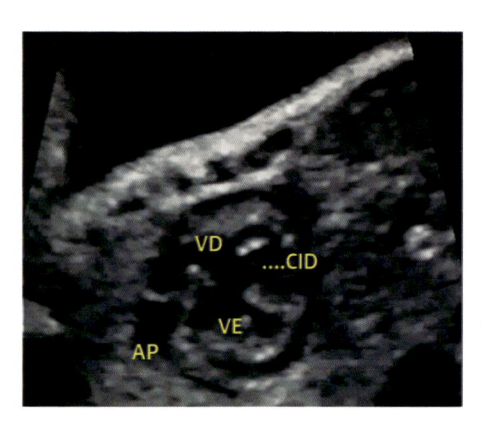

Fig. 9-9. No plano da via de saída do ventrículo direito (VSVD) observamos uma ampla CIV muscular. AP: Artéria pulmonar; CIV: comunicação interventricular; VD: ventrículo direito; VE: ventrículo esquerdo.

ANOMALIAS ASSOCIADAS

Anomalias genéticas como trissomias 21, 13, e 18 tem grande incidência com CIV amplas. A CIV pode estar associada a outros defeitos cardíacos como anomalias conotruncais: *truncus arteriosus*, tetralogia de Fallot, dupla via de saída do VD e atresia pulmonar.

DIAGNÓSTICO DIFERENCIAL/*PIFTAIL*

Algumas CIVs musculares pequenas podem passar despercebidas, então, estarão no grupo de "falso-negativos" do EF. Devemos, portanto, utilizar o mapeamento *color* Doppler, e também angulação lateral do feixe de ultrassom para seu rastreamento.

A região membranosa do SIV, por ser muito fina e tênue, pode ter uma aparente falha do SIV, levando ao "falso-positivo", principalmente no plano 4C, porém, nestes casos, não existe o típico brilho nos bordos (artefato "T"), que é encontrado nas verdadeiras comunicações interventriculares.

RESUMINDO
A maioria das CIV (75%) são perimembranosas, que no plano 4 câmaras podem não ser identificadas, sendo necessário o plano 5 câmaras (anteriorização) para permitir o diagnóstico.

É importante a presença do brilho nos bordos da CIV verdadeira ("artefato T") que auxilia na diferenciação dos falsos positivos.

Associação da CIV com doença cromossômica é bastante prevalente, em especial nas trissomias 18,13 e 21.

Geralmente a CIV muscular pequena pode ser apenas visualizada com o mapeamento *color* Doppler.

LEITURAS SUGERIDAS
Abuhamad A, Chaoui R. A practical guide to fetal echocardiography: normal and abnormal hearts. 3th ed Philadelphia: Wolters Kluwer; 2016. p. 433-48.

Allan L, Hornberger L, Sharland SG. Textbook of Fetal Cardiology. London; 2005.

Donofrio MT, Moon-Grady AJ, Hornberger LK, Copel JA, Skalansky MS, Abuhamad A, et al. Diagnosis and treatment of fetal cardiac disease: a scientific statement from the American Heart Association. Circulation. 2014;129(21):2183-242.

Paladini D, Russo MG, Vassallo M, et al. The "in plane" view of the interventricular septum. A new approach to the characterization of ventricular septal defect in fetus. Pre Diagn 2003;25(1):97-8.

Sternfeld A, Sheffy A, Tamir A, Mizrachi Y, Assa S, Shohat M, et al. Isolated ventricular septal defects demonstrated by fetal echocardiography: prenatal course and postnatal outcome. J Matern Fetal Neonatal Med 2020 Jan 12;1-5.

DEFEITO ATRIOVENTRICULAR

CAPÍTULO 10

Eliane Lucas

ENTENDENDO
É uma cardiopatia congênita onde ocorre falha no desenvolvimento do septo atrioventricular que se inicia na terceira semana de gestação, podendo ocorrer anormalidades das válvulas atrioventriculares e defeitos nos septos interatrial e interventricular.

INCIDÊNCIA
Sua prevalência é de 4 a 5% de todas as cardiopatias congênitas e cerca de 0,1% por 1.000 nascidos vivos. No feto, o diagnóstico de DSAV pode atingir 15 a 20% e existe uma grande associação a anomalias cromossômicas, em especial a síndrome de Down (SD). Outras síndromes genéticas podem estar associadas ao DSAV como as trissomias do 13 e 18.

MORFOLOGIA/CLASSIFICAÇÃO
O DSAV pode ser reconhecido no primeiro trimestre por ecocardiografia fetal indicada, principalmente, no rastreio de cardiopatias congênitas, quando há aumento da translucência nucal.

Os DSAV são classificados segundo suas características morfológicas em formas: total, parcial e intermediária.

DSAV Forma Total
A junção atrioventricular possui orifício atrioventricular (AV), que contém uma valva AV única formada por cinco cúspides, duas maiores (anterior e posterior, também chamadas de "cúspides-ponte") e as restantes menores (mural, anterossuperior e inferior direito) (Fig. 10-1).

- Comunicação interventricular (CIV) ampla de via de entrada.
- Comunicação interatrial (CIA) tipo *ostium primum* localizada na porção baixa do septo interatrial (Fig. 10-2).

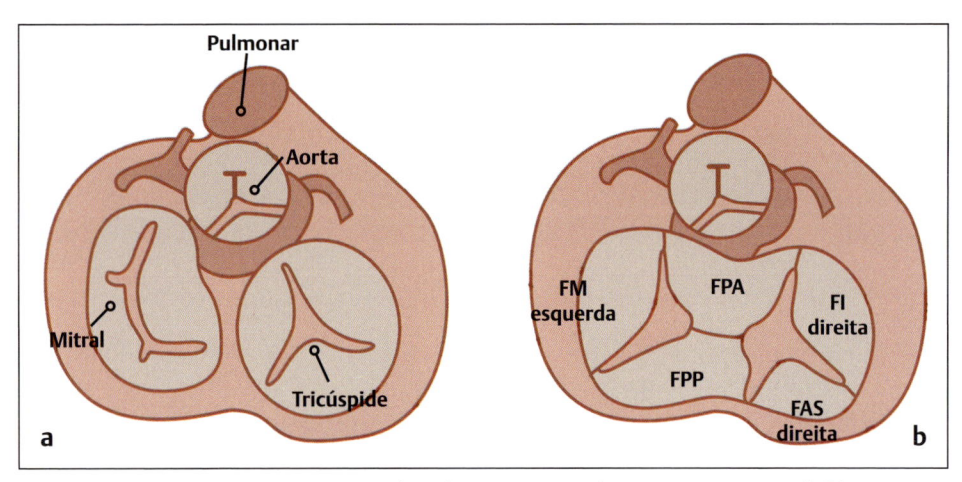

Fig. 10-1. (**a**) Diagrama mostra o aspecto das valvas atrioventriculares no coração normal. (**b**) A presença de valva AV única no DSAV total. DSAV: Defeito do septo atrioventricular; FAS: folheto anterior direito; FI: folheto inferior direito; FM: folheto medial esquerda; FPA: folheto ponte anterior; FPP: folheto ponte posterior.

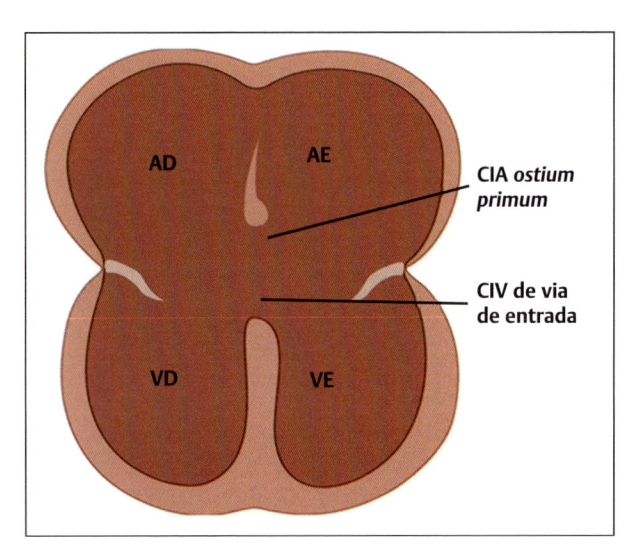

Fig. 10-2. Diagrama do defeito do septo atrioventricular (DSAV) forma total. Observa-se a CIA *ostium primum*; a CIV de via de entrada e a valva atrioventricular única. AD: Átrio direito; AE: átrio esquerdo; CIA: comunicação interatrial; CIV: comunicação interventricular; VD: ventrículo direito; VE: ventrículo esquerdo.

DSAV Forma Parcial

A junção atrioventricular é constituída por dois orifícios contendo as valvas AV direita e esquerda, que se encontram no mesmo plano. As valvas AV são individualizadas pela existência de uma lingueta que une as duas "cúspides-ponte" que estão inseridas no topo do septo interventricular. Podemos encontrar uma fenda na cúspide anterior da valva AV esquerda, também chamada de "*cleft*", que permite graus variáveis de regurgitação valvar (Figs. 10-3 e 10-4).

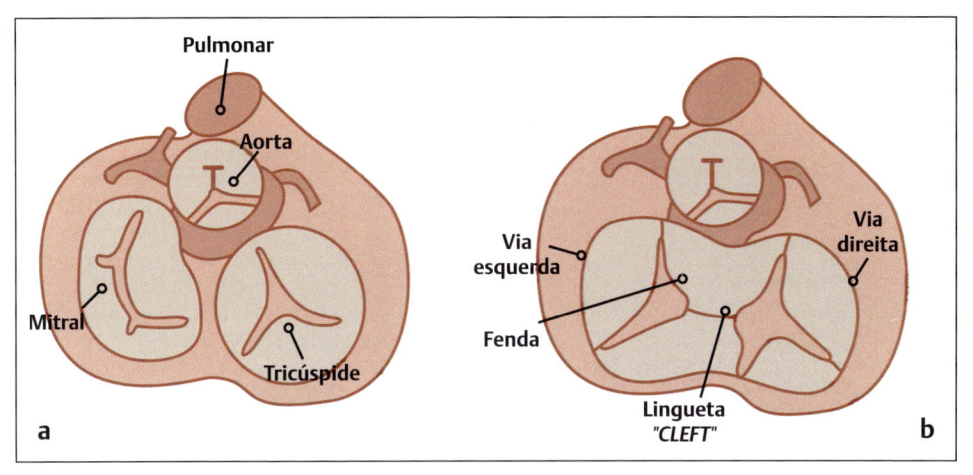

Fig. 10-3. (a) Diagrama mostra o aspecto das valvas atrioventriculares (VAV) no coração normal. **(b)** Diagrama no DSAV forma parcial. DSAV: defeito do septo atrioventricular.

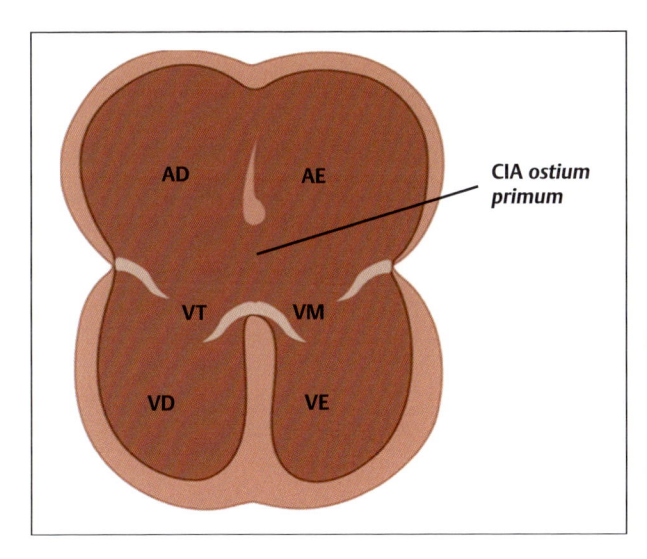

Fig. 10-4. No diagrama do DSAVP observa-se a CIA *ostium primum* e a presença de duas valvas AV.
AD: Átrio direito; AE: átrio esquerdo; DSAVP: defeito atrioventricular forma parcial; VD: ventrículo direito; VE: ventrículo esquerdo; VM: valva mitral; VT: valva tricúspide.

DSAV Forma Intermediária
- CIA tipo *ostium primum*.
- Junção atrioventricular com dois orifícios AV separados.
- CIV de via de entrada.

IDENTIFICANDO POR ECOCARDIOGRAFIA FETAL
DSAV Forma Total
O plano apical 4 câmaras (4C) é o mais utilizado. Observamos a comunicação na porção baixa do septo interatrial (CIA *ostium primum*) e a CIV ampla de via de entrada. Na junção atrioventricular encontra-se a válvula atrioventricular única (Figs. 10-5 e 10-6; ▶ Vídeo 10-1).

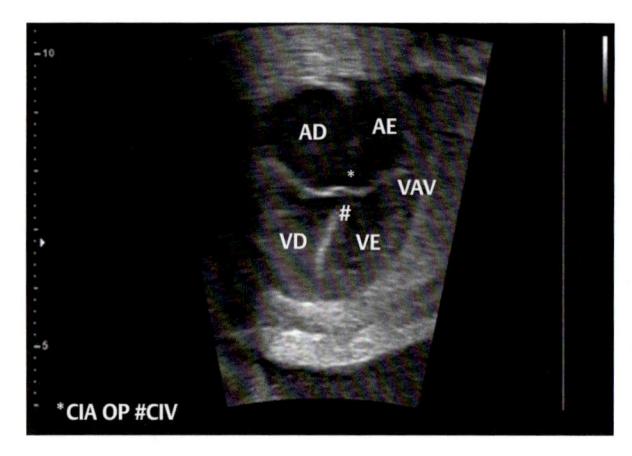

Fig. 10-5. Plano 4 câmeras mostra DSAV forma total: observa-se a CIA *ostium primum* (*); CIV de via de entrada (#) e a VAV única.
AD: Átrio direito; AE: átrio esquerdo; CIA: comunicação interatrial; CIV: comunicação interventricular; DSAV: defeito do septo atrioventricular; VD: ventrículo direito; VE: ventrículo esquerdo; VAV: válvula atrioventricular.

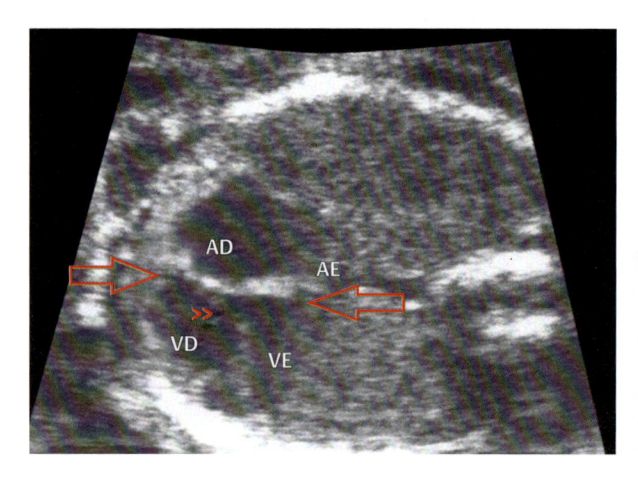

Fig. 10-6. No plano 4 câmeras em sístole a VAV única com a característica inserção linear (setas) e CIV ampla de via de entrada (>>).
AD: Átrio direito; AE: átrio esquerdo; CIV: comunicação interventricular; VD: ventrículo direito; VE: ventrículo esquerdo.

Em função da ausência do septo AV, a via saída do ventrículo esquerdo se encontra com aspecto alongado, em forma de pescoço de ganso (*goose neck*). Essa característica anatômica é expressa pela desproporção dos comprimentos das vias de entrada e de saída do ventrículo esquerdo. Medimos o comprimento da via de entrada, ou seja, do *apex* até a parte inferior da válvula mitral, e da via de saída a partir do *apex* até a inserção do folheto anterior da válvula aórtica. Esta relação no DSAVT é inferior a 0,5 (Figs. 10-7 e 10-8; ▶ Vídeo 10-2).

É importante a avaliação dos diâmetros ventriculares, pois permite classificar o DSAVT em 2 grupos:

1. DSAVT forma balanceada, onde 50% do orifício da válvula atrioventricular única (VAVU) se relacionam com o ventrículo direito e 50% com o ventrículo esquerdo (▶ Vídeo 10-3).
2. DSAVT forma não balanceada (muito rara), sendo desigual a relação do orifício da VAVU com os ventrículos. Quando mais de 50% do orifício se relaciona com o VD chamamos de DSAVT não balanceado com dominância direita, e o inverso denominamos não balanceado com dominância esquerda.

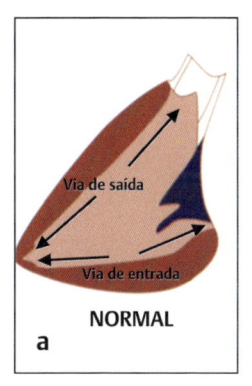

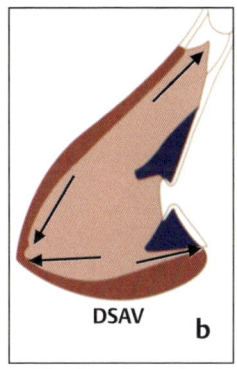

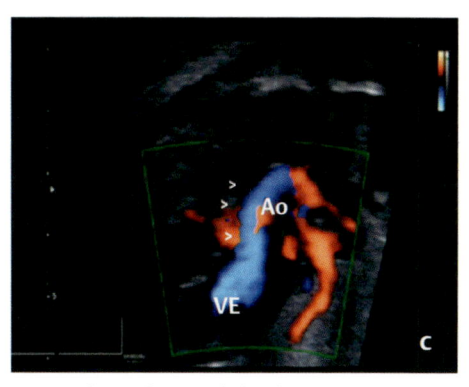

Fig. 10-7. (**a**, **b**) O diagrama mostra a relação do comprimento da via de entrada/saída. (**a**) Mostra esta relação no coração normal e (**b**) no DSAV, onde a relação é < 0,5. (**c**) No plano da via de saída do VE visualizamos o chamado *goose neck* (>), imagem característica do DSAV forma total refletindo a anormal relação do comprimento da via de entrada em relação à via de saída. Ao: Aorta; DSAV: defeito do septo atrioventricular; VE: ventrículo esquerdo.

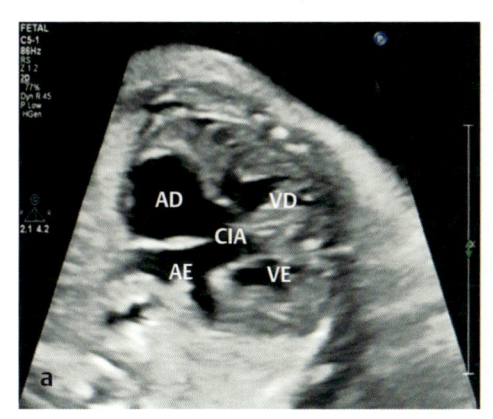

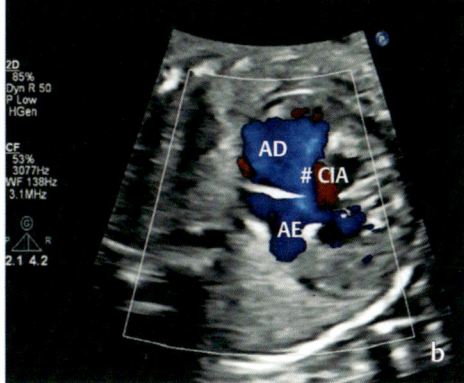

Fig. 10-8. (**a**) Plano 4 câmaras mostra CIA *ostium primum* em DSAV. (**b**) O *color* Doppler evidencia o *shunt* a nível atrial. AD: Átrio direito; AE: átrio esquerdo; CIA: comunicação interatrial (#); DSAV: defeito do septo atrioventricular; VD: ventrículo direito; VE: ventrículo esquerdo.

Os planos das vias de saída ventricular devem ser minuciosamente avaliados. A presença de obstrução via de saída do ventrículo direito pode identificar a tetralogia de Fallot ou dupla via de saída do ventrículo direito associada ao DSAVT (Figs. 10-9 e 10-10).

O mapeamento *color* Doppler em 4C durante a diástole permite visualizar o fluxo para os ventrículos, os *shunts* atriais e ventriculares, porém, com o remanescente do septo interventricular formando o clássico "sinal do H". Na fase sistólica ventricular podemos observar graus diversos da regurgitação da VAVU (jato central) (Figs. 10-10 a 10-12).

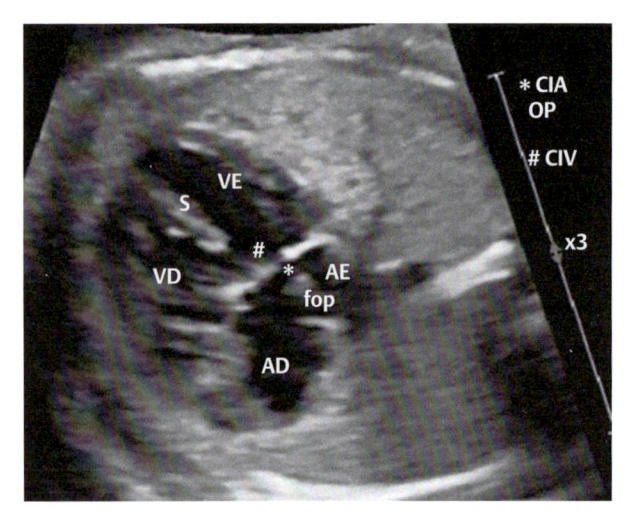

Fig. 10-9. Plano 4 câmaras mostra DSAV forma total. Observa-se a comunicação interatrial (CIA) *ostium primum* (*); comunicação interventricular (CIV) de via de entrada (#) e a VAV única. AD: Átrio direito; AE: átrio esquerdo; DSAV: defeito do septo atrioventricular; OP: *ostium primum*; VAV: válvula atrioventricular; VD: ventrículo direito; VE: ventrículo esquerdo; S: septo interventricular; fop: forame oval.

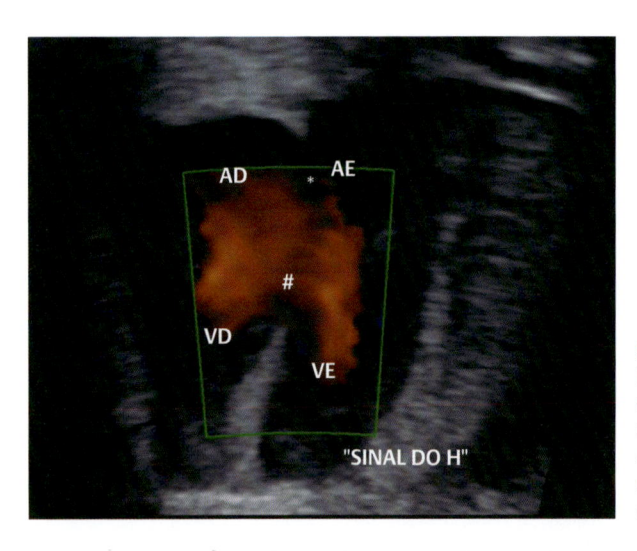

Fig. 10-10. Plano 4 câmaras mostra DSAV forma total. Observa-se o *shunt* atrial (*) e o *shunt* ventricular (#) – "sinal do H". AD: Átrio direito; AE: átrio esquerdo; DSAV: defeito do septo atrioventricular; VD: ventrículo direito; VE: ventrículo esquerdo.

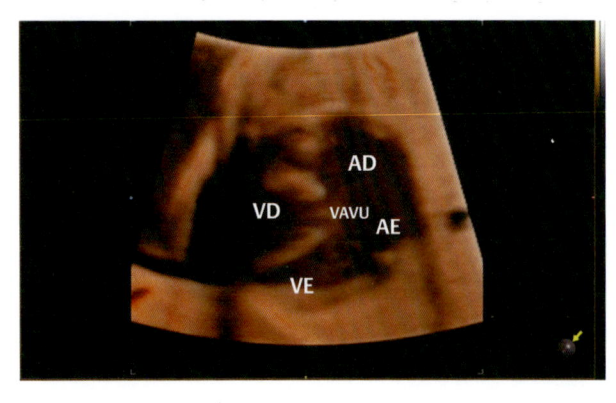

Fig. 10-11. Plano 4 câmaras mostra DSAV forma total (imagem 3D *crystal*). AD: Átrio direito; AE: átrio esquerdo; DSAV: defeito do septo atrioventricular; VAVU: válvula atrioventricular única; VD: ventrículo direito; VE: ventrículo esquerdo.

DEFEITO ATRIOVENTRICULAR

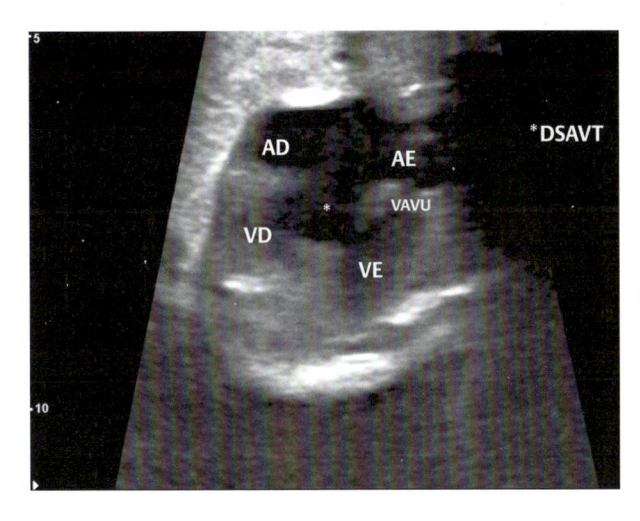

Fig. 10-12. Plano 4 câmaras mostra DSAVT não balanceado, com nítida desproporção ventricular (VE < VD). AD: Átrio direito; AE: átrio esquerdo; DSAVT: defeito do septo atrioventricular total; VAVU: válvula atrioventricular única; VD: ventrículo direito; VE: ventrículo esquerdo.

DSAV Forma Parcial

- No plano 4C identificamos a comunicação *ostium primum* e as duas válvulas mitral e tricúspide no mesmo plano.
- No plano transverso na região dos músculos papilares do VE é possível identificar a fenda mitral também chamada de "*cleft*".
- O mapeamento *color* Doppler permite a identificação de dois orifícios AV separados com visualização do fluxo se dirigindo aos ventrículos, caracterizando o sinal da "dupla fita". Podemos identificar o *shunt* na região atrial e na sístole ventricular a regurgitação da valva AV esquerda através do "*cleft*" (jato lateral) (Fig. 10-13).

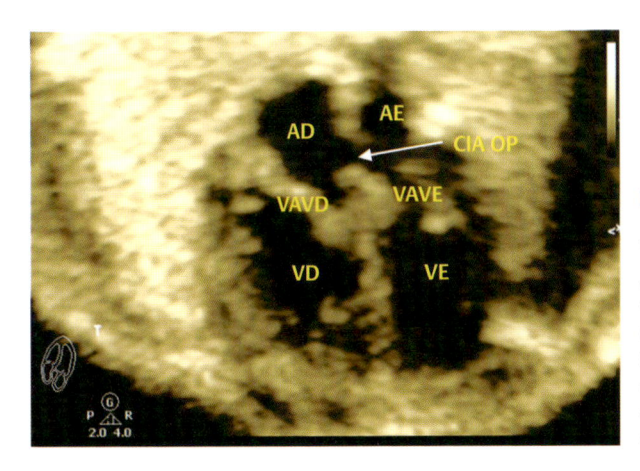

Fig. 10-13. Plano 4 câmaras mostra DSAV forma parcial: CIA OP (seta), VAVE e VAVD. AD: Átrio direito; AE: átrio esquerdo; CIA OP: comunicação interatrial *ostium primum*; DSAV: defeito do septo atrioventricular; VD: ventrículo direito; VAVD: valva atrioventricular direita; VAVE: valva atrioventricular esquerda; VE: ventrículo esquerdo.

DSAV Forma Intermediária
- No plano apical de 4 câmaras visualizamos a CIA *primum*, os dois orifícios AV no mesmo plano e uma CIV de via de entrada.
- O mapeamento *color* Doppler permite a identificação de dois orifícios AV separados ("sinal da dupla fita"), os *shunts* na região atrial e ventricular, como também a regurgitação da valva AV esquerda pelo "*cleft*" (jato lateral).

Estes 2 últimos tipos de DSAV raramente são diagnosticados no feto.

CARDIOPATIAS ASSOCIADAS
O DSAV pode estar associado a outros defeitos cardíacos como tetralogia de Fallot, coarctação da aorta, dupla via de saída do ventrículo direito, estenose e atresia pulmonar. As anomalias de drenagem venosa sistêmica podem, também, estar presentes principalmente nas síndromes heterotáxicas. Arritmias cardíacas, como o bloqueio atrioventricular total, pode estar presente principalmente no DSAV associado ao isomerismo esquerdo.

ANOMALIAS EXTRACARDÍACAS
É comum a associação às doenças genéticas, principalmente a síndrome de Down e as trissomias do 18 e 13. O DSAV pode-se associar a anomalias extracardíacas em cerca de 30% dos casos, dentre elas podemos citar: fístula traqueoesofágica, atresia de esôfago, meningocele, fenda palatina e polidactilia.

DIAGNÓSTICO DIFERENCIAL
Devemos lembrar que a dilatação do seio coronário causada pela persistência da veia cava superior esquerda pode, muitas vezes, simular uma CIA *ostium primum* (Fig. 10-14).

Ressaltamos que deve ser feito o diagnóstico diferencial com a CIV muscular de via de entrada isolada, onde a implantação das valvas AV é normal em razão da presença do septo atrioventricular.

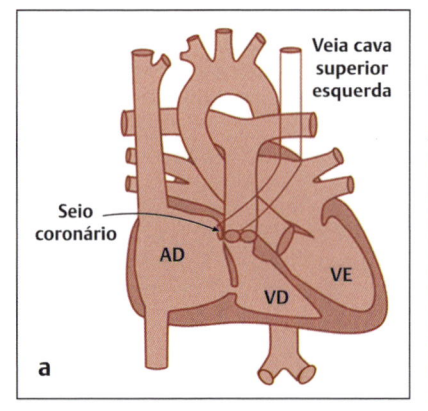

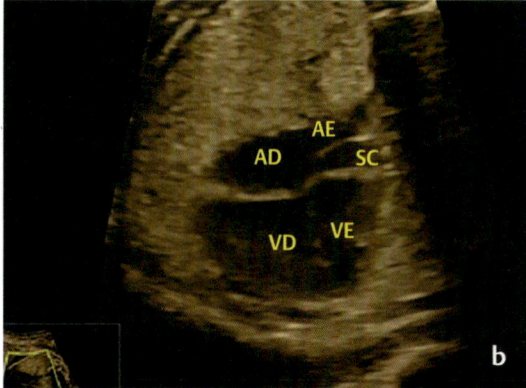

Fig. 10-14. (a) O desenho mostra a VCSEP drenando em SC. **(b)** Plano 4 câmaras mostra o SC dilatado em virtude da presença de VCSEP, um importante diagnóstico diferencial de CIA OP. AD: Átrio direito; AE: átrio esquerdo; CIA OP: comunicação interatrial *ostium primum*; SC: seio coronário; VCSEP: veia cava superior esquerda persistente; VD: ventrículo direito; VE: ventrículo esquerdo.

RESUMINDO
- O defeito atrioventricular forma total é uma cardiopatia de fácil visualização no plano 4 câmaras.
- O defeito atrioventricular forma parcial compreende uma CIA *ostium primum*, fenda mitral ("*cleft*") e 2 anéis atrioventriculares no mesmo plano.
- Os defeitos atrioventriculares forma parcial e intermediária raramente são diagnosticados no feto.
- O seio coronário dilatado por persistência da veia cava superior esquerda deve ser o diagnóstico diferencial de CIA *ostium primum*.

LEITURAS SUGERIDAS
Abuhamad A, Chaoui R. A practical guide to fetal echocardiography normal and abnormal hearts. 3th ed. Philadelphia: Wolters/Kluwer; 2016. p. 449-64.
Craig B. Atrioventricular septal defect: from fetus to adult. Heart 2006;92 (12):1879-85.
Donofrio MT, Moon-Grady AJ, Hornberger LK et al. Diagnosis and treatment of fetal cardiac disease: a scientific statement from the American Heart Association. Circulation 2014;129:2183-242.
Friedberg MK, Kim N, Silverman NH. Atrioventricular septal defect recently diagnosed by fetal echocardiography: echocardiography features, associated anomalies, and outcomes. Cong Heart Dis 2007;2(2):110-4.
Huggan IC, Cook AC, Smeetan NC, et al. Atrioventricular septal defects diagnosed in fetal life: associated cardiac and extra-cardiac abnormalities and outcome. J Am Coll Cardiol 2000;36:593-601.
Machlitt A, Heling KS, Chaoui R. Increased cardiac atrial-to-ventricular length ratio in the fetal four-chamber view: a new marker for atrioventricular septal defects. Ultrasound Obstet Gynecol 2004;24(6):618-22.

LESÕES OBSTRUTIVAS DAS VIAS DE SAÍDA DOS VENTRÍCULOS DIREITO E ESQUERDO

CAPÍTULO 11

Nathalie J. M. Bravo-Valenzuela

ENTENDENDO
Caracteriza-se por obstrução ao fluxo da via de saída ventricular, à direita ou à esquerda. A obstrução ao fluxo da via de saída ventricular pode ser parcial (estenose pulmonar ou aórtica) ou total (atresia pulmonar ou aórtica).

Na estenose crítica, embora a obstrução ao fluxo do trato de saída ventricular não seja total, é tão importante que o fluxo anterógrado pela artéria (pulmonar ou aorta) não é suficiente para manter o débito (pulmonar ou sistêmico), necessitando do fluxo proveniente do canal arterial (fluxo reverso na artéria pulmonar ou na aorta).

INCIDÊNCIA
- *Estenose pulmonar (EP):* 1% das cardiopatias congênitas (CCs) no período fetal.
- *Estenose aórtica (Eao):* 3 a 6% das CCs em neonatos.
- *Atresia pulmonar (AP) com septo interventricular íntegro:* 1-3% das CCs em fetos.

CLASSIFICAÇÃO
Quanto ao local da obstrução ao fluxo de via de saída ventricular, classificam-se em:
- Subvalvar.
- Valvar.
- Supravalvar.

Quanto ao grau da obstrução ao fluxo de via de saída ventricular:
- Estenose.
- Atresia.

As diferentes formas de obstrução ao fluxo de via de saída ventricular estão ilustradas nas Figuras 11-1 e 11-2.

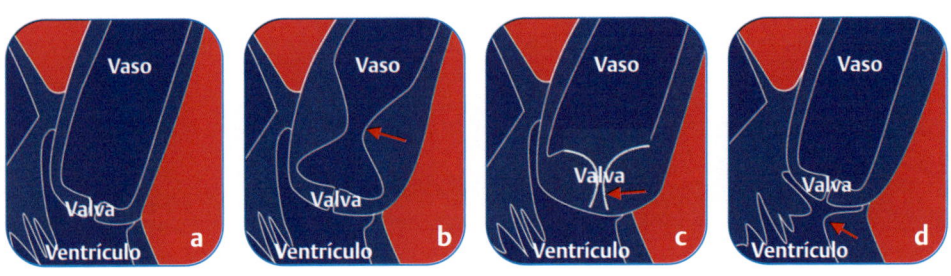

Fig. 11-1. O desenho esquemático demonstra via de saída ventricular: (**a**) normal e (**b**) com estenose supravalvar, (**c**) valvar e (**d**) subvalvar. Observe as setas com o local da estenose.

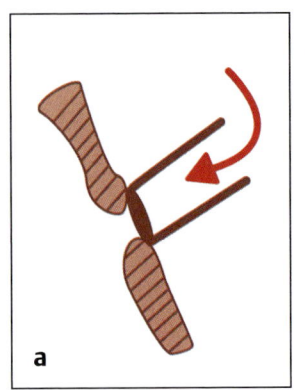

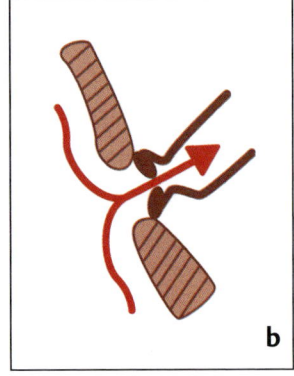

Fig. 11-2. Via de saída ventricular: com (**a**) atresia e com (**b**) estenose.

MORFOLOGIA

Quando a obstrução ao fluxo de via de saída ventricular é valvar, decorre de uma malformação da valva pulmonar ou aórtica como uma displasia ou hipoplasia valvar. Quando a obstrução é subvalvar, decorre de um estreitamento infundibular por hipertrofia miocárdica e/ou por desvio do septo infundibular (Fig. 11-3). Raramente a obstrução é supravalvar (membranosa ou tubular). Podem ocorrer de forma isolada ou dentro do contexto de uma CC.

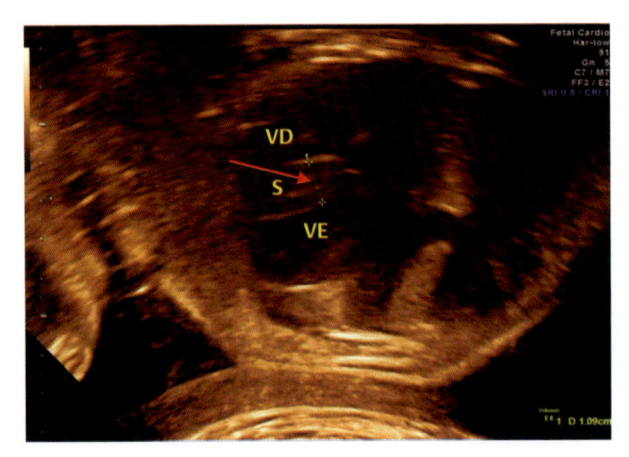

Fig. 11-3. Hipertrofia do septo interventricular (10 mm) em um feto com 35 semanas de gestante com diabete melito gestacional (DMG). S: Septo interventricular; VE: ventrículo esquerdo; VD: ventrículo direito.

Exemplos
- *Desvio anterior do septo infundibular com obstrução da VSVD:* tetralogia de Fallot ou dupla via de saída do VD tipo Fallot.
- *Hipertrofia do VD com obstrução da VSVD:* na síndrome transfusor-transfundido no gêmeo receptor.
- *Hipertrofia do SIV com obstrução da VSVE:* cardiomiopatia hipertrófica em fetos de diabéticas.
- *Malformações de valvas semilunares:* displasia da valva pulmonar, valva aórtica bicúspide, hipoplasia valvar pulmonar ou aórtica.

ANOMALIAS ASSOCIADAS
Anomalias Cardíacas
Obstrução ao Fluxo de Via de Saída do Ventrículo Direito (VSVD)
- Anomalias conotruncais: tetralogia de Fallot, dupla via de saída do VD, transposição das grandes artérias (TGA).
- Anomalias da valva tricúspide: Ebstein, atresia tricúspide, displasia tricúspide.
- Estenose aórtica, estenose mitral.
- Comunicação interventricular (CIV).
- Defeito do septo atrioventricular (DSAV).

Obstrução ao Fluxo de Via de Saída do Ventrículo Esquerdo (VSVE)
- Síndrome de Shone (lesões obstrutivas da VSVE).
- Síndrome do coração esquerdo hipoplásico (SCEH).
- Anomalias da valva mitral: atresia, estenose.
- Comunicação interventricular (CIV).
- Fibroelastose do VE (Fig. 11-4).

Anomalias Extracardíacas
- Trissomias (T18, T13, trissomia parcial do 22), monossomia do cromossomo X (X0).
- Síndromes de Noonan, Williams e Alagille.

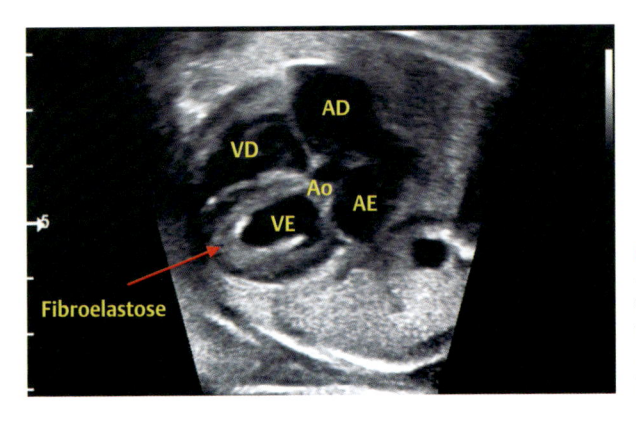

Fig. 11-4. Feto com estenose aórtica crítica. Observe a fibroelastose do ventrículo esquerdo (seta vermelha). VD: Ventrículo direito; AD: átrio direito; AE: átrio esquerdo; VE: ventrículo esquerdo; Ao: aorta.

INDENTIFICANDO POR ECOCARDIOGRAFIA FETAL
Plano 4 Câmaras
- *Formas leves:* normal.
- *Formas moderadas ou severas:* na obstrução da VSVD podem ocorrer – aumento do AD (p. ex., AP com septo íntegro por insuficiência tricúspide), hipoplasia do VD e, eventualmente, hipertrofia do VD; na obstrução da VSVE podem ocorrer: VE dilatado, ecogênico e hipocontrátil (achados mais frequentes na estenose aórtica), VE eventualmente hipertrófico com insuficiência mitral (Eao moderada ou importante) ou até hipoplásico (atresia aórtica), fluxo pelo forame oval direcionado da esquerda para a direita (Fig. 11-5).

Plano dos Três Vasos (3V) e Três Vasos com Traqueia (3VT)
- *Obstrução VSVD:* artéria pulmonar menor que a aorta no 3VT, raramente pode ocorrer dilatação do tronco pulmonar (estenose pulmonar com dilatação pós-estenótica) (Fig. 11-6).
- *Obstrução VSVE:* artéria aorta bem menor que a artéria pulmonar no 3VT (Fig. 11-7).

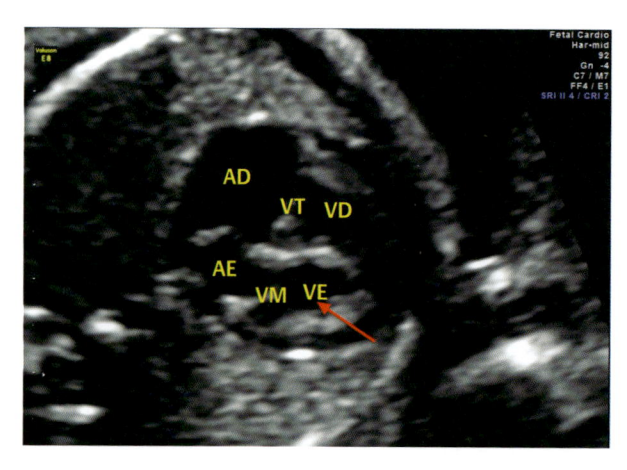

Fig. 11-5. Ecocardiografia fetal, plano 4 câmaras demonstrando o ventrículo esquerdo (VE) com dimensão reduzida (seta vermelha) em um caso de atresia aórtica. VD: Ventrículo direito; AD: átrio direito; AE: átrio esquerdo; VM: valva mitral; VT: valva tricúspide.

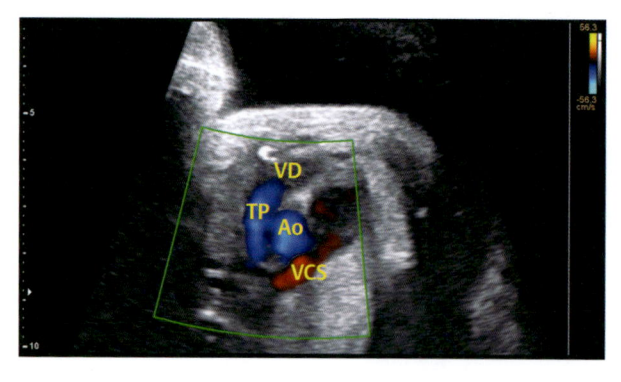

Fig. 11-6. Obstrução ao fluxo de via de saída do ventrículo direito: observe a artéria pulmonar pequena no plano 3VT em um feto com 35 semanas e 4 dias e estenose pulmonar valvar e subvalvar. TP: Tronco da artéria pulmonar; Ao: artéria aorta; VCS: veia cava superior.

LESÕES OBSTRUTIVAS DAS VIAS DE SAÍDA DOS VENTRÍCULOS DIREITO E ESQUERDO

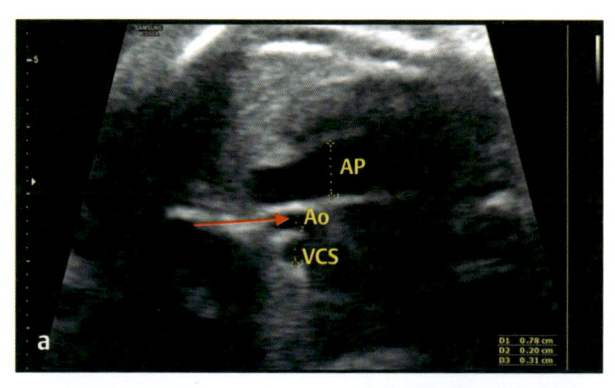

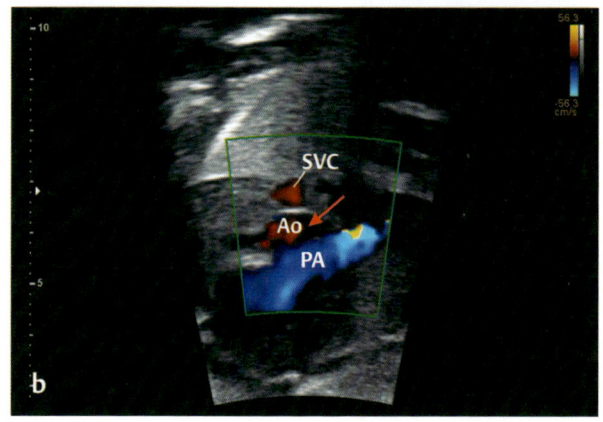

Fig. 11-7. Obstrução total ao fluxo de via de saída do ventrículo esquerdo (VSVE): (**a**) observe a artéria aorta (Ao) hipoplásica (seta vermelha) no plano 3VT em um feto com 27 semanas e 5 dias e atresia aórtica. Medidas dos três vasos: artéria pulmonar = 7,8 mm; artéria aorta = 2 mm; veia cava superior = 3,1 mm. (**b**) Observe a seta vermelha indicando a ausência de fluxo anterógrado aórtico em outro feto com atresia aórtica. O *color* Doppler no plano 3VT com coloração vermelha na aorta (diferente da cor do fluxo na artéria pulmonar) indica que a direção do fluxo aórtico é proveniente de canal arterial. PA: Artéria pulmonar; VCS: veia cava superior; AP: artéria pulmonar; SVC: veia cava superior.

Planos de Vias de Saída

- *Via de saída do VE:* valva aórtica espessada e com mobilidade reduzida (Fig. 11-8a), valva aórtica e aorta ascendente podem apresentar pequeno calibre ou até hipoplasia, Doppler pulsado com velocidade sistólica aumentada (velocidade sistólica máxima > 100 cm/s) (Fig. 11-8b), *color* Doppler (mapeamento de fluxo a cores) com fluxo turbulento e, nos casos de estenose aórtica crítica ou atresia, observa-se fluxo na aorta com direção reversa proveniente do canal arterial (▶ Vídeo 11-1).
- *Via de saída do VD:* valva pulmonar e TP podem apresentar dimensões reduzidas ou hipoplasia; fluxo turbulento ao *color* Doppler (▶ Vídeo 11-2) com aceleração ao fluxo (velocidade sistólica máxima aumentada: > 100 cm/s) ou fluxo reverso na artéria pulmonar nos casos de EP crítica ou atresia pulmonar (Fig. 11-9).

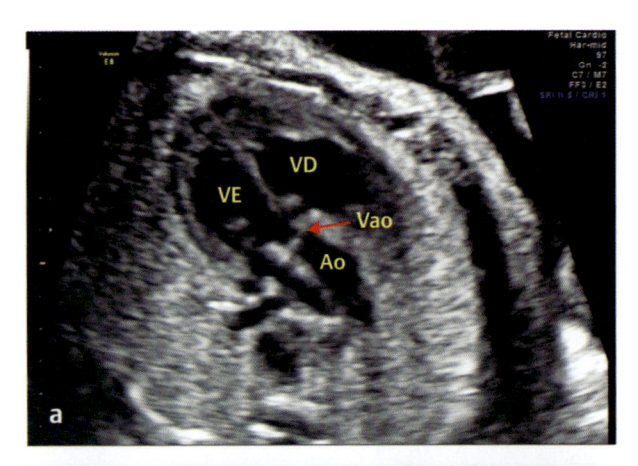

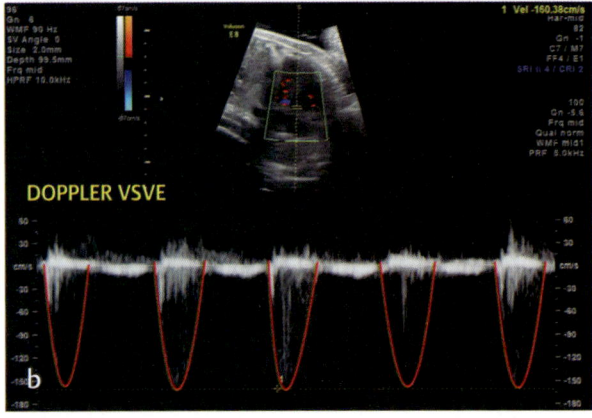

Fig. 11-8. (**a**) Estenose aórtica valvar (Plano VSVE). (**b**) Doppler pulsado no plano de via de saída do ventrículo esquerdo (VSVE): observe a velocidade sistólica máxima aumentada (160 cm/s) em um feto de mãe diabética com obstrução ao fluxo por hipertrofia do septo interventricular (obstrução subvalvar).

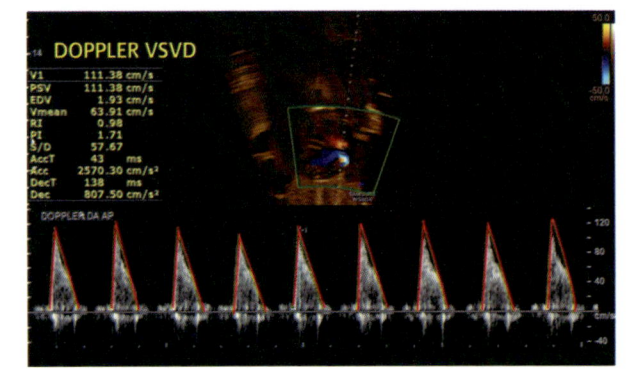

Fig. 11-9. Doppler pulsado no plano de via de saída do ventrículo direito (VSVD): observe a velocidade sistólica máxima aumentada (117 cm/s) em um feto com estenose pulmonar valvar pulmonar.

MANEJO PRÉ-NATAL
- *Acompanhamento por ecocardiografia fetal:* pode ocorrer progressão do grau da obstrução de via de saída.
- *Valvuloplastia aórtica fetal percutânea com cateter-balão (via abdominal materna), indicações:* VE com razão comprimento/largura com Z escore > 0; diâmetro valvar mitral com Z escore > – 3; diâmetro valvar aórtico > – 3,5 para a idade gestacional; e gradiente sistólico pela valva aórtica > 20 mmHg.
- *Valvuloplastia pulmonar fetal percutânea com cateter-balão (via abdominal materna), possíveis indicações:* razão entre os diâmetros das valvas tricúspide e mitral < 0,7; razão comprimento VD/VE < 0,6.

RESUMINDO
- *Formas leves:* difícil diagnóstico no período fetal.
- *Formas moderadas e graves:* planos de via de saída do VE ou do VD e 3VT/3V alterados, AP ou Ao com calibre reduzido, *color* Doppler com fluxo turbulento em "mosaico de cores" com velocidade sistólica máxima Ao ou AP aumentada ao Doppler pulsado.
- *Forma crítica e atresia: color* Doppler demonstra fluxo anterógrado ausente (atresia) ou mínimo (estenose crítica) pela artéria aorta ou pulmonar com presença de fluxo retrógrado proveniente de canal arterial "enchendo" aquela artéria e sem velocidade sistólica máxima aumentada ao Doppler pulsado.

LEITURAS SUGERIDAS
Donofrio MT, Moon-Grady AJ, Hornberger LK, Copel JA, Sklansky MS, Abuhamad A, et al. Diagnosis and treatment of fetal cardiac disease: a scientific statement from the American Heart Association. Circulation 2014;129:2183-242.

Gardiner HM, Kovacevic A, Tulzer G, Sarkola T, Herberg U, Dangel J, et al. Natural history of 107 cases of fetal aortic stenosis from a European multicenter retrospective study. Ultrasound Obstet Gynecol 2016;48:373-81.

Hornberger LK, Sanders SP, Rein AJ, Spevak PJ, Parness IA, Colan SD. Left heart obstructive lesions and left ventricular growth in the midtrimester fetus. Circulation 1995;92:1531-8.

Roman KS, Fouron JC, Nii M, Smallhorn JF, Chaturvedi R, Jaeggi ET. Determinants of outcome in fetal pulmonary valve stenosis or atresia with intact ventricular septum. Am J Cardiol 2007;99:699-703.

Schneider C, McCrindle BW, Carvalho JS, Hornberger LK, McCarthy KP, Daubeney PE. Development of Z-scores for fetal cardiac dimensions from echocardiography. Ultrasound Obstet Gynecol 2005;26:599-605.

Sharland GK, Chita SK, Fagg NL, Anderson RH, Tynan M, Cook AC, Allan LD. Left ventricular dysfunction in the fetus: relation to aortic valve anomalies and endocardial fibroelastosis. Br Heart J 1991;66:419-24.

Yoo SJ, Golding F, Jaeggi E. Ventricular outflow tract anomalies: so-called conotruncal anomalies. In: Yagel S, Silverman NH, Gembruch U. Fetal Cardiology. Informa Healthcare USA, Inc: New York, NY. 2009;305-28.

Yoo SJ, Lee YH, Kim ES, et al. Three-vessel view of the fetal upper mediastinum: an easy means of detecting abnormalities of the ventricular outflow tracts and great arteries during obstetric screening. Ultrasound Obstet Gynecol 1997;9(3):173-82.

ANOMALIAS DO ARCO AÓRTICO

CAPÍTULO 12

Carla Verona Barreto Farias

COARCTAÇÃO DA AORTA
Entendendo
A coarctação da aorta é o estreitamento do arco aórtico localizado na região do istmo aórtico, entre a artéria subclávia esquerda e o ducto arterioso (Fig. 12-1), podendo envolver, também, um segmento maior do arco aórtico, caracterizando hipoplasia tubular do arco aórtico.

Incidência
A coarctação da aorta acomete, aproximadamente, de 5 a 8% dos recém-nascidos com cardiopatia congênita, com uma incidência de 3 a 5 casos para cada 10.000 nascidos vivos. Ocorre com maior frequência no sexo masculino, com uma relação masculino/feminino entre 1,27 a 1,74. A coarctação da aorta possui alto risco de recorrência, entre 2 a 6% em irmãos e 4% se a gestante for portadora. É considerada uma cardiopatia de difícil diagnóstico na vida fetal, com apenas um terço dos casos com diagnóstico pré-natal.

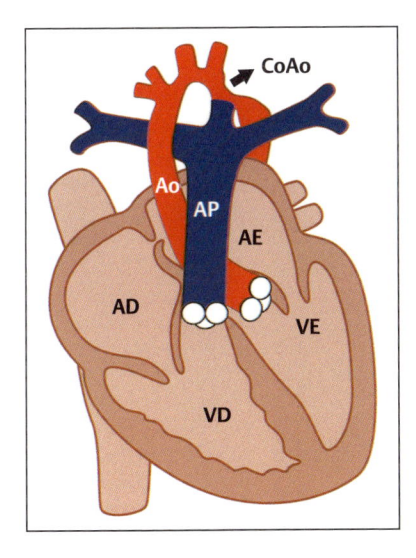

Fig. 12-1. Desenho esquemático da coarctação de aorta. AD: Átrio direito; AE: átrio esquerdo; Ao: aorta; AP: artéria pulmonar; CoAo: coarctação da aorta; VD: ventrículo direito; VE: ventrículo esquerdo.

Identificando por Ecocardiografia Fetal
Plano 4 Câmaras
Observamos que a desproporção entre o tamanho do ventrículo direito (VD) e do ventrículo esquerdo (VE) é o principal sinal ecocardiográfico para suspeição de coarctação da aorta no feto. Segundo a literatura, no 3º trimestre a predominância do VD é comum, porém, a relação VD/VE não deve ser maior que 1,3. A medida é feita no corte de 4 câmaras (4C) logo abaixo do anel das valvas atrioventriculares (AV) e, no final da diástole, com valvas AV fechadas logo antes da sístole (Fig. 12-2).

Ainda no plano 4 câmaras avaliamos o tamanho dos ventrículos, na coarctação da aorta poderá haver dilatação do VD (Z escore > 2) e/ou hipoplasia de VE (Z escore < –2).

Plano Três Vasos (3V)
Visualizamos hipoplasia da aorta transversa e do istmo aórtico (Z escore < -2), que são achados característicos da ecocardiografia fetal na coarctação da aorta (Fig. 12-3 e ▶ Vídeo 12-1).

A coarctação da aorta está associada a uma discrepância entre o tamanho dos grandes vasos, sendo a relação artéria pulmonar (AP)/aorta ascendente (AAO) maior que 1,7 (Fig. 12-4). E quando associado à presença da veia cava superior esquerda (VCSE), há maior possibilidade do diagnóstico de coarctação.

Plano Sagital da Aorta
Podemos identificar a presença de uma indentação posterior formando uma imagem tipo prateleira (*shelf*) na região do istmo aórtico, que pode estar presente no feto com coarctação, além de um deslocamento distal da artéria subclávia esquerda (Figs. 12-4 e 12-5; ▶ Vídeo 12-2).

Ainda no plano sagital ou no plano dos 3 vasos avalia-se a relação entre o istmo aórtico (IST) e o ducto arterioso (DA). Quando a relação IST/DA for menor que 0,7, há uma grande associação com o diagnóstico de coarctação de aorta pós-natal.

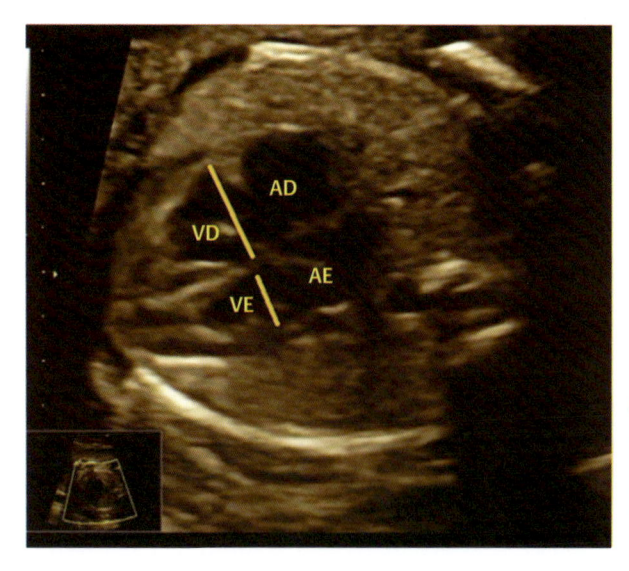

Fig. 12-2. Plano 4 câmaras mostrando a desproporção dos ventrículos, com VD > VE. AD: Átrio direito; AE: átrio esquerdo; VD: ventrículo direito; VE: ventrículo esquerdo.

ANOMALIAS DO ARCO AÓRTICO

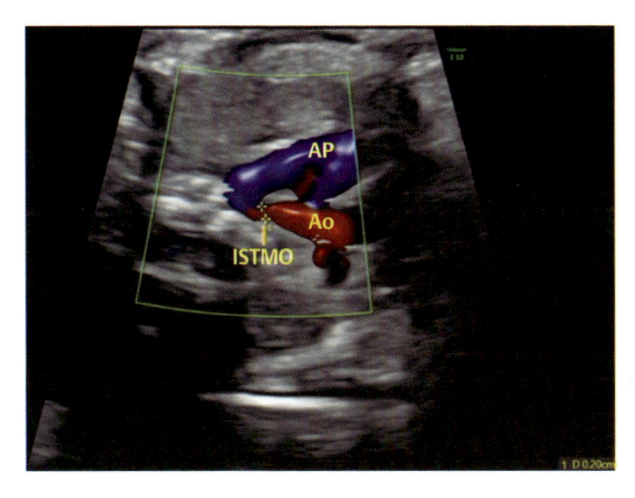

Fig. 12-3. Plano dos 3 vasos em 3D com *color* Doppler apresentando estreitamento do istmo aórtico. Ao: Aorta; AP: artéria pulmonar.

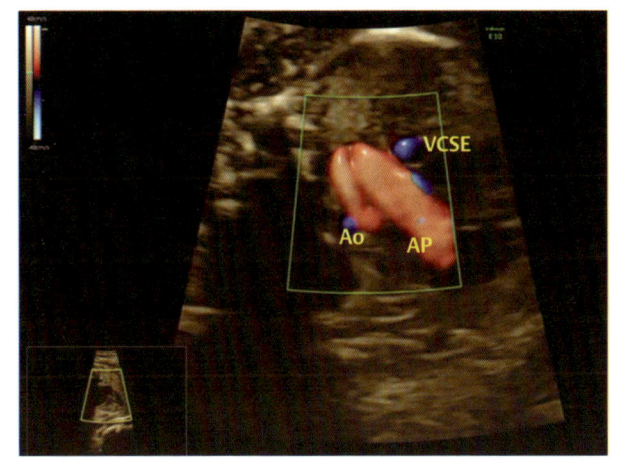

Fig. 12-4. Plano dos 3 vasos em 3D com *color* Doppler mostrando desproporção entre o tamanho das grandes artérias, com a aorta (Ao) hipoplásica e persistência da veia cava superior esquerda (VCSE), em feto com coarctação da aorta. AP: Artéria pulmonar.

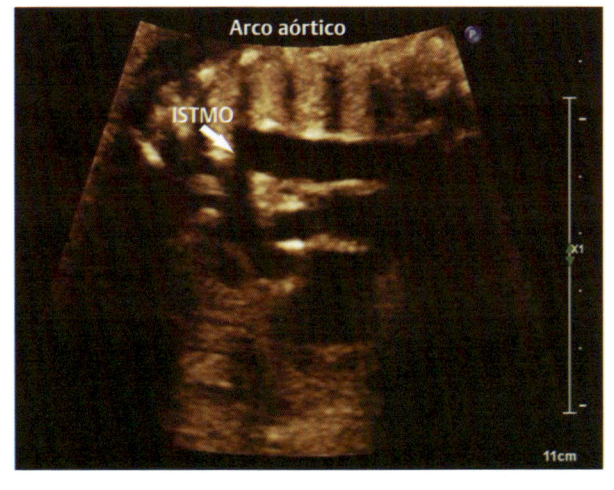

Fig. 12-5. Plano sagital do arco aórtico em feto portador de coarctação da aorta mostrando estreitamento do istmo aórtico (seta).

Mapeamento a Cores do Arco Aórtico

Caracteriza-se pela presença de fluxo turbulento no arco transverso distal ou no istmo, fluxo persistente na diástole, ou fluxo reverso no arco transverso distal e/ou no istmo são indicadores de provável coarctação da aorta.

Nos casos suspeitos recomenda-se a avaliação seriada da ecocardiografia fetal a cada 4 a 6 semanas para o acompanhamento das taxas de crescimento da valva aórtica que deve ser > 0,24 mm por semana, e do istmo aórtico > 0,13 mm por semana, valores menores que os citados são fatores de risco para o diagnóstico de coarctação da aorta.

Cardiopatias Associadas

A presença de cardiopatia associada é comum na coarctação de aorta, sendo a comunicação interventricular ampla a mais frequente. Lesões do coração esquerdo também são comuns, como: valva aórtica bicúspide; estenose aórtica valvar ou subvalvar; e estenose mitral. O achado de múltiplas lesões obstrutivas do lado esquerdo com coarctação da aorta caracteriza a síndrome de Shone. A veia cava superior esquerda persistente pode estar associada à presença de coarctação da aorta. Em cardiopatias congênitas complexas, como defeito do septo atrioventricular desbalanceado com predominância do VD, a coarctação da aorta pode estar presente.

Anomalias Extracardíacas

Anomalias extracardíacas são comuns em fetos com coarctação da aorta, e dentre elas temos: aneurismas saculares no polígono de Willis em 3 a 5% dos fetos; malformações do sistema geniturinário, gastrointestinal e musculoesquelético em 30% dos casos. Em 12% dos fetos com hérnia diafragmática pode haver presença de coarctação da aorta. Das síndromes genéticas, a síndrome de Turner é a mais comumente associada à coarctação da aorta, porém, pode estar presente nas trissomias do 13 e do 18.

Diagnóstico Diferencial

No período fetal, o diagnóstico diferencial da coarctação da aorta deve ser feito com cardiopatias que apresentem ventrículo direito dilatado, ou desproporção ventricular (relação VD/VE > 1,3) (Quadro 12-1). As cardiopatias congênitas que cursam com aumento de VD no feto são: síndrome do coração esquerdo hipoplásico; defeito do septo atrioventricular desbalanceado com predominância do VD; drenagem anômala total de veias pulmonares; dupla via de saída do VD; fechamento prematuro do forame oval; canal arterial restritivo; e fístulas periféricas com grande aumento do VD como o aneurisma da veia de Galeno.

Quadro 12-1. Causas de Desproporção Ventricular VD > VE

- Síndrome do coração esquerdo hipoplásico
- Defeito do septo atrioventricular desbalanceado com predominância do VD
- Drenagem anômala total de veias pulmonares
- Dupla via de saída do VD
- Fechamento prematuro do forame oval
- Canal arterial restritivo
- Fístulas periféricas com aumento do VD como o aneurisma da veia de Galeno

ANOMALIAS DO ARCO AÓRTICO

INTERRUPÇÃO DO ARCO AÓRTICO

Entendendo

Na interrupção do arco aórtico (IAA) ocorre uma separação completa entre a aorta ascendente e a aorta descendente. É classificada em 3 tipos, A, B e C, de acordo com o nível da interrupção no arco aórtico. No tipo A, a interrupção é após a emergência da artéria subclávia esquerda, o tipo B entre a artéria carótida esquerda, e a artéria subclávia esquerda e, no tipo C, a interrupção é entre o tronco braquiocefálico e a artéria carótida esquerda (Fig. 12-6).

Incidência

A IAA é uma condição rara, que corresponde, aproximadamente, a 1% das cardiopatias congênitas. Dentre os 3 tipos, o tipo B é o mais comum, ocorre entre 54 a 82% dos casos, com 13 a 47% sendo do tipo A, e apenas 1 a 3% do tipo C.

Identificando por Ecocardiografia Fetal

Na IAA tipo B, existe uma grande associação à comunicação interventricular (CIV) ampla de mau alinhamento, com desvio posterior do septo infundibular em 90% dos casos (Fig. 12-7). Com a presença da CIV ampla na maioria dos casos, não se observa desproporção entre o VD e o VE, a não ser em casos sem CIV.

Na IAA nota-se uma aorta ascendente menor que a descendente, assim como uma valva aórtica pequena, e maior dificuldade em demonstrar o arco aórtico. Há desproporção entre os vasos do lado direito e do lado esquerdo do coração, apresentando valores menores para as relações: valva aórtica/valva pulmonar; e aorta ascendente/artéria pulmonar principal.

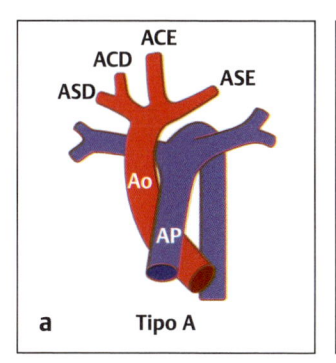

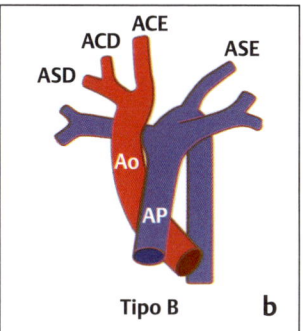

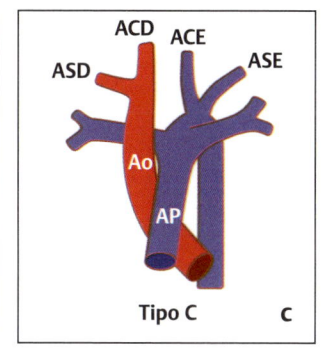

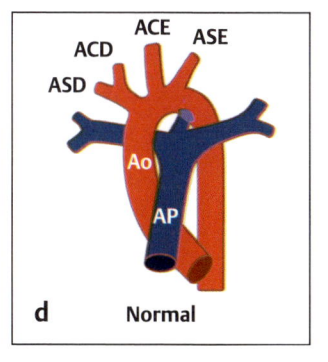

Fig. 12-6. Desenho esquemático da interrupção do arco aórtico e sua classificação. Ao: Aorta; ACD: artéria carótida direita; ACE: artéria carótida esquerda; AP: artéria pulmonar; ASD: artéria subclávia direita; ASE: artéria subclávia esquerda.

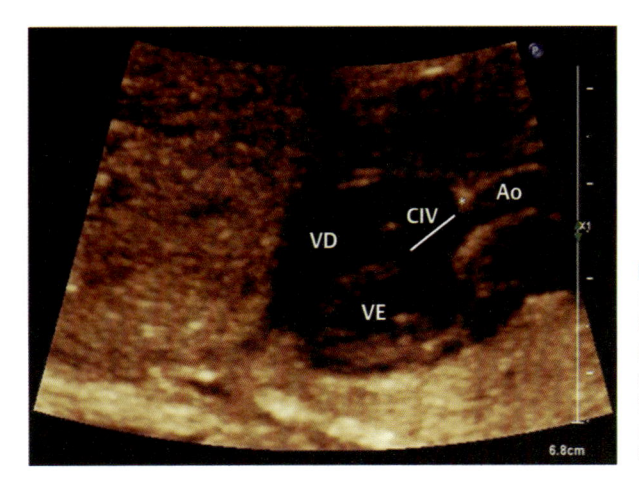

Fig. 12-7. Plano da via de saída do ventrículo esquerdo (VE) em feto com IAA tipo B, e ampla CIV (linha reta) de mau alinhamento e com desvio posterior do septo infundibular (*). Ao: Aorta; CIV: comunicação interventricular; VD: ventrículo direito.

A aorta transversa apresenta-se retificada, pois a aorta ascendente segue cranialmente e termina em uma bifurcação, como um "V" formado pelos vasos supra-aórticos (Fig. 12-8 e ▶ Vídeo 12-3).

Na IAA não é possível demonstrar a continuidade do arco aórtico na incidência dos 3 vasos e traqueia (Fig. 12-9). A traqueia está em proximidade com a artéria pulmonar principal por ausência da porção medial do arco aórtico. A IAA tipo B, o mais comum, ocorre em 50% dos fetos com a microdeleção 22q11, logo podemos ter um timo hipoplásico, e no corte dos 3VT a artéria pulmonar pode estar bem próxima ao esterno fetal.

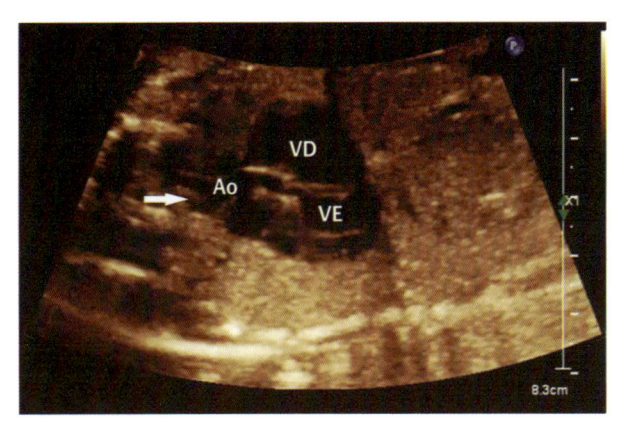

Fig. 12-8. Feto com interrupção do arco aórtico mostrando bifurcação formada pelos vasos supra-aórticos (seta). Ao: Aorta; VD: ventrículo direito; VE: ventrículo esquerdo.

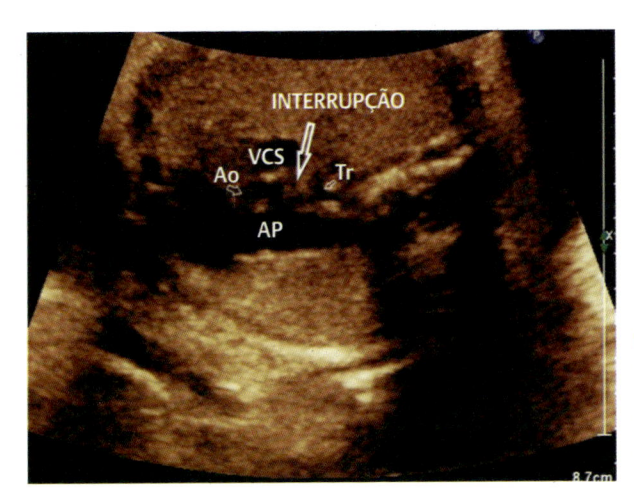

Fig. 12-9. Plano dos 3 vasos traqueia em feto com interrupção do arco aórtico, mostrando descontinuidade na aorta. Ao: Aorta; AP: artéria pulmonar; Tr: traqueia; VCS: veia cava superior.

Cardiopatias Associadas

IAA pode estar associada a outras cardiopatias conotruncais, como a transposição das grandes artérias, e a dupla via de saída do ventrículo direito com CIV subpulmonar também chamada anomalia de Taussig-Bing. A IAA está presente em aproximadamente 11 a 23% dos casos de *truncus arteriosus*, e em 12 a 38% dos casos de janela aortopulmonar. Pode, ainda, haver associação da IAA ao arco aórtico à direita, subclávia direita aberrante, e ventrículo único.

Anomalias Extracardíacas

A síndrome de microdeleção 22q11 é a anomalia cromossômica mais associada à interrupção do arco aórtico tipo B, logo as alterações extracardíacas seriam as relacionadas com a síndrome. Pode estar associada, também, à síndrome de Turner.

RESUMINDO

- A coarctação da aorta é de difícil diagnóstico no período fetal, mas deve ser suspeitada quando há aumento de VD com desproporção ventricular, no plano 4 câmaras.
- Visualiza-se estreitamento do istmo no plano de 3VT.
- A presença de veia cava superior esquerda persistente está associada à presença de coarctação da aorta.
- Diagnóstico diferencial é feito com cardiopatias congênitas que apresentem aumento de VD.
- Na IAA ocorre uma separação entre a aorta ascendente e a aorta descendente.
- A IAA tipo B é a mais prevalente, pode estar associada à comunicação interventricular, e à síndrome de microdeleção 22q11.

LEITURAS SUGERIDAS

Abuhamad A, Chaoui R. Coarctation of the aorta and interrupted aortic arch. In: Abuhamad A, Chaoui R. A pratical guide to fetal echocardiography. 3th ed. Philadelphia: Wolters Kluwer; 2016. p. 354-74.

Beattie M, Peyvandi S, Ganesan S, Moon-Grady A. Toward improving the fetal diagnosis of coarctation of the aorta. Pediatr Cardiol 2017 Feb;38(2):344-52.

Familiari A, Morlando M, Khalil A, Sonesson SE, Scala C, Rizzo G, et al. Risk factors for coarctation of the aorta on prenatal ultrasound: a systematic review and meta-analysis. Circulation 2017 Feb 21;135(8):772-85.

Godfrey ME, Tworetzky W. Coarctation of the aorta and interrupted aortic arch. In: Yagel S, Silverman NH, Gembruch U. Fetal cardiology. 3th ed. Florida: Taylor & Francis; 2019. p. 413-20.

Hirano Y, Masuyama H, Hayata K, Eto E, Nobumoto E, Hiramatsu Y. Prenatal diagnosis of interrupted aortic arch: usefulness of three-vessel and four-chamber views. Acta Med Okayama 2016 Dec;70(6):485-91.

Kailin JA, Santos AB, Yilmaz Furtun B, Sexson Tejtel SK, Lantin-Hermoso R. Isolated coarctation of the aorta in the fetus: A diagnostic challenge. Echocardiography 2017 Dec;34(12):1768-75.

Toole BJ, Schlosser B, McCracken CE, Stauffer N, Border WL, Sachdeva R. Importance of relationship between ductus and isthmus in fetal diagnosis of coarctation of aorta. Echocardiography 2016 May;33(5):771-7.

Vogel M, Vernon MM, McElhinney DB, Brown DW, Colan SD, Tworetzky W. Fetal diagnosis of interrupted aortic arch. Am J Cardiol. 2010 Mar 1;105(5):727-34.

SÍNDROME DO CORAÇÃO ESQUERDO HIPOPLÁSICO

CAPÍTULO 13

Carla Verona Barreto Farias

ENTENDENDO
A síndrome do coração esquerdo hipoplásico (SCEH) descreve um espectro de malformações cardíacas caracterizadas por hipodesenvolvimento do lado esquerdo do coração, com obstrução severa das vias de entrada e saída do ventrículo esquerdo.

Caracteriza-se por hipoplasia do ventrículo esquerdo, associada à atresia ou estenose das valvas mitral e/ou aórtica, com obstruções do trato de saída do ventrículo esquerdo, levando à diminuição do débito cardíaco esquerdo, com consequente diminuição do fluxo para circulações cerebral e coronária do feto.

INCIDÊNCIA
A SCEH é uma das cardiopatias congênitas mais frequentemente diagnosticadas na vida pré-natal, visto que o rastreamento no ultrassom obstétrico identifica melhor as lesões que alteram o plano 4 câmaras do coração fetal como a forma clássica de SCEH (VE com hipoplasia importante e atresia mitroaórtica).

A incidência da SHCE ao nascimento é de aproximadamente 0,1 a 0,25 por 1.000 nascidos vivos, correspondendo a 3,8% de todas as cardiopatias congênitas, e acomete 7 vezes mais o sexo masculino (SCEH: 13-16% dos Fetos).

Há um grande risco de recorrência de cardiopatia congênita e SHCE em membros de famílias acometidas.

MORFOLOGIA
- Hipoplasia do ventrículo esquerdo.
- Valvas aórtica e mitral estenóticas ou atrésicas.
- Hipoplasia da aorta ascendente.
- Arco aórtico hipoplásico, com ou sem coarctação.
- Canal arterial pérvio.
- Átrio esquerdo hipoplásico.
- Septo interatrial: forame oval pérvio ou comunicação interatrial restritivos ou não.
- Ventrículo direito (ventrículo principal) dilatado, com dilatação do tronco da artéria pulmonar.
- Fibroelastose endocárdica na presença de atresia ou estenose aórtica importante, em decorrência de hipofluxo coronariano intraútero.

A morfologia da SHCE está representada no diagrama da Figura 13-1.

IDENTIFICANDO POR ECOCARDIOGRAFIA FETAL
Plano 4 Câmaras
Ventrículo esquerdo hipoplásico ou ausente, hipocontrátil, podendo ter aumento da ecogenicidade pela presença de fibroelastose endocárdica quando há atresia ou estenose aórtica grave.

Neste plano podemos observar, ainda, mitral hipoplásica ou atrésica, e também átrio esquerdo com suas dimensões diminuídas (Fig. 13-2 e ▶ Vídeo 13-1).

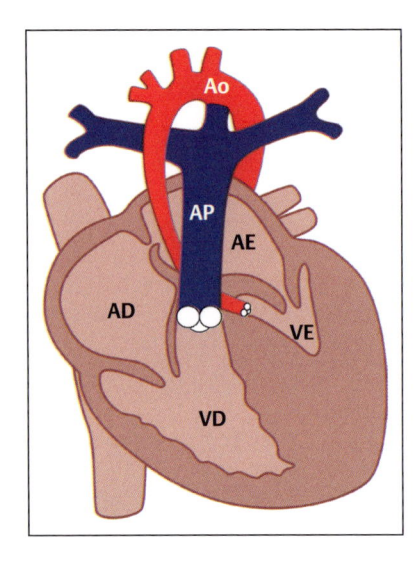

Fig. 13-1. Diagrama da anatomia cardíaca na síndrome de hipoplasia do coração esquerdo. AD: Átrio direito; AE: átrio esquerdo; Ao: aorta; AP: artéria pulmonar; VD: ventrículo direito; VE: ventrículo esquerdo.

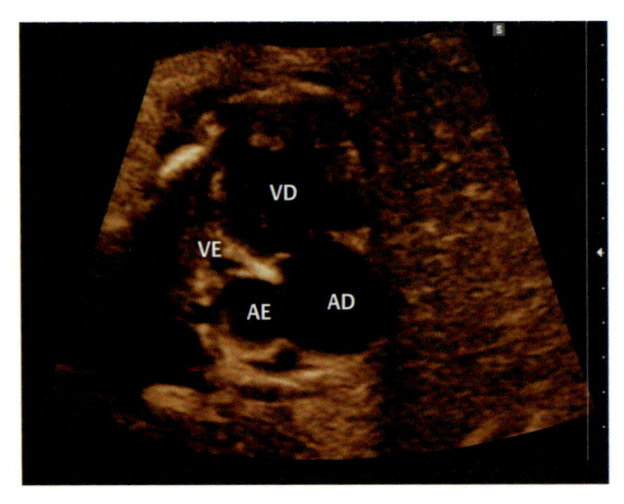

Fig. 13-2. Plano 4 câmaras em feto com síndrome do coração esquerdo hipoplásico mostrando hipodesenvolvimento do ventrículo esquerdo (VE). AD: Átrio direiro; AE: átrio esquerdo; VD: ventrículo direito.

SÍNDROME DO CORAÇÃO ESQUERDO HIPOPLÁSICO

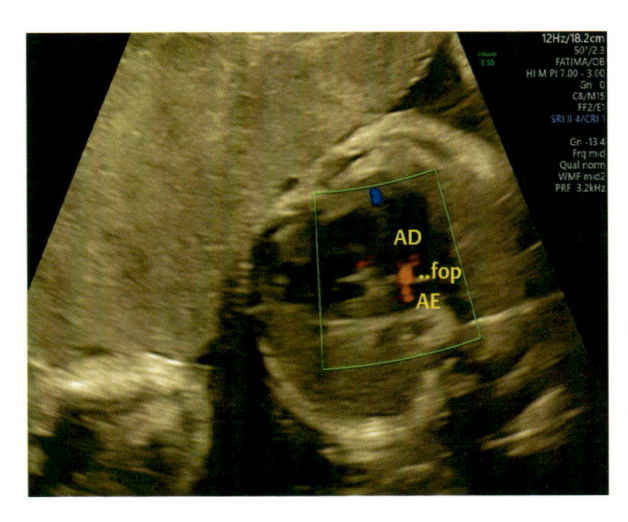

Fig. 13-3. Plano 4 câmaras com mapeamento de fluxo a cores em feto com síndrome do coração esquerdo hipoplásico mostrando fluxo no forame oval do átrio esquerdo (AE) para o átrio direito (AD). fop: forame oval pérvio.

É importante, neste plano, avaliar o forame oval, que na SHCE apresenta sua membrana do forame oval direcionada para o átrio esquerdo e fluxo ao *color* Doppler do átrio esquerdo para o átrio direito (Fig. 13-3). Ainda neste plano ecocardiográfico avaliamos a presença de forame oval restritivo pelo padrão de fluxo das veias pulmonares ao Doppler, como veremos no final deste capítulo.

Nesta cardiopatia o ápice do coração é formado, predominantemente, pelo ventrículo direito, no plano 4 câmaras avalia-se também a função do ventrículo direito, e ao *color* Doppler a presença de regurgitação tricúspide.

Plano das Vias de Saída Ventricular

Ao avaliarmos a via de saída do ventrículo esquerdo podemos encontrar: valva aórtica hipoplásica com estenose grave, ou atrésica sem fluxo anterógrado ao *color* Doppler; e aorta ascendente hipoplásica.

Na via de saída do ventrículo direito encontramos uma artéria pulmonar dilatada.

Plano de Três Vasos (3V) e Três Vasos com Traqueia (3VT)

Nesta incidência avaliam-se as dimensões das grandes artérias, nota-se aorta ascendente hipoplásica, quando Z escore < -2, e artéria pulmonar e ducto arterioso dilatados.

A coarctação da aorta pode ser diagnosticada na presença de hipoplasia do istmo, porém, em aortas ascendente e transversa muito hipoplásicas este diagnóstico torna-se mais difícil.

Pode haver presença de fluxo retrógado do ducto arterioso para istmo aórtico e aorta ascendente, principalmente, nos casos com valva aórtica atrésica (Fig. 13-4).

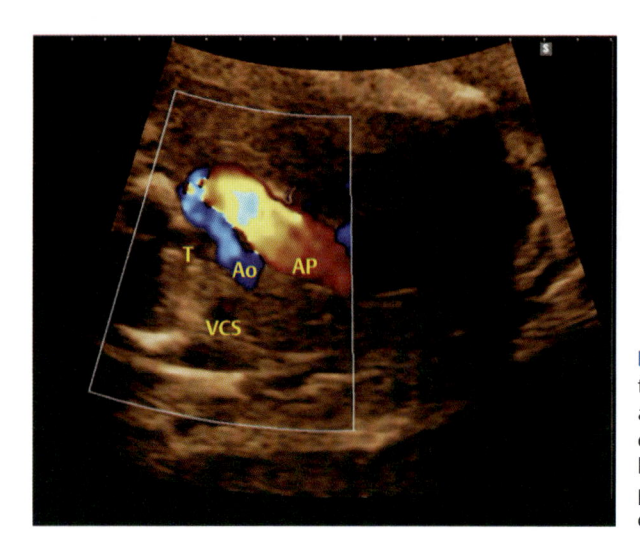

Fig. 13-4. Plano dos 3 vasos traqueia ao mapeamento de fluxo a cores mostrando fluxo reverso em aorta ascendente e transversa hipoplásicas. Ao: Aorta; AP: artéria pulmonar; T: traqueia; VCS: veia cava superior.

Plano Sagital do Arco Aórtico
Arco aórtico rudimentar ou de difícil visualização ao ultrassom, podendo ser tortuoso e com fluxo retrógrado do ducto arterioso para aorta ascendente (Fig. 13-5 e ▶ Vídeo 13-2).

FORAME OVAL (FO) RESTRITIVO OU SEPTO INTACTO (SI) NA SCEH
No feto portador de SCEH, a restrição do FO é o fator de risco mais importante para desfechos adversos em recém-nascidos antes ou após procedimentos cirúrgicos. O feto com FO restritivo ou SI apresenta obstrução ao retorno venoso pulmonar, que acarreta um acúmulo de sangue no pulmão levando à doença vascular pulmonar por hipertensão venocapilar retrógrada e lifangiectasias pulmonares já na vida fetal. Fetos com FO restritivo ou SI apresentam hipoxemia severa por hipertensão pulmonar grave pós-natal.

Diagnóstico de FO restritivo ou intacto pode ser realizado da seguinte forma (Fig. 13-6).

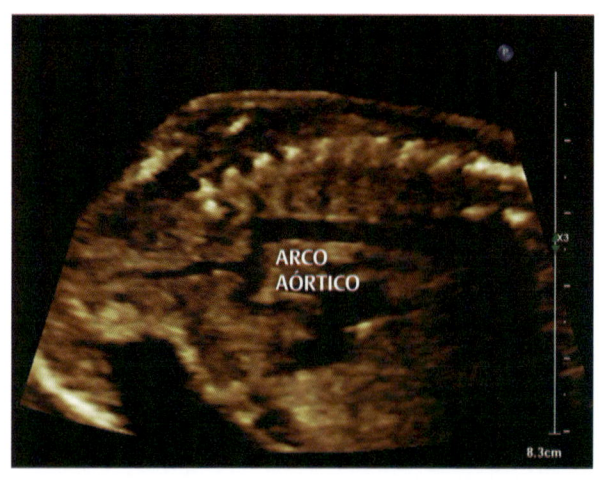

Fig. 13-5. Plano sagital do arco aórtico em feto com síndrome do coração esquerdo hipoplásico, mostrando arco aórtico tortuoso.

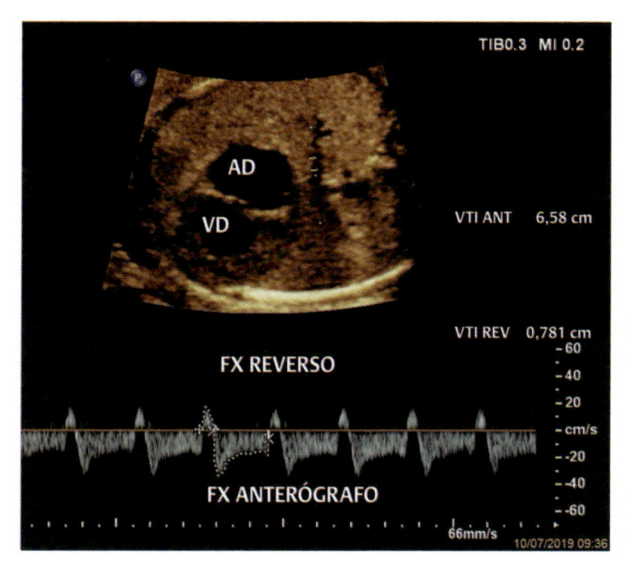

Fig. 13-6. Feto portador de SCEH com restrição leve do FO. Doppler em veia pulmonar: VTI do fluxo anterógrado (6,58 cm) 8,4 vezes maior que o do fluxo retrógrado ou reverso (0,78 cm). AD: Átrio direito; ANT: anterógrado; FX: fluxo; REV: reverso; VD: ventrículo direito; VTI: *velocity-time integral*.

- Doppler da veia pulmonar → relação entre a integral de velocidade e tempo (*velocity-time integral* ou VTI) do fluxo anterógrado (a) e do reverso (r):
  - Obstrução leve: a/r > 5.
  - Obstrução moderada: a/r < 5 e > 3.
  - Obstrução severa: a/r < 3.
- SI ou FO ≤ 1 mm.

Em casos de restrição grave ou septo interatrial intacto há indicação de intervenção fetal, a atriosseptostomia para alívio da restrição no forame oval.

ANOMALIAS ASSOCIADAS

Dentre as anomalias cardíacas associadas podemos encontrar: a coarctação da aorta, a comunicação interatrial tipo *ostium primum* e a comunicação interventricular.

Em 4 a 5% dos casos de SHCE estão associadas às anomalias cromossômicas, como síndrome de Turner e trissomias do 13 e 18, entre outras. Encontramos anomalias extracardíacas em 10 a 25% dos fetos com SCEH e síndrome genética associada.

DIAGNÓSTICO DIFERENCIAL

- Estenose aórtica crítica.
- Coarctação da aorta com VE pequeno.
- Atresia mitral com comunicação interventricular.
- Defeito do septo atrioventricular desbalanceado com dominância de VD.
- Dupla via de saída de ventrículo direito.

RESUMINDO

- Na SHCE ocorre hipodesenvolvimento das estruturas do lado esquerdo do coração.
- Plano 4 câmaras do coração fetal anormal: suspeita diagnóstica da SCEH no ultrassom morfológico ao avaliar VE hipodesenvolvido.

- Observa-se a membrana do forame oval direcionada ao átrio direito, com fluxo de sangue da esquerda para a direita na região da fossa oval ao *color* Doppler.
- Dificuldade de visualizar o arco aórtico.
- Presença de fluxo reverso do ducto arterioso em aorta ascendente nos planos dos 3VT e/ou sagital do arco aórtico.
- Ecocardiografia a cada 2 a 4 semanas para avaliar, principalmente, forame oval, valva tricúspide e função do ventrículo direito.
- Seleção de fetos com forame oval restritivo que se beneficiariam com intervenção fetal, pela avaliação do fluxo em veia pulmonar.

LEITURAS SUGERIDAS

Abuhamad A, Chaoui R. Hypoplastic left heart syndrome and critical aortic stenosis. In: Abuhamad A, Chaoui R. A pratical guide to fetal echocardiography. 3rd ed. Philadelphia: Wolters Kluwer; 2016. p. 329-16.

Axt-Fliedner R, Enzensberger C, Fass N, Vogel M, Kawecki A, Weichert J, et al. Fetal diagnosis of hypoplastic left heart, associations and outcomes in the current era. Ultraschall Med. 2012 Dec;33(7):E51-E56.

Donofrio MT, Skurow-Todd K, Berger JT, McCarter R, Fulgium A, Krishnan A, et al. Risk-stratified postnatal care of newborns with congenital heart disease determined by fetal echocardiography. J Am Soc Echocardiogr. 2015 Nov;28(11):1339-49.

Galindo A, Nieto O, Villagrá S, Grañeras A, Herraiz I, Mendoza A. Hypoplastic left heart syndrome diagnosed in fetal life: associated findings, pregnancy outcome and results of palliative surgery. Ultrasound Obstet Gynecol. 2009 May;33(5):560-6.

Roeleveld PP, Axelrod DM, Klugman D, Jones MB, Chanani NK, Rossano JW, et al. Hypoplastic left heart syndrome: from fetus to fontan. Cardiol Young. 2018 Nov;28(11):1275-88.

Sanapo L, Pruetz JD, Stodki M, Goens MB, Moon-Grady AJ, Donofrio MT. Fetal echocardiography for planning perinatal and delivery room care of neonates with congenital heart disease. Echocardiography. 2017 Dec;34(12):1804-21.

Snarr BS, Liu MY, Rychik J. Left heart malformations. In: Yagel S, Silverman NH, Gembruch U. Fetal Cardiology. 3rd ed. Florida: Taylor & Francis; 2019. p. 388-400.

Sokolowski L, Respondek-Liberska M, Pietryga M, Slodki M. Prenatally diagnosed foramen ovale restriction in fetuses with hypoplastic left heart syndrome may be a predictor of longer hospitalization, but not of a need for an urgent rashkind procedure. Ginekol Pol. 2019;90(1):31-8.

Tulzer A, Arzt W, Prandstetter C, Tulzer G. Atrial septum stenting in a foetus with hypoplastic left heart syndrome and restrictive foramen ovale: an alternative to emergency atrioseptectomy in the newborn - a case report. Eur Heart J Case Rep. 2020 Feb 10;4(1):1-4.

TETRALOGIA DE FALLOT

CAPÍTULO 14

Nathalie J. M. Bravo-Valenzuela

ENTENDENDO
A tetralogia de Fallot (T4F) caracteriza-se por uma tétrade de defeitos: obstrução da via de saída do ventrículo direito (VSVD), comunicação interventricular (CIV) de mau alinhamento subaórtica, dextroposição aórtica e hipertrofia do ventrículo direito (VD) (Fig. 14-1).
As quatro alterações cardíacas que ocorrem na T4F são originadas de uma única alteração anatômica: o desvio anterior do septo infundibular com desalinhamento em relação ao restante do septo interventricular, o que ocasiona a tétrade.

INCIDÊNCIA
A T4F é a anomalia conotruncal mais frequente e a cardiopatia congênita (CC) cianogênica mais frequente, ocorrendo em 3-7% das CC em fetos e 8-12% em nascidos vivos.

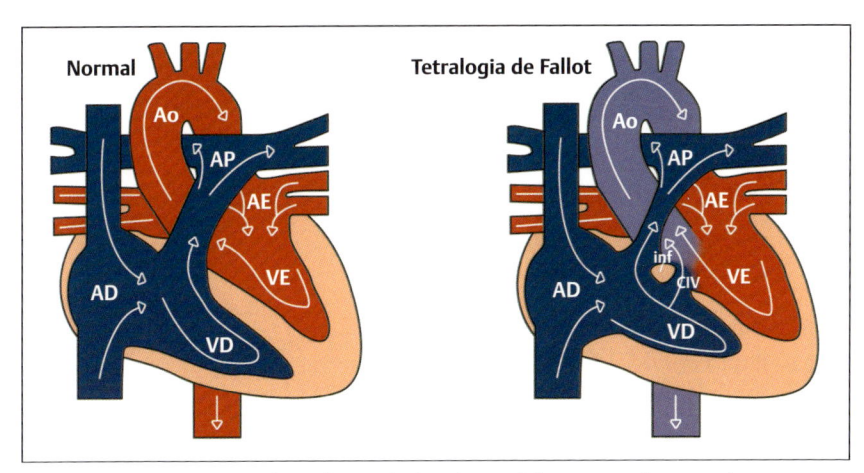

Fig. 14-1. Desenho esquemático de circulação pós-natal de um coração normal e na tetralogia de Fallot. Observe a tétrade de defeitos que caracterizam a tetralogia de Fallot: obstrução da via de saída do ventrículo direito (VSVD), comunicação interventricular de mau alinhamento, dextroposição aórtica e hipertrofia do ventrículo direito. Ao: Aorta; AP: artéria pulmonar; AD: átrio direito; VD: ventrículo direito; AE: átrio esquerdo; VE: ventrículo esquerdo; inf: infundíbulo (hipertrofiado e com desvio anterior causando obstrução da VSVD); CIV: comunicação interventricular.

Quando a mãe apresenta T4F, o risco de recorrência da cardiopatia nos filhos é de cerca de 7%, e quando o pai é o afetado, esse risco é de 1,5%.

CLASSIFICAÇÃO
- T4F clássica (com estenose infundibulovalvar pulmonar).
- T4F com agenesia da valva pulmonar.
- T4F com atresia da valva pulmonar ("Fallot extremo").

MORFOLOGIA
A T4F é uma anomalia da via saída do VD ("anomalia conotruncal") que apresenta as seguintes características morfológicas:

- Dextroposição aórtica (aorta cavalga o septo interventricular, com origem biventricular da valva aórtica relacionando-se com 50% ou < com o VD).
- CIV de mau alinhamento: geralmente perimembranosa subaórtica ou, mais raramente, muscular de via de saída ou duplamente relacionada.
- Septo interventricular infundibular com desvio anterior e obstrução da VSVD (estenose pulmonar infundibulovalvar).
- No período fetal, em geral não se observa a clássica hipertrofia do VD.

Na T4F clássica e na T4F com atresia pulmonar, o tronco (TP) e artérias pulmonares são pequenas ou até hipoplásicas. Entretanto, na T4F com agenesia da valva pulmonar (VP), o VD pode estar aumentado e as artérias pulmonares são extremamente dilatadas. O canal arterial (*ductus arteriosus*) é, em geral, pequeno e geralmente ausente na T4F com agenesia da VP. A aorta ascendente é ectasiada e na T4F com atresia pulmonar podem estar presentes colaterais provenientes da aorta descendente (colaterias sistêmico-pulmonares).

ANOMALIAS ASSOCIADAS
Anomalias Cardíacas
- Arco aórtico à direita (13 a 25% dos casos de T4F).
- Comunicação interatrial (CIA), CIVs musculares, defeito do septo atrioventricular (DSAV).
- Artéria subclávia esquerda (ASCE) aberrante.
- Artérias pulmonares não confluentes.

Anomalias Extracardíacas
- Síndrome Di George (deleção 22q11.2), sendo importante avaliação do timo.
- Trissomias: T21, T18, T13.
- Associação de CHARGE e de VATER.
- Pentalogia de Cantrell, onfalocele.

IDENTIFICANDO POR ECOCARDIOGRAFIA FETAL
Plano 4 Câmaras
Na T4F, a imagem do coração fetal no plano 4 câmaras é normal (Fig. 14-2), exceto no T4F com agenesia da VP, em que o VD pode estar aumentado por insuficiência pulmonar importante. Entretanto, o eixo cardíaco pode estar desviado para a esquerda, auxiliando o diagnóstico, inclusive no primeiro trimestre.

TETRALOGIA DE FALLOT

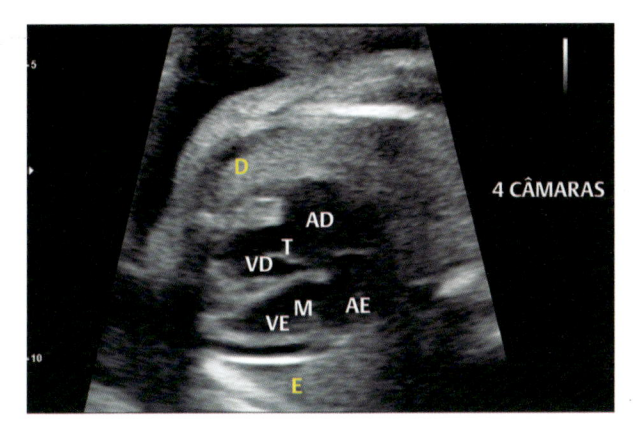

Fig. 14-2. Feto com T4F. Observe que a imagem do coração fetal no plano 4 câmaras é normal.
D: Direita; E: esquerda; AD: átrio direito; VD: ventrículo direito; AE: átrio esquerdo; VE: ventrículo esquerdo; T: valva tricúspide; M: valva mitral.

Planos das Vias de Saída Ventriculares

- Via de saída do VE: aorta dextroposta cavalgando o septo interventricular (*overriding*) e presença de CIV de mau alinhamento (Fig. 14-3 e ▶ Vídeo 14-1). Sinal do "Y": cavalgamento da aorta.
- Via de saída do VD: observa-se o septo infundibular hipertrofiado com desvio anterior e obstrução ao fluxo da via de saída do VD com tamanho reduzido da artéria pulmonar (Fig. 14-4 e ▶ Vídeo 14-1). Na T4F clássica ou na forma extrema (com atresia pulmonar): observa-se fluxo turbulento ao mapeamento de fluxo a cores com velocidade aumentada ao Doppler pulsado ou presença de fluxo retrógrado na artéria pulmonar proveniente de canal arterial quando existe atresia pulmonar e o TP, e artérias pulmonares são pequenas ou hipoplásicas. Na T4F com agenesia da valva pulmonar: a VP não é visibilizada ou apenas vestígios dela estão presentes. O *color* Doppler na VSVD demonstra fluxo anterógrado na sístole e retrógrado na diástole em razão da presença de insuficiência pulmonar (▶ Vídeo 14-2), o TP e artérias pulmonares estão dilatados ("sinal da mariposa") e o canal arterial é ausente.

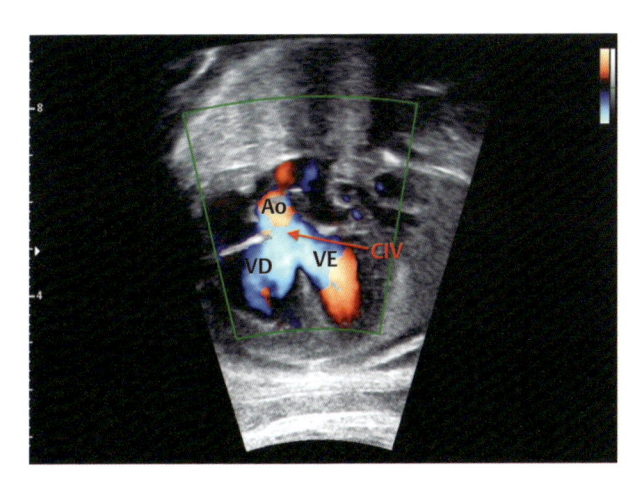

Fig. 14-3. Observe a comunicação interventricular (CIV) de mau alinhamento e aorta dextroposta cavalgando o septo interventricular (seta vermelha) em um feto com tetralogia de Fallot. Observe o formato da letra "Y".
Ao: Aorta; VE: ventrículo esquerdo; VD: ventrículo direito; CIV: comunicação interventricular.

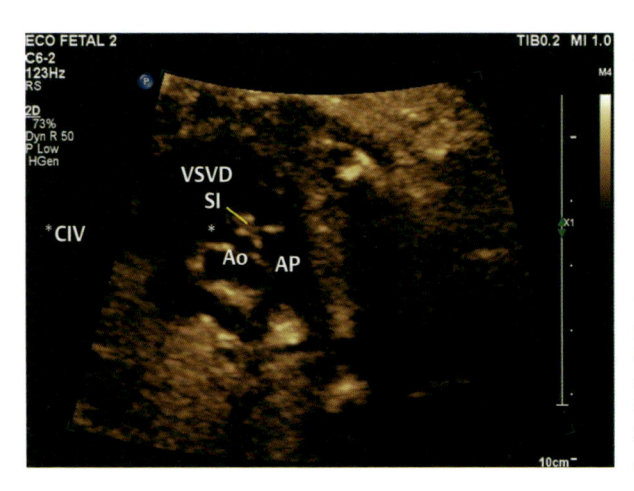

Fig. 14-4. Ecocardiografia fetal, plano de via de saída do ventrículo direito (VSVD): observe o desvio anterior do septo infundibular.
CIV: Comunicação interventricular;
SI: septo infundibular;
Ao: aorta; AP: artéria pulmonar.

Plano de Três Vasos (3V) e Três Vasos com Traqueia (3VT)

Na T4F, os planos dos 3V e 3VT estão alterados. As grandes artérias não apresentam o formato normal da letra "V" e existe desproporção entre esses vasos (Fig. 14-5a, b). Na T4F clássica e na T4F com atresia pulmonar, a aorta é maior que a artéria pulmonar nos planos 3V e 3VT (Fig. 14-5b, c; ▶ Vídeos 14-1 e 14-3). A aorta ectasiada apresenta um formato de ponto de interrogação, conhecido como *the question mark sign* (Fig. 14-6). O tronco e as artérias pulmonares são pequenos ou até hipoplásicos. Quando existe atresia pulmonar: o mapeamento de fluxo a cores (*color* Doppler) pode identificar o fluxo reverso na artéria pulmonar proveniente do canal arterial, caracterizando a cardiopatia com CC com fluxo pulmonar dependente de canal arterial (Fig. 14-7).

Técnicas avançadas de imagem podem ser utilizadas para auxiliar o diagnóstico ultrassonográfico das cardiopatias congênitas, em especial aquelas com imagem do coração fetal normal no plano 4 câmaras como, por exemplo, na T4F. A tecnologia de FINE (*fetal*

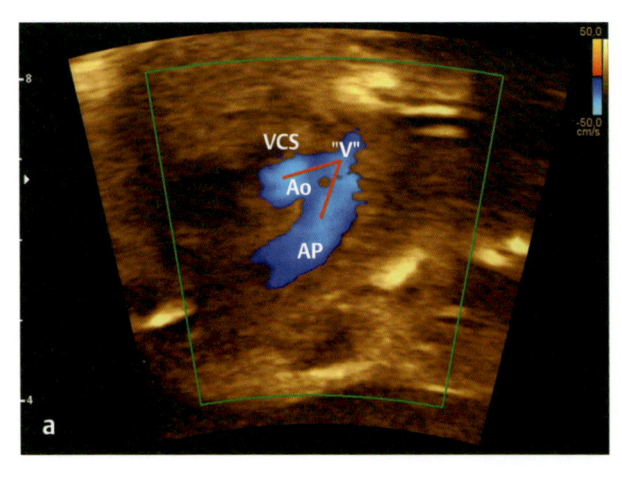

Fig. 14-5. (a,b) Ecocardiografia fetal, plano dos três vasos. (a) No feto normal: as grandes artérias apresentam o formato da letra "V" e os 3 vasos apresentam calibre normal. *(Continua.)*

TETRALOGIA DE FALLOT

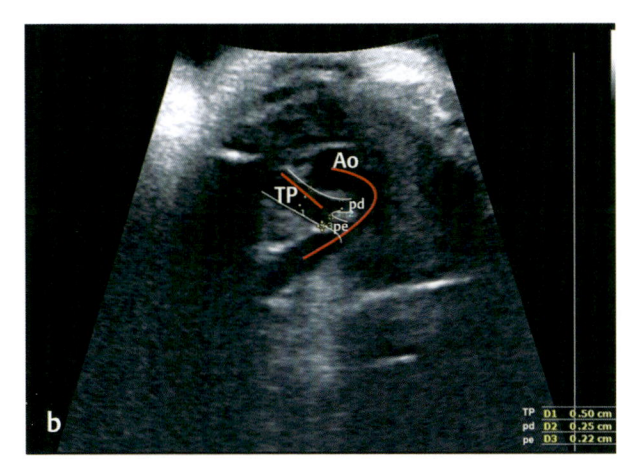

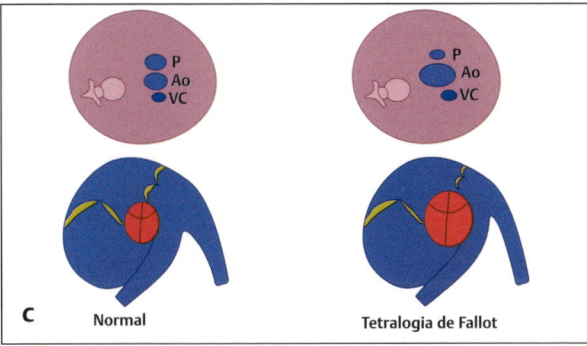

Fig. 14-5. *(Cont.)* (**b**) no feto com Tetralogia de Fallot: a aorta é maior que a artéria pulmonar nos planos 3V e 3VT, apresentando um formato de ponto de interrogação (*the question mark sign*); (**c**) Esquema comparativo. AP: Artéria pulmonar; TP: tronco da artéria pulmonar; Ao: aorta e VCS: veia cava superior.

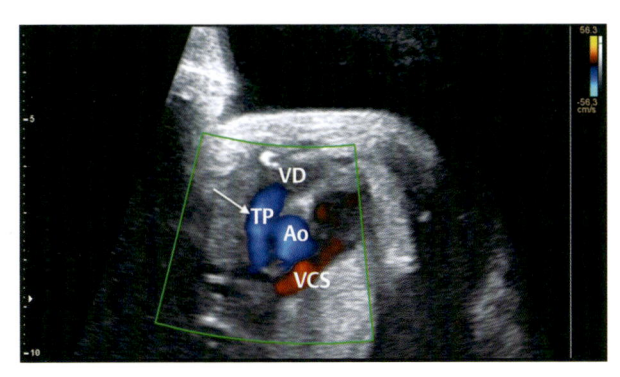

Fig. 14-6. Ecocardiografia fetal: plano dos 3 vasos com traqueia demonstrando diâmetro da artéria pulmonar menor que a aorta (seta branca) em um feto com Tetralogia de Fallot clássica. TP: Tronco da artéria pulmonar; Ao: aorta; VCS: veia cava superior; pe: artéria pulmonar esquerda; pd: artéria pulmonar direita.

intelligent navigation echocardiography) permite a obtenção automática dos 9 planos ecocardiográficos a partir da aquisição do volume cardíaco (plano 4 câmaras) utilizando US 3D/4D STIC (Fig. 14-8 e ▶ Vídeo 14-4). Essa técnica, por ser automatizada, pode auxiliar profissionais no rastreamento cardíaco e as imagens podem ser analisadas *off-line* e enviadas para um especialista na área de cardiologia fetal.

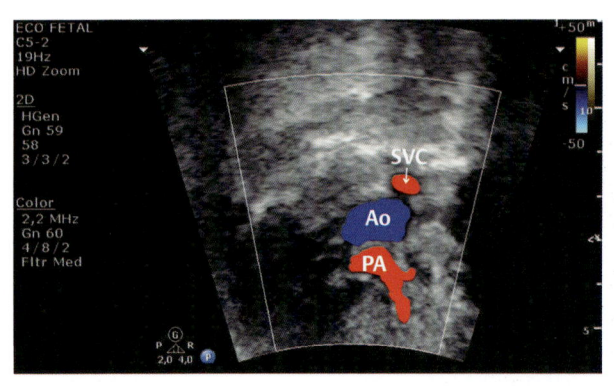

Fig. 14-7. Ecocardiografia fetal, plano dos três vasos com traqueia, num caso de tetralogia de Fallot com atresia pulmonar: o diâmetro da artéria pulmonar (AP) é menor que o da aorta (Ao) e apresenta cor diferente da aorta ao mapeamento de fluxo a cores (color Doppler) em decorrência de fluxo reverso na artéria pulmonar proveniente do canal arterial (atresia pulmonar). VCS: Veia cava superior.

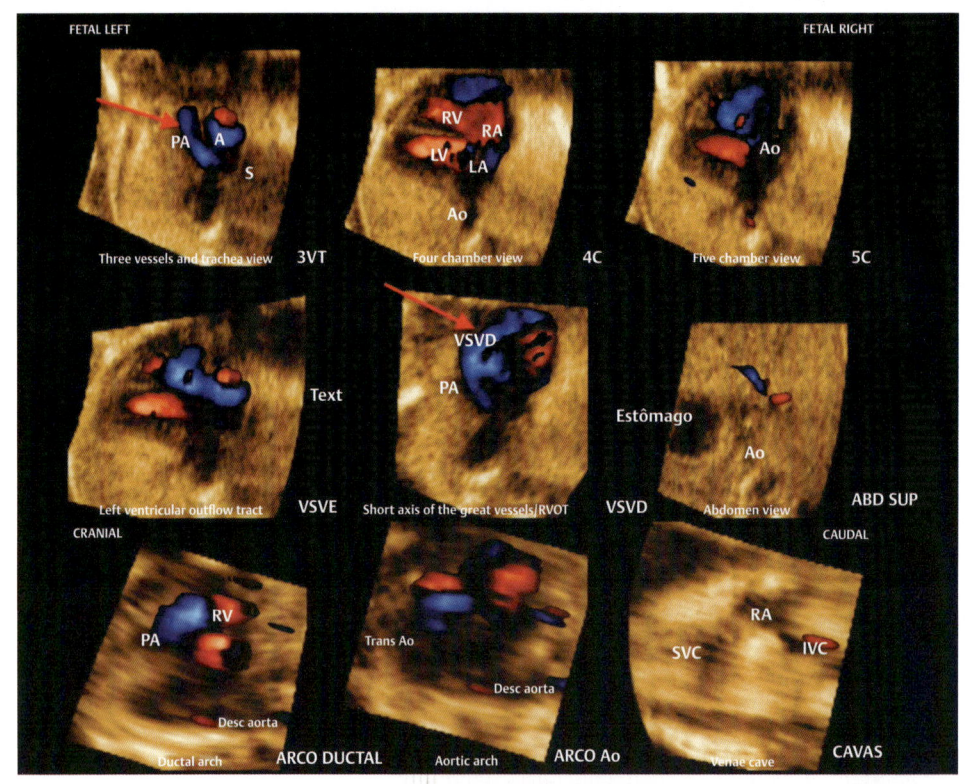

Fig. 14-8. Ecocardiografia fetal utilizando o método FINE, também denominado 5D-*heart*, num caso de T4F. Observe a artéria pulmonar pequena nos planos 3VT e VSVD (setas vermelhas). 3VT: 3 Vasos com traqueia; 4C: 4 câmaras, 5C: 5 câmaras.; VSVE: via de saída do ventrículo esquerdo; VSVD: via de saída do ventrículo direito; Abd: abdome; Arco Ao: arco aórtico; PA: artéria pulmonar; A: aorta; S: veia cava superior; LV: ventrículo esquerdo; RV: ventrículo direito; LA: átrio esquerdo; RA: átrio direito; *Stomach*: estômago; Ao: aorta; SVC: veia cava superior; IVC: veia cava inferior; Desc. Aorta: aorta descendente; Trans. Aorta: aorta transversa; Asc. Ao: aorta ascendente.

DIANÓSTICO DIFERENCIAL
- Dupla via de saída do VD com EP (tipo Fallot) - semelhante ao T4F, observam-se: a presença de CIV e a obstrução da via de saída do VD (estenose pulmonar infundibulovalvar), entretanto, as duas grandes artérias relacionam-se com mais de 50% do VD, pois a conexão VA é do tipo dupla via e não concordante com na T4F (Fig. 14-9).
- CIV de mau alinhamento – presença da CIV sem obstrução da via de saída do VD.
- CIV + estenose pulmonar valvar – presença da CIV; a obstrução da via de saída do VD é valvar e não existe o componente infundibular, pois o septo infundibular não está desviado nem hipertrofiado.

MANEJO PRÉ-NATAL
Acompanhamento por ecocardiografia fetal: avaliação do grau de obstrução do fluxo da VSVD e de defeitos associados. Nos casos de T4F com agenesia da valva pulmonar: ocorre dilatação do tronco e das artérias pulmonares com compressão da traqueia, árvore brônquica e hipoplasia pulmonar. O planejamento do parto depende do grau de comprometimento do aparelho respiratório. Na T4F com atresia pulmonar, o fluxo pulmonar é dependente de canal arterial. Entretanto, a T4F clássica, em geral, não necessita de procedimento cirúrgico no período neonatal, exceto quando a estenose pulmonar infundibulovalvar é importante.

Como Avaliar o Grau de Obstrução da VSVD na T4F Clássica?
Os principais sinais que demonstram sinais de severidade da obstrução ao fluxo de VSVD e chama a atenção para risco elevado para necessidade de cirurgia cardíaca no período neonatal são:

- Razão entre os diâmetros das valvas pulmonar e aórtica menor que 0,6.
- Z escore da valva e/ou do tronco da artéria pulmonar (AP) < -3,0.
- Velocidade sistólica máxima na AP > 87,5 cm/s entre 19-22 semanas e > 144,5 cm/s após 34 semanas.

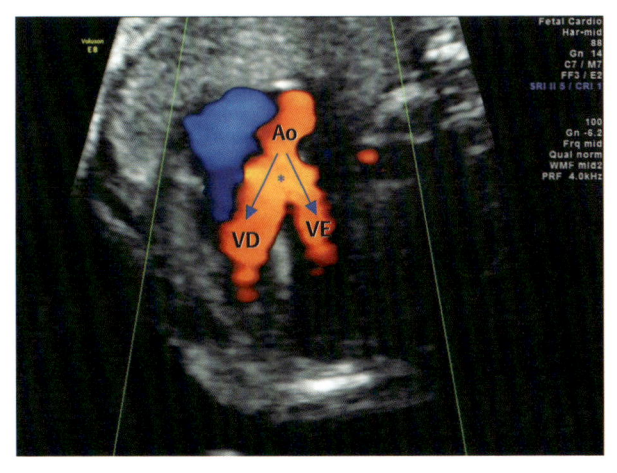

Fig. 14-9. Ecocardiografia fetal, plano de via de saída ventricular de um feto com dupla via de saída do VD tipo Fallot: observe a CIV de mau alinhamento com dextroposição da aorta. Aorta cavalga o septo interventricular em mais de 50%, relacionando-se mais com o VD (setas de coloração azul).
*CIV: Comunicação interventricular; VD: ventrículo direito; VE: ventrículo esquerdo; Ao: aorta.

RESUMINDO
T4F – Importante para o Diagnóstico Fetal
- Plano 4 câmaras normal, exceto da T4F com agenesia da AP, em que o VD pode estar aumentado.
- Plano de via de saída do VD alterado por obstrução ao fluxo da VSVD (septo infundibular hipertrofiado e desviado ocasionando estenose pulmonar) e presença de CIV de mau alinhamento com aorta dextroposta.
- Planos 3V e 3VT alterados: na T4F clássica e na T4F com atresia pulmonar – AP < Ao no plano; na T4F com agenesia pulmonar – VP não visibilizada, tronco e artérias dilatadas e insuficiência pulmonar importante.

LEITURAS SUGERIDAS
Bailliard F, Anderson RH. Tetralogy of Fallot. Orphanet J Rare Dis 2009;4(2):2.
Fallot ELA. Contribution a l'anatomie pathologique de la maladie bleu (cyanose cardiaque). Marseille Medical 1988;25:77-93.
Galindo A, Mendoza A, Arbues J, Grañeras A, Escribano D, Nieto O. Conotruncal anomalies in fetal life: accuracy of diagnosis, associated defects and outcome. Eur J Obstet Gynecol Reprod Biol 2009;146:55-60.
Marantz P, Grinenco S, Pestchanker F, Meller CH, Izbizky G. Prenatal diagnosis of CHDs: a simple ultrasound prediction model to estimate the probability of the need for neonatal cardiac invasive therapy. Cardiol Young 2016;26(2):347-53.
Martínez JM, Gómez O, Bennasar M, Olivella A, Crispi F, Puerto B, Gratacós E. The 'question mark' sign as a new ultrasound marker of tetralogy of Fallot in the fetus. Ultrasound Obstet Gynecol 2010;36(5):556-60.
Obler D, Juraszek AL, Smoot LB, Natowicz MR. Double outlet right ventricle: aetiologies and associations. J Med Genet 2008;45:481-97.
Quartermain MD, Glatz AC, Goldberg DJ, Cohen MS, Elias MD, Tian Z, Rychik J. Pulmonary outflow tract obstruction in fetuses with complex congenital heart disease: predicting the need for neonatal intervention. Ultrasound Obstet Gynecol 2013;41(1):47-53.
Yoo SJ, Golding F, Jaeggi E. Ventricular outflow tract anomalies: so-called conotruncal anomalies. In: Yagel S, Silverman NH, Gembruch U. Fetal cardiology. Informa Healthcare USA, Inc: New York, NY; 2009. p. 305-28.
Yoo SJ, Lee YH, Kim ES, et al. Three-vessel view of the fetal upper mediastinum: an easy means of detecting abnormalities of the ventricular outflow tracts and great arteries during obstetric screening. Ultrasound Obstet Gynecol 1997;9(3):173-82.

TRUNCUS ARTERIOSUS

Eliane Lucas ▪ Aldalea Ribeiro de Sousa

ENTENDENDO
Truncus arteriosus (TA), também chamado de tronco arterial comum, é uma cardiopatia caracterizada por uma única saída dos ventrículos que dá origem as artérias coronárias, artérias pulmonares e a aorta ascendente. Em quase todos os casos existe ampla comunicação interventricular que se localiza logo abaixo da válvula truncal.

INCIDÊNCIA
O TA é uma patologia conotruncal rara e sua incidência é de 1,5% de todas as cardiopatias congênitas.

O diabetes melito, fenilcetonúria, tabagismo no primeiro trimestre e carência de ácido fólico são condições pré-natais associadas à maior incidência do TA.

MORFOLOGIA
O espectro morfológico do TA é amplo, principalmente relacionado com a origem dos ramos pulmonares. O TA é composto por uma via de saída ventricular única por um vaso arterial, chamado de vaso truncal, de onde se originam as artérias coronárias, pulmonares e a aorta ascendente. No vaso truncal existe uma válvula truncal (VT) em continuidade fibrosa com a valva mitral, que pode ser bi, tri ou tetracúspide, e que pode também apresentar seus folhetos espessados e displásicos, podendo gerar graus variáveis de disfunção, mais frequentemente, a insuficiência valvar. Podemos encontrar o vaso truncal com origem biventricular ou mais relacionado com o ventrículo direito por cavalgamento do septo interventricular. Habitualmente, a comunicação interventricular (CIV) é grande e de mau alinhamento. A origem do tronco e ramos pulmonares pode ter ampla variação e, assim, temos a classificação de Collett e Edwards relacionada apenas com as origens das artérias pulmonares (Figs. 15-1 e 15-2).

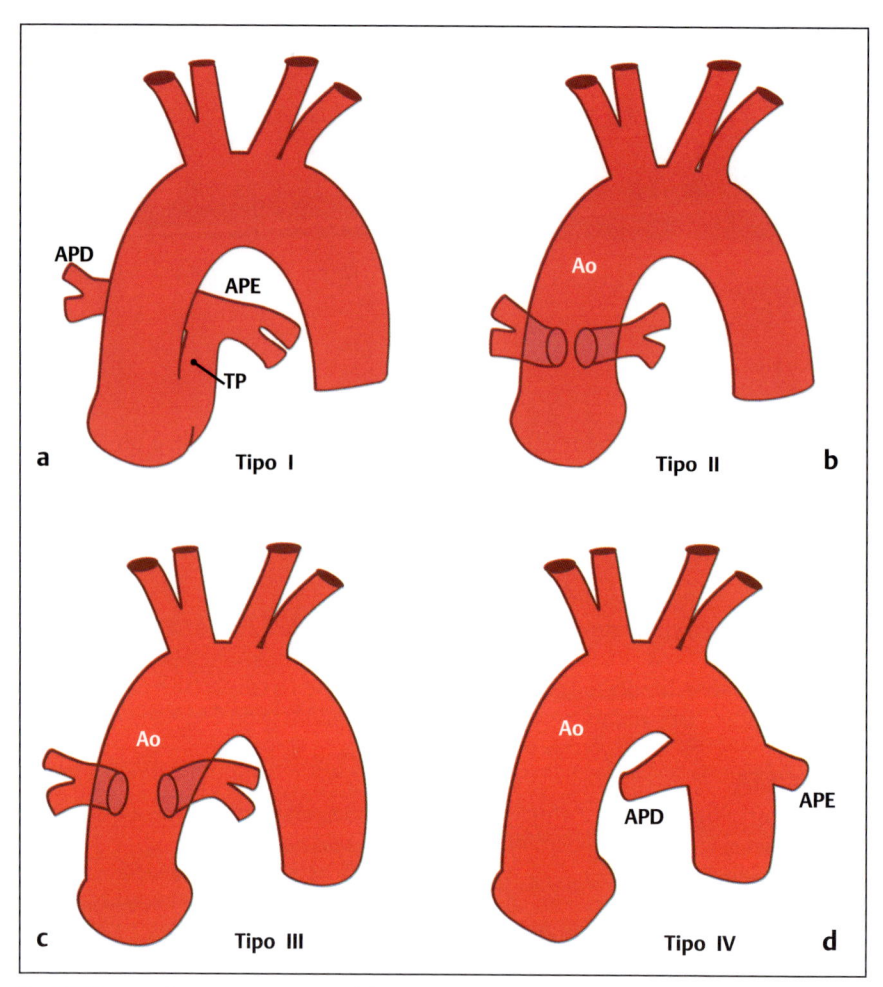

Fig. 15-1. Tipos de *truncus arteriosus*. (**a**) Tipo I: tronco pulmonar comum se origina do vaso truncal e se divide em artéria pulmonar direita e esquerda. (**b**) Tipo II: ramos pulmonares originam-se separadamente no vaso truncal. (**c**) Tipo III: um dos ramos pulmonares está ausente, com presença de colaterais sistêmicas. (**d**) Tipo IV: atualmente classificado como atresia pulmonar com CIV, se associa à interrupção do arco aórtico. Ao: Aorta; APD: artéria pulmonar direita; APE: artéria pulmonar esquerda; TP: tronco pulmonar.

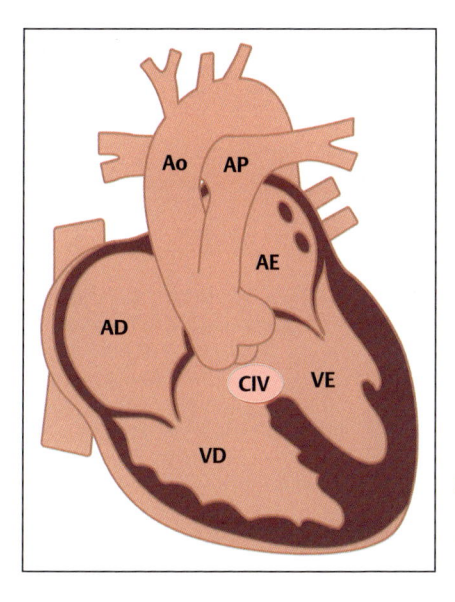

Fig. 15-2. *Truncus arteriosus* tipo I. AD: Átrio direito; AE: átrio esquerdo; Ao: aorta; CIV: comunicação interventricular; VD: ventrículo direito; VE: ventrículo esquerdo; AP: artéria pulmonar.

INDENTIFICANDO POR ECOCARDIOGRAFIA FETAL
Plano 4 Câmaras (4C)
Inicialmente ressaltamos que a imagem neste plano é normal, ou seja, uma grande parte do SIV é visível e a proporção de ambos os ventrículos é normal. A partir de uma angulação cefálica maior que expõe a saída de VE identificamos a CIV ampla e de mau alinhamento.

Plano das Vias de Saída Ventriculares
Na via de saída do ventrículo esquerdo (VSVE) observamos a presença de um vaso mais calibroso, único (vaso truncal), com uma válvula geralmente espessada e displásica cavalgando o septo interventricular e as origens das artérias coronárias.

A morfologia da válvula truncal (VT), com seus folhetos displásicos, pode apresentar estenose e regurgitação valvar confirmada por *color* Doppler. Identificamos a continuidade fibrosa da VT com a válvula mitral. Com uma angulação mais cefálica, observando o vaso truncal, identificamos o tronco e os ramos da artéria pulmonar. As caraterísticas desta conexão permitem a classificação dos tipos de TA (Figs. 15-3 a 15-5 e ▶ Vídeo 15-1).

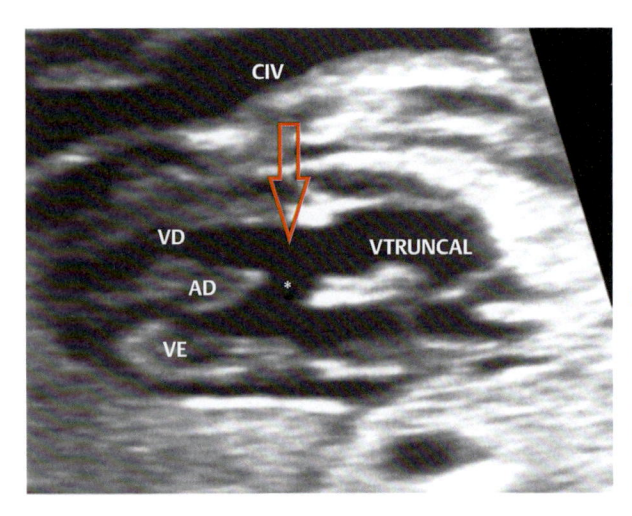

Fig. 15-3. No plano da VSVE no TA identificamos ampla comunicação interventricular (CIV) de mau alinhamento, a presença de um vaso calibroso (VT) que cavalga o septo interventricular (seta).
VD: Ventrículo direito; VE: ventrículo esquerdo.

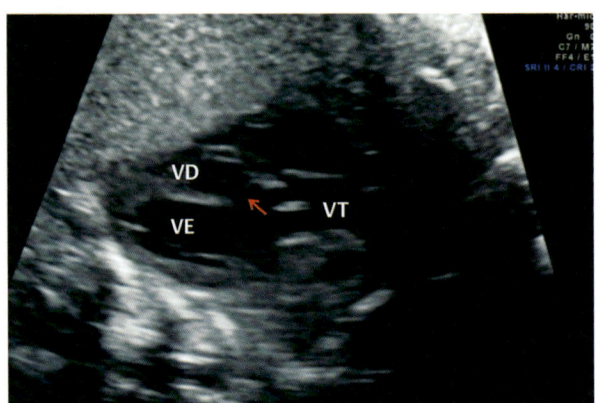

Fig. 15-4. No plano da VSVE no TA identificamos ampla comunicação interventricular (CIV) de mau alinhamento (seta), a presença de um vaso calibroso (VT) que cavalga o septo interventricular e a valva truncal espessada. VD: Ventrículo direito; VE: ventrículo esquerdo.

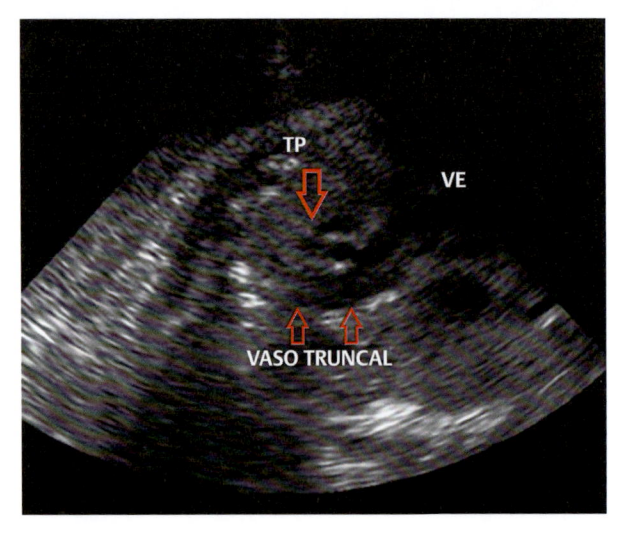

Fig. 15-5. No plano da via de saída no TA observamos o tronco pulmonar (TP) se originando do vaso truncal (*Truncus* tipo I). VE: Ventrículo esquerdo.

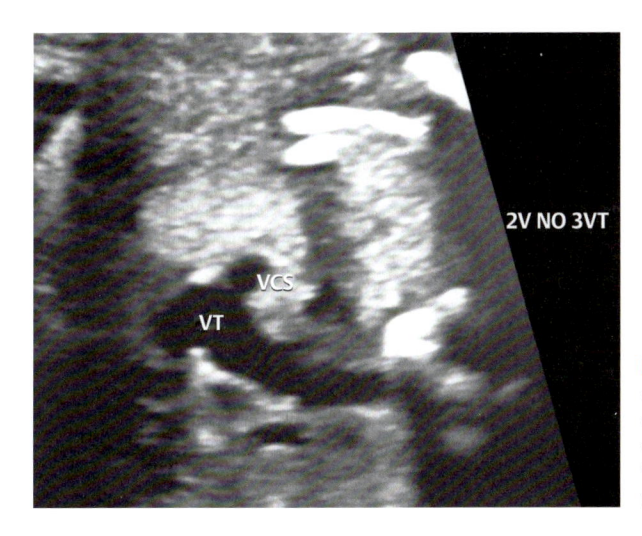

Fig. 15-6. No plano dos 3V no feto com TA visualizamos apenas 2 vasos, o VT e a VCS. 3V: Plano de três vasos; TA: *truncus arteriosus*; VCS: veia cava superior; VT: vaso truncal.

Plano de Três Vasos (3V) e Três Vasos com Traqueia (3VT)

Visualizamos apenas dois vasos auxiliando na suspeita diagnóstica (o vaso truncal e a veia cava superior). A avaliação do arco ductal é importante na suspeita de interrupção do arco aórtico associado. No TA é importante, também, a avaliação do timo por uma visão transversa do mediastino. Nos casos de hipoplasia ou não visualização do timo é importante realizar a investigação genética, em especial, a pesquisa de deleção cromossomo 22q11 (Fig. 15-6 e ▶ Vídeo 15-2).

ANOMALIAS ASSOCIADAS

Anomalias Cardíacas

- Arco aórtico à direita (30%).
- Interrupção do arco aórtico (continuidade ductal com aorta descendente).
- Ausência de uma das artérias pulmonares, em geral no lado do arco aórtico.
- Defeito do septo atrioventricular.
- Atresia tricúspide ou mitral.

Associações Extracardíacas

- Síndrome da deleção do cromossomo 22q11.
- Síndrome Di George.
- Anomalias renais (hidroureter).
- Má rotação intestinal.
- Malformações esqueléticas.
- Fenda palatina.
- Dolicocefalia.
- Asplenia.

DIAGNÓSTICO DIFERENCIAL

Durante a vida fetal, é um grande desafio a diferenciação do TA com outras patologias conotruncais, como a dupla saída do ventrículo direito e estenose pulmonar severa (DVSDV/EP) e a atresia pulmonar com comunicação interventricular (AP/CIV). Na AP/CIV, a válvula aórtica é grande e fina e no TA, a válvula truncal é espessada e displásica. A maioria dos casos de TA as artérias pulmonares têm bom tamanho e na AP com CIV, mas frequentemente, podem apresentar-se de tamanhos reduzidos. Nos raros casos de TA tipo II e III, segundo a classificação de Collett e Edwards, a diferenciação com a AP/CIV é bastante difícil, porém, o aspecto da morfologia da válvula semilunar (espessada e displásica), presença de disfunção valvar com insuficiência ou estenose truncal, ramos pulmonares localizados mais próximos à válvula semilunar são aspectos mais sugestivos de TA. Ao contrário, a presença de colaterais aortopulmonares, cavalgamento do vaso para a direita (*overriding* para direita) e o fluxo retrógrado para Ao pelo canal arterial é mais comum na AP/CIV (▶ Vídeo 15-3).

LEITURAS SUGERIDAS

Abuhamad A, Chaoui R. A practical guide to fetal echocardiography: normal and abnormal hearts. 3rd ed. Philadelphia: Wolters Kluwer; 2016. p. 686-706.

Drose JA. Fetal echocardiography. 2nd ed. St.Louis: Saunders Elsevier; 2010;(14):223-31.

Duke C, Sharland GK, Jones AR, Simpson JM. Echocardiographic features and outcome of truncus arteriosus diagnosed during fetal life. Am J Cardiol. 2001;88:1379-84.

Galindo A, Mendonza A, Arbues J, Grañeras A, Escribano D, Nieto O. Conotruncal anomalies in fetal life: accuracy of diagnosis, associated defects and outcome. Eur J Obstet Gynecol Reprod Biol 2009;146(1):55-60.

Gómez O, Soveral I, Bennasar M, Crispe F, Masoller N, Marimon E, et al. Accuracy of fetal echocardiography in the differential diagnosis between truncus arteriosus and pulmonary atresia with ventricular septal defect. Fetal Diagn Ther 2016;39(2):90-9.

Lopes LM (Ed.). Ecocardiografia fetal. Rio de Janeiro: Revinter; 2016. p. 186-90.

Paladini PV, Marasini M, Buonadonna AL, Russo MG, Caruso G, Marzullo A, et al. Common arterial trunk in the fetus: characteristics, associations, and outcome in a multicentre series of 23 cases. Heart 2003;89:1437-41.

Traisrisilp K, Tongpraser F, Srisupundit K, Luewan S, Sukpan K, Tongsong T. Prenatal differentiation between truncus arteriosus (Types II and III) and pulmonary atresia with ventricular septal defect. Ultrasound Obstet Gynecol 2015;46:564-70.

DUPLA VIA DE SAÍDA DO VENTRÍCULO DIREITO

Anna Esther Araujo e Silva

ENTENDENDO

Dupla via de saída do ventrículo direito (DVSVD) refere-se a um grupo heterogêneo de lesões em que ambas as grandes artérias se originam completamente ou em grande parte do ventrículo direito (VD). Considera-se que um vaso pertence a um ventrículo quando mais de 50% de sua circunferência na região da valva está conectada a esse ventrículo. A DVSVD está frequentemente associada a uma comunicação interventricular (CIV) que permite, assim, que o ventrículo esquerdo (VE) ejete para uma grande artéria. A DVSVD pode existir com qualquer arranjo atrial ou tipos de conexão atrioventricular, assim como em corações bi e univentriculares. A fisiologia hemodinâmica pós-natal depende da localização do defeito ventricular em relação às grandes artérias e da presença ou ausência de obstruções ao trato de saída.

INCIDÊNCIA

Ocorre entre 0,03 a 0,07 de cada 1.000 nascidos vivos e corresponde a menos de 1% de todas as cardiopatias congênitas em crianças. A DVSVD é relatada mais frequentemente em fetos, podendo corresponder a 6% das cardiopatias congênitas fetais.

MORFOLOGIA

1. Quanto à posição da comunicação interventricular (Fig. 16-1):
   - Subaórtica: está frequentemente associada à obstrução subpulmonar em decorrência da anteriorização do septo infundibular, como na tetralogia de Fallot.
   - Subpulmonar: pode existir obstrução subaórtica. Nesses casos é comum a associação a lesões obstrutivas do arco aórtico.
   - Duplamente relacionada: o septo infundibular é ausente ou hipoplásico e o teto da CIV são as valvas semilunares.
   - Não relacionada: a CIV está afastada das grandes artérias. Pode ser uma CIV muscular trabecular ou mesmo uma CIV de via de entrada presente no defeito do septo atrioventricular (DSAV).
2. Quanto à posição das grandes artérias (Fig. 16-2):
   - Relação normal entre as grandes artérias: aorta cavalga o septo interventricular e é posterior à artéria pulmonar. Os vasos se cruzam após sair dos ventrículos. Pode existir estenose/obstrução subpulmonar por anteriorização do septo infundibular, lembrando a tetralogia de Fallot.

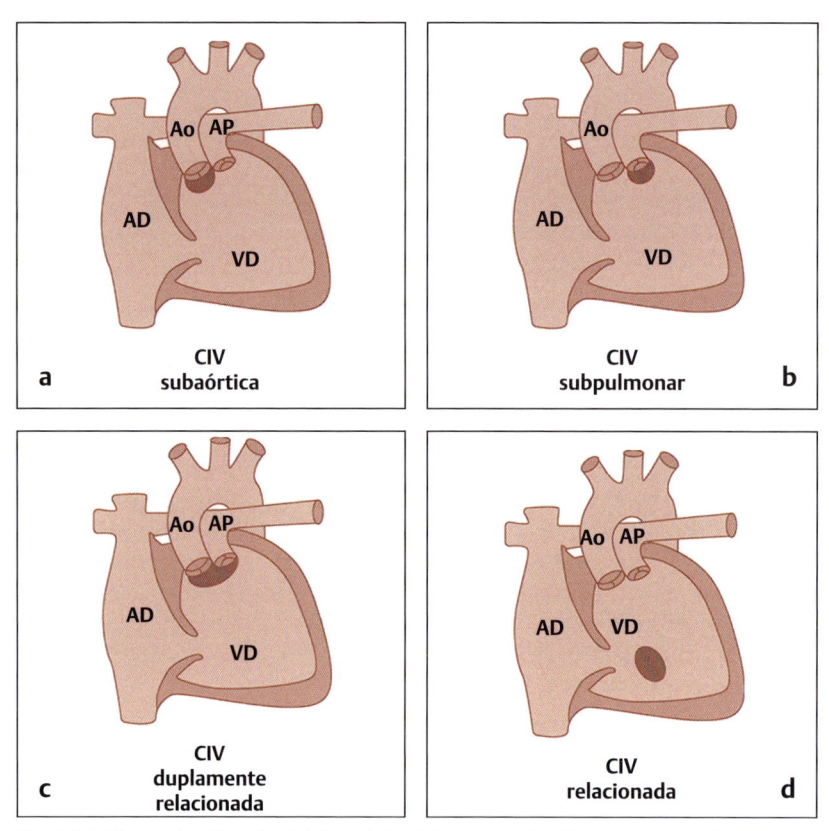

Fig. 16-1. Tipos e localizações (visão pelo VD) das comunicações interventriculares na DVSVD. AD: Átrio direito; VD: ventrículo direito; Ao: aorta; AP: artéria pulmonar.

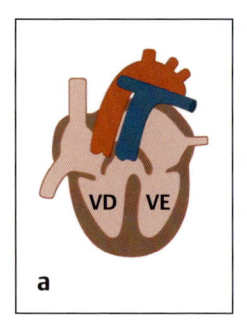

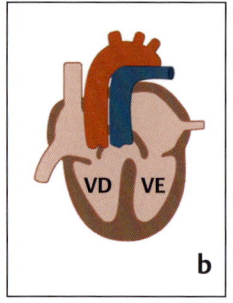

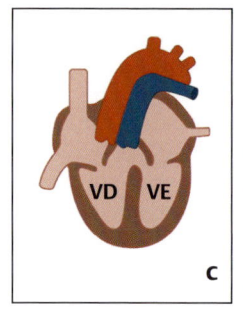

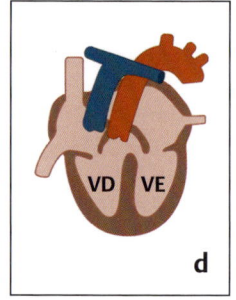

Fig. 16-2. Posição e relação das grandes artérias na DVSVD. (**a**) Relação normal, aorta posterior e à direita da AP. (**b**) Artérias lado a lado, aorta à direita. (**c**) Aorta anterior e à direita da AP. (**d**) Aorta anterior e à esquerda da AP. VE: Ventrículo esquerdo; VD: ventrículo direito.

- Artérias lado a lado: com a aorta à direita da artéria pulmonar.
- Aorta anterior e à direita da artéria pulmonar.
- Aorta anterior e à esquerda da artéria pulmonar.

CLASSIFICAÇÃO
Em relação à fisiologia hemodinâmica, as formas de apresentação mais frequentes são:
- *Tipo CIV:* na vida pós-natal a clínica é de hiperfluxo pulmonar e há pouca ou nenhuma cianose. Os vasos são normorrelacionados, a CIV é subaórtica e não há obstrução pulmonar.
- *Tipo tetralogia de Fallot:* funciona como cardiopatia cianótica e a morfologia lembra a tetralogia de Fallot por apresentar CIV subaórtica e obstrução subpulmonar.
- *Tipo transposição das grandes artérias:* a CIV é subpulmonar, com aorta anterior e à direita da artéria pulmonar ou com relação dos vasos lado a lado com aorta à direita (anomalia de Taussig-Bing).

ANOMALIAS ASSOCIADAS
- *Anomalias cardíacas:* defeito do septo AV total, *cleft* mitral, atresia mitral, doença de Ebstein, isomerismos atriais, coarctação da aorta, interrupção do arco aórtico.
- *Anomalias extracardíacas:* trissomia do 13, 18 e 21, síndrome de DiGeorge (deleção do cromossomo 22q11.2).

IDENTIFICANDO POR ECOCARDIOGRAFIA FETAL
A ecocardiografia fetal visa a identificar a alteração da conexão ventrículo-arterial, a relação dos grandes vasos e a localização da CIV.

Plano 4 Câmaras
Observa-se, em geral, aumento das câmaras direitas, principalmente no terceiro trimestre de gestação. Além disso, as associações com defeitos como DSAV total, conexão atrioventricular univentricular, atresia mitral ou CIV de via de entrada podem ser identificadas nesta posição.

Planos das Vias de Saída Ventriculares
As vias de saída podem ser identificadas num plano superior ao de 4 câmaras. Para obter um longo eixo de cada via de saída realiza-se leve rotação horária e anti-horária.

O plano de via de saída do VE revela, em geral, a presença da CIV, a falta de continuidade da parede medial da aorta com o septo interventricular e a saída dos grandes vasos do ventrículo direito (▶ Vídeo 16-1). Deve-se descrever a posição da CIV em relação aos grandes vasos, o tamanho e a relação dos grandes vasos entre si (Figs. 16-3 a 16-6 e ▶ Vídeo 16-2).

A região subvalvar deve ser avaliada, sendo possível visualizar o desvio do septo infundibular contribuindo para a obstrução (Fig. 16-7). CIVs subaórticas associam-se à obstrução subpulmonar em cerca de 75% dos casos (▶ Vídeo 16-3). CIVs subpulmonares se associam à obstrução subaórtica. Nessa situação é importante investigar se existe obstrução do arco aórtico.

Gradiente pelo trato de saída obstruído pode não estar presente, uma vez que o fluxo pode ser ejetado para o vaso não obstruído. A análise da discrepância de tamanho entre os grandes vasos deve ser usada para inferir a presença de obstrução dos tratos de saída.

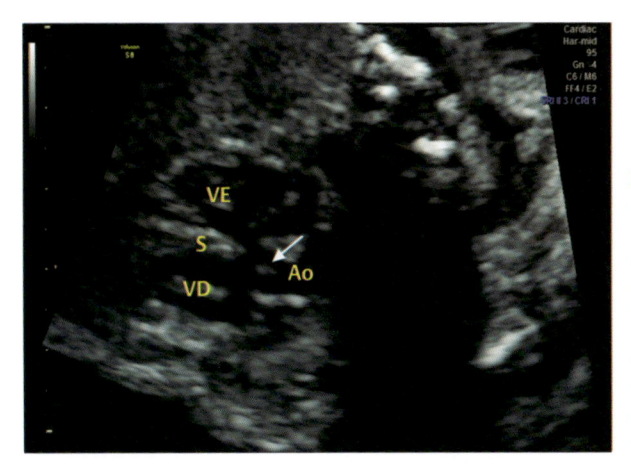

Fig. 16-3. Plano de via de saída dos ventrículos em feto com DVSVD e vasos normorrelacionados. Observa-se falta de continuidade da parede medial da aorta com o SIV, CIV subaórtica (seta) e aorta cavalgando o SIV em mais de 50%. VE: Ventrículo esquerdo; VD: ventrículo direito; Ao: aorta; CIV: comunicação interventricular; S: septo interventricularr.

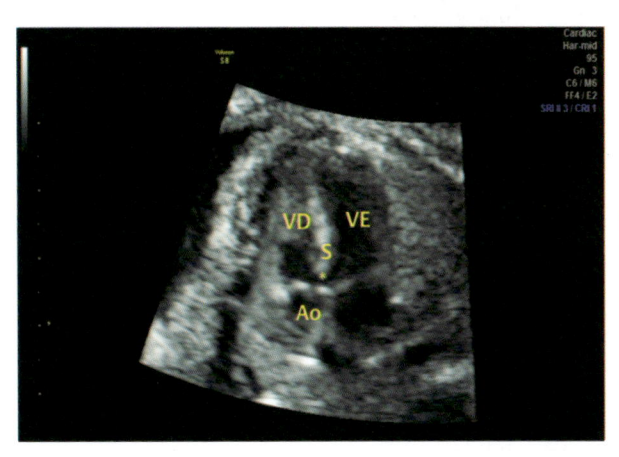

Fig. 16-4. Plano 5 câmaras demonstrando a presença da CIV subaórtica (*) em feto com DVSVD. Observa-se a falta de continuidade da parede medial da aorta (Ao) com o SIV. Aorta cavalga o SIV em mais de 50%. VE: Ventrículo esquerdo; VD: ventrículo direito; S: septo interventricular.

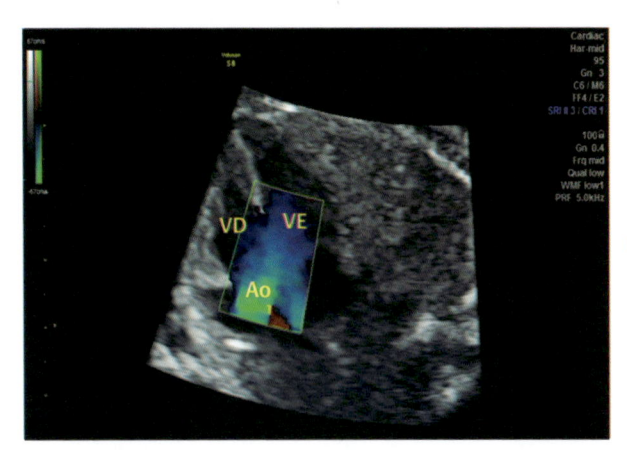

Fig. 16-5. Plano de via de saída dos ventrículos com *color* Doppler. DVSVD com vasos normorrelacionados. Observa-se ventrículo esquerdo (VE) ejetando para a aorta (Ao), que cavalga o SIV em mais de 50%. VD: Ventrículo direito.

DUPLA VIA DE SAÍDA DO VENTRÍCULO DIREITO 133

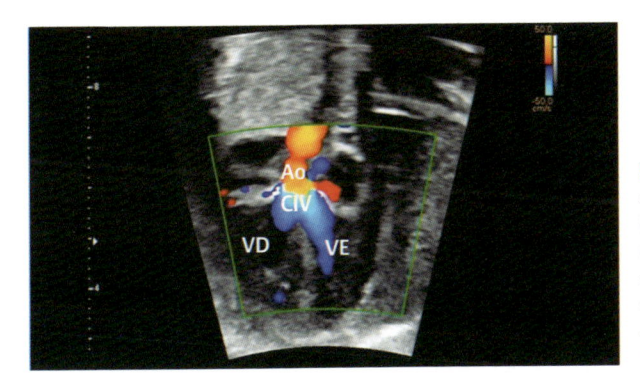

Fig. 16-6. Plano de via de saída do ventrículo esquerdo com *color* Doppler. Feto com DVSVD e vasos normorrelacionados. Observa-se CIV subaórtica e aorta (Ao) cavalgando o SIV em mais de 50%. Ventrículo direito (VD) e ventrículo esquerdo (VE) ejetam para a aorta.

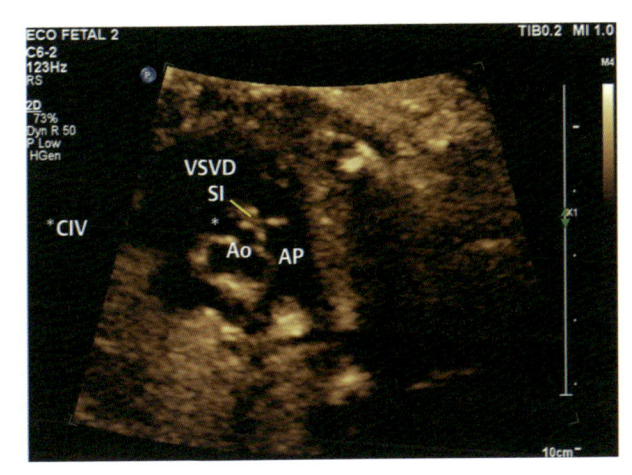

Fig. 16-7. Plano de via de saída do ventrículo direito (VSVD). Feto com DVSVD e fenótipo de tetralogia de Fallot. Observa-se a comunicação interventricular (*) e a anteriorização do septo infundibular (SI) – (seta), que contribui para a obstrução subpulmonar. Ao: Aorta; AP; artéria pulmonar.

Plano de Três Vasos (3V) e Três Vasos com Traqueia (3VT)

Nessa posição pode-se avaliar a relação dos grandes vasos, tamanhos relativos e direção dos fluxos.

A identificação de arco aórtico à direita pode ser feita nesse plano e aumenta o risco para deleção do cromossomo 22q11.2 nesses fetos (Fig. 16-8).

É importante avaliar o arco aórtico na procura de sinais de interrupção ou coarctação, quando existe obstrução subaórtica. Nas raras ocasiões em que há obstrução aórtica crítica, pode-se observar fluxo reverso no arco aórtico.

Fluxo retrógrado no canal arterial é indicativo de estenose pulmonar crítica.

Ambas as situações são indicativas de necessidade do uso de prostaglandina após o nascimento.

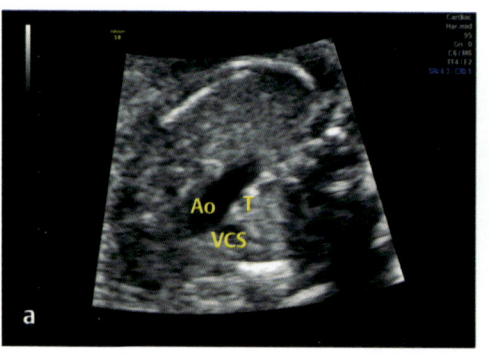

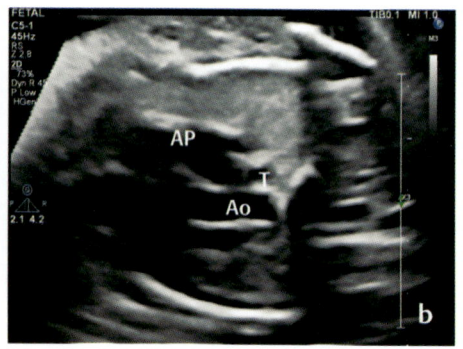

Fig. 16-8. Plano 3VT em dois fetos diferentes com DVSVD e fenótipo de tetralogia de Fallot. (**a**) Aorta (Ao) encontra-se à esquerda da traqueia (T). (**b**) Aorta (Ao) encontra-se à direita da traqueia (T). AP: Artéria pulmonar; VCS: veia cava superior.

Plano Sagital
Permite avaliar sinais de hipoplasia do arco aórtico.

DIANÓSTICO DIFERENCIAL
- Comunicação interventricular (CIV).
- Tetralogia de Fallot.
- Transposição das grandes artérias.

MANEJO PRÉ-NATAL
- Acompanhamento por ecocardiografia fetal e avaliação de outros defeitos cardíacos associados.
- Aconselhamento dos pais quanto ao prognóstico e opções de tratamento pós-natal.
- Planejamento do parto e manejo pós-natal.

RESUMINDO
- Dupla via de saída do ventrículo direito é uma cardiopatia congênita complexa onde as grandes artérias emergem, predominante ou totalmente, do ventrículo morfologicamente direito e geralmente existe associação à comunicação interventricular.
- No diagnóstico pré-natal é importante delinear, adequadamente, a relação dos grandes vasos, presença de obstruções aos tratos de saída e a localização da CIV.
- Muitos casos podem ter outras anomalias cardíacas associadas, anomalias de *situs* e alterações cromossômicas.
- Existe variabilidade de apresentação clínica no período neonatal, sendo importante o planejamento do nascimento, com estrutura onde exista cardiologista pediátrico de sobreaviso e possibilidade de iniciar prostaglandina, se necessário.

LEITURAS SUGERIDAS

Abuhamad A, Chaoui R. Double outlet right ventricle. In: Abuhamad A, Chaoui R (Eds.). A practical guide to fetal echocardiography: normal and abnormal hearts. 3rd ed. Philadelphia: Wolters Kluwer; 2016.

Eckersley L, Hornberger L. Double outlet right ventricle. In: Yagel S, Silverman NH, Gembruch U (Eds.). Fetal cardiology: embryology, genetics, physiology, echocardiographic evaluation, diagnosis, and perinatal management of cardiac diseases. 3rd ed. Boca Raton: CRC Press; 2019. p. 350-8.

Gottschalka I, et al. Prenatal diagnosis, associated findings and postnatal outcome of fetuses with double outlet right ventricle (DORV) in a single center. J Perinat Med 2019;47(3):354-64.

Lagopoulos ME, et al. Impact of prenatal diagnosis and anatomical subtype on outcome in double outlet right ventricle. Am Heart J 2010;160(4):693-700.

TRANSPOSIÇÃO DAS GRANDES ARTÉRIAS

CAPÍTULO 17

Nathalie J. M. Bravo-Valenzuela

ENTENDENDO

Na transposição das grandes artérias (TGA), a artéria aorta (Ao) emerge do ventrículo anterior, que é o ventrículo direito (VD), e a artéria pulmonar (AP) origina-se do ventrículo posterior, que é o esquerdo (VE). A TGA completa caracteriza-se por: conexão atrioventricular (AV) concordante com conexão ventriculoarterial (VA) discordante e, portanto, não inclui corações com isomerismo atrial (Fig. 17-1).

INCIDÊNCIA

- A TGA é a segunda cardiopatia congênita (CC) cianogênica mais frequente, ocorrendo em 5-8% das CC em neonatos.
- A TGA é mais frequente em fetos de gestantes com diabetes melito pré-gestacional, com história de exposição a pesticidas e de uso de ácido retinoico (primeiro trimestre).

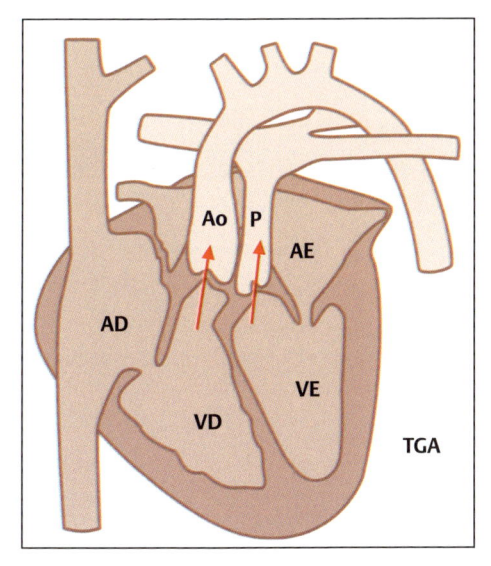

Fig. 17-1. Desenho esquemático demonstrando a conexão ventriculoarterial discordante e as grandes artérias em paralelo na TGA. AE: Átrio esquerdo; AD: átrio direito; VE: ventrículo esquerdo; VD: ventrículo direito; Ao: aorta; P: artéria pulmonar.

MORFOLOGIA
Na TGA os átrios se conectam aos seus respectivos ventrículos (concordância AV) com discordância das artérias em relação aos ventrículos (discordância VA). O septo interventricular não apresenta a curvatura habitual do coração normal, refletindo nos tratos de via de saída dos ventrículos direito e esquerdo com as grandes artérias com arranjo "em paralelo". Na TGA simples, o septo interventricular é íntegro. A valva aórtica (Vao) posiciona-se anteriormente em relação à valva pulmonar (VP) e, mais frequentemente, à direita da VP (dextro-TGA).

CLASSIFICAÇÃO
- *Dextro-TGA (d-TGA)*: Vao anterior e à direita da VP.
- *Levo-TGA (l-TGA):* Vao anterior e à esquerda da VP.

Obs.: 80% dos casos: d-TGA: TGA simples.

- *TGA simples:* TGA sem lesões cardíacas associadas.
- *TGA complexa:* TGA com lesões cardíacas associadas.

ANOMALIAS ASSOCIADAS
Na TGA, as anomalias cromossômicas e extracardíacas são raras, sendo controverso a indicação de coleta de cariótipo fetal.

Anomalias Cardíacas
- Comunicação interventricular (CIV) (40%), em geral de via de saída, com mau alinhamento.
- Obstrução de via de saída do ventrículo direito (VSVD): estenose subvalvar aórtica por desvio do septo infundibular (pode ocorrer hipoplasia do VD).
- Obstrução de via de saída do ventrículo esquerdo (VSVE): estenose pulmonar (menos comum).

IDENTIFICANDO POR ECOCARDIOGRAFIA FETAL
O diagnóstico fetal da TGA contribui para diminuir a morbimortalidade, entretanto, ainda é uma CC com baixo diagnóstico pré-natal (< 50%). Descrevemos abaixo as principais dicas para identificar um feto com TGA.

Plano 4 Câmaras
A TGA é uma anomalia conotruncal e, portanto, a imagem do coração fetal no plano 4 câmaras é normal, exceto na TGA complexa, em que a CIV pode ser visibilizada nesse plano (Figs. 17-2 e 17-3).

Planos das Vias de Saída Ventriculares
Na TGA, os planos das vias de saída ventriculares estão alterados por discordância ventriculoarterial e as grandes artérias com trajeto em paralelo (Fig. 17-4 e ▶ Vídeo 17-1).

O plano de via de saída do VE pode confirmar o diagnóstico quando a AP emerge do VE, ou seja, quando a bifurcação da AP é visibilizada. A AP é um vaso com formato triangular e que bifurca com a imagem de um bico de pássaro (*Birds's beak sign*) no plano de via de saída do VE (Fig. 17-5 e ▶ Vídeo 17-2).

TRANSPOSIÇÃO DAS GRANDES ARTÉRIAS

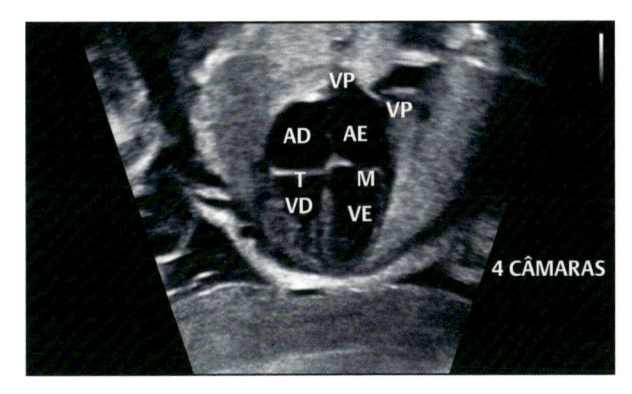

Fig. 17-2. Ecocardiografia fetal de um feto com TGA simples. Observe que a imagem do coração fetal no plano 4 câmaras é normal. AE: Átrio esquerdo; VE: ventrículo esquerdo; AD: átrio direito; VD: ventrículo direito; M: valva mitral; T: valva tricúspide; VP: valva pulmonar.

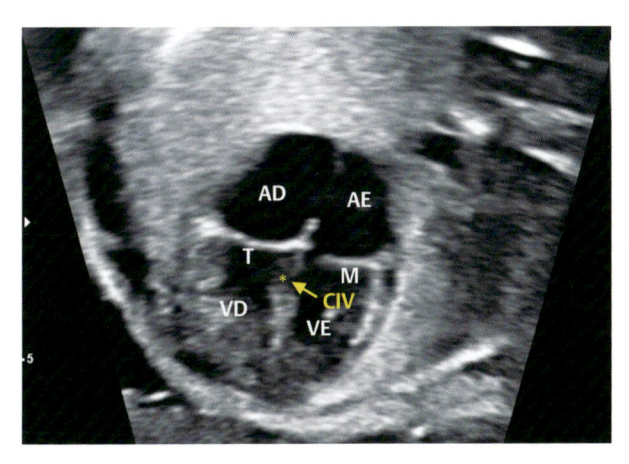

Fig. 17-3. Plano 4 câmaras de um feto com TGA e CIV muscular trabecular pequena. AE: Átrio esquerdo; VE: ventrículo esquerdo; AD: átrio direito; VD: ventrículo direito; M: valva mitral; T: valva tricúspide; CIV: comunicação interventricular.

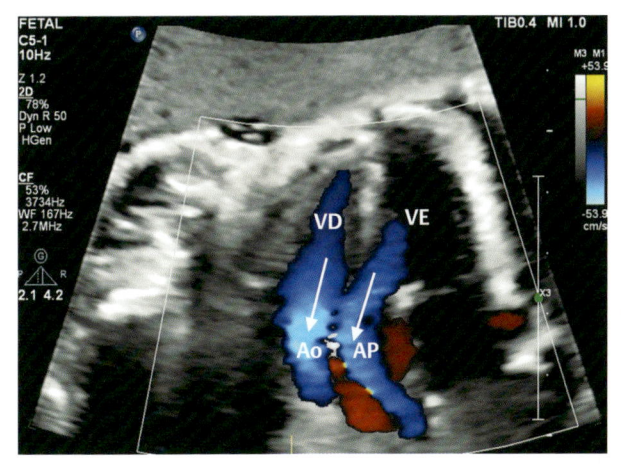

Fig. 17-4. Feto com TGA: observe a discordância ventriculoarterial e as grandes artérias com arranjo em "paralelo". VE: Ventrículo esquerdo; VD: ventrículo direito; Ao: aorta; AP: artéria pulmonar.

No plano de via de saída do VD (VSVD), observa-se que a artéria aorta origina-se do VD. O *color* Doppler com imagens em bidimensional e com técnicas avançadas de imagem como ultrassom em tri e quadridimensional (3D/4D) podem auxiliar na reconstrução das vias de saída ventriculares (Fig. 17-6 e ▶ Vídeo 17-3). É possível observar que a curvatura convexa da aorta na via de saída do VD assemelha-se ao formato de um bumerangue (*boomerang sign*) (Fig. 17-7). Esse sinal é um exercício espacial que pode auxiliar no diagnóstico de TGA, inclusive no primeiro trimestre da gestação (▶ Vídeo 17-4). Na prática, em geral, não é tão fácil visibilizar a bifurcação da AP no plano de VSVE por sua localização posterior.

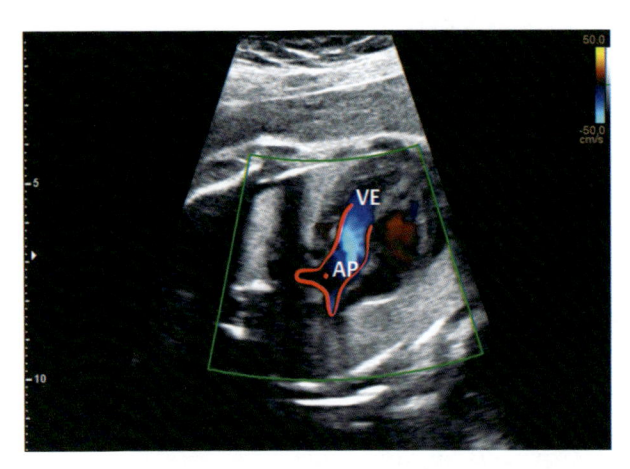

Fig. 17-5. Na TGA, a artéria pulmonar (AP) origina-se do ventrículo esquerdo (VE): observe que a AP é um vaso triangular e que bifurca com imagem de um bico de pássaro (*birds's beak sign*) no plano de VSVE.

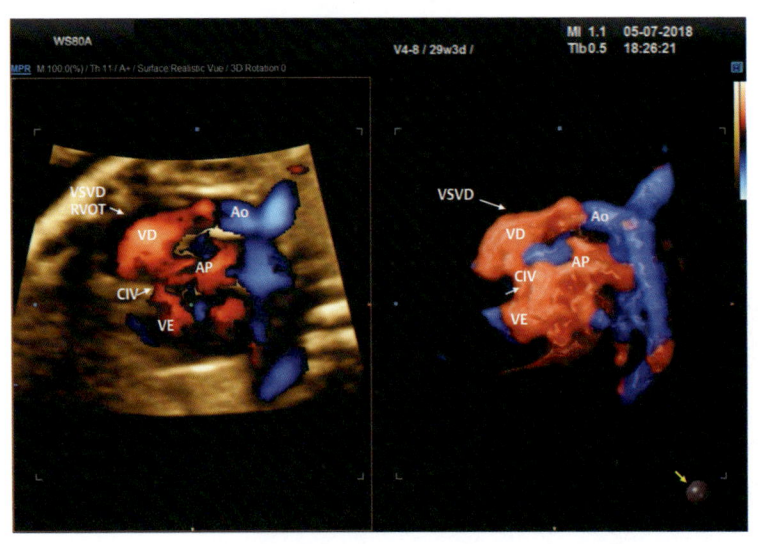

Fig. 17-6. TGA: ecocardiografia fetal 4D com tecnologia *realistic color* demonstrando a aorta (Ao) anterior no plano de via de saída ventricular direito (VSVD).

Plano de Três Vasos (3V) e Três Vasos com Traqueia (3VT)

Geralmente só são visibilizados dois vasos em vez de três ("sinal dos 2 vasos"). Os dois vasos são a aorta* e a veia cava superior, pois em razão do arranjo das grandes artérias com aorta anterior. Frequentemente não é possível visualizar a artéria pulmonar nos planos do 3VT e 3V (Fig. 17-8 e ▶ Vídeo 17-2).

*"Sinal do I": no plano dos 3 vasos anormal na TGA (2 vasos), o vaso arterial apresenta formato da letra "I" que corresponde à aorta anterior (Fig. 17-9 e ▶ Vídeo 17-2).

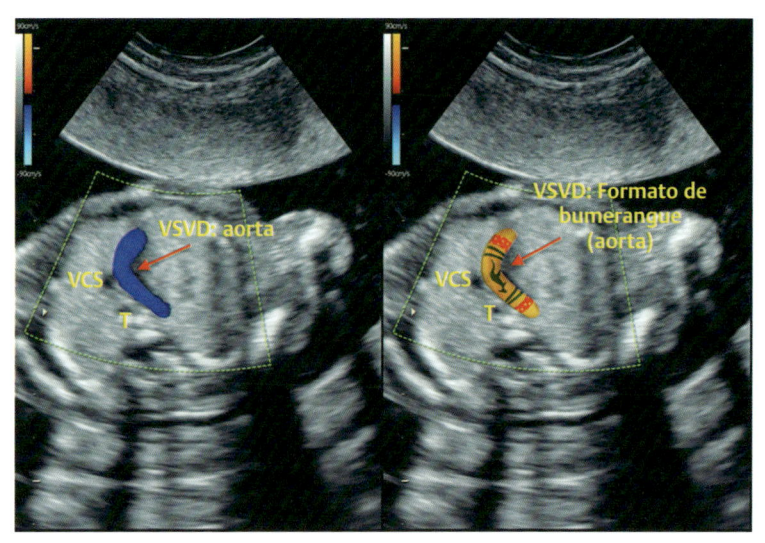

Fig. 17-7. Ecocardiografia fetal em um caso de TGA. No plano de VSVD, a curvatura convexa da aorta assemelha-se ao formato de um bumerangue.
T: Traqueia l; VSVD: via de saída do VD; VCS: veia cava superior.

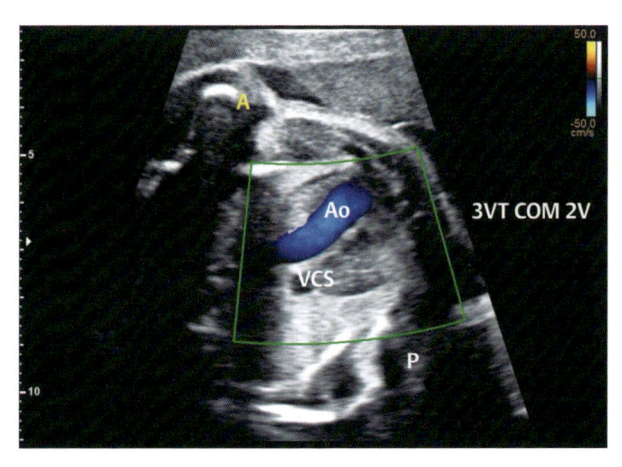

Fig. 17-8. TGA, plano dos 3 vasos com traqueia: apenas 2 vasos são visibilizados (aorta [Ao] e veia cava superior [VCS]). A: Anterior; P: posterior.

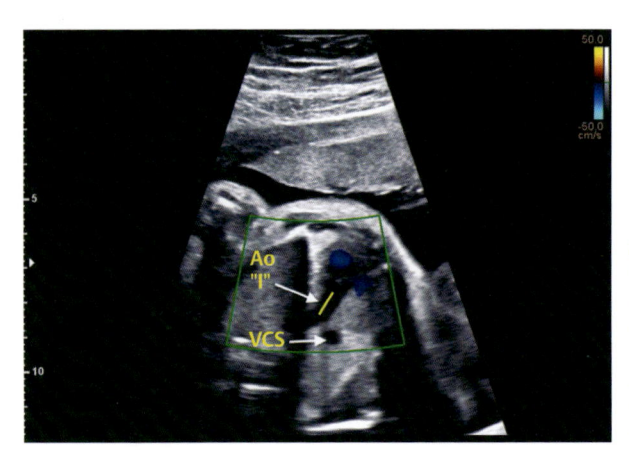

Fig. 17-9. Ecocardiografia de um feto com TGA. No plano dos 3 vasos com traqueia, apenas 2 vasos são visibilizados (aorta [Ao] e veia cava superior [VCS]). Observe que a aorta é a artéria anterior e como é um vaso reto apresenta o formato da letra "I".

ACOMPANHAMENTO POR ECOCARDIOGRAFIA FETAL

A ecocardiografia fetal deve ser realizada a cada 4 semanas e próxima do termo a cada 1 ou 2 semanas. Objetivos: avaliação dos defeitos cardíacos associados, do fluxo pelo forame oval (FO) e do fluxo pelo canal arterial (*ductus arteriosus*). Os casos de TGA e forame oval restritivo (20-30%) necessitarão de procedimento cirúrgico nas primeiras horas após o nascimento ou intraútero (abertura do septo interatrial por cateter-balão).

Como Avaliar Sinais de Restrição ao Fluxo ou Fechamento do Forame Oval?

1. Hipermobilidade (*flap* do *septum primum* oscilando entre os dois átrios em vez de oscilar para o AE, como ocorre no coração fetal normal).
2. Perda da movimentação do *septum primum*, com aspecto de "septo amarrado".
3. Ângulo do *septum primum* < 30° em relação ao restante do septo interatrial.
4. Abaulamento do *septum primum* para o AE superior a 50%.
5. Septo interatrial íntegro (forame oval fechado).
6. Velocidade máxima do fluxo venoso pulmonar ao Doppler > 40 cm/s (Fig. 17-10).

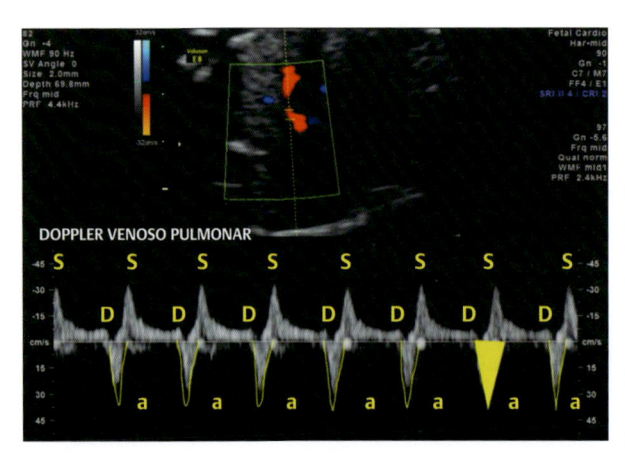

Fig. 17-10. Doppler de veia pulmonar em um feto TGA e FO restritivo. Observe o fluxo venoso pulmonar trifásico com a onda a reversa (velocidade negativa aumentada em amarelo). S: Onda S da veia pulmonar (onda sistólica); D: onda diastólica da veia pulmonar; a: onda pré-sistólica da veia pulmonar.

Como Avaliar Sinais de Restrição ao Fluxo do Canal Arterial (*Ductus Arteriosus*)?
1. Aumento de cavidades direitas.
2. Fluxo turbulento do canal arterial ou ausente quando o canal estiver fechado (*color Doppler*).
3. Doppler pulsado do canal arterial com aumento da velocidade sistólica máxima (onda S) acima de 140 cm/s e/ou da velocidade diastólica máxima (onda D) acima de 30 cm/s.
4. Índice de pulsatilidade (IP) do canal arterial diminuído (IP < 2,2).

DIANÓSTICO DIFERENCIAL
- *Transposição congenitamente corrigida das grandes artérias (TCGA):* a imagem de 4 câmaras não é normal, pois existe inversão ventricular (discordância AV e VA).
- *Dupla via de saída do VD com vasos transpostos (Taussig-Bing):* duas grandes artérias em paralelo, ambas emergindo em mais de 50% do ventrículo morfologicamente direito (VD), presença de CIV e descontinuidade mitropulmonar (concordância AV e dupla via de saída).
- *Má posição anatomicamente corrigida das grandes artérias:* duas grandes artérias em paralelo, mas emergindo dos seus respectivos ventrículos (concordância AV e VA).

RESUMINDO
TGA – Importante para o Diagnóstico Fetal
- *Plano 4 câmaras normal:* conexão AV concordante, exceto na TGA complexa pela presença da CIV.
- *Planos de vias de saída ventricular alterados, grandes artérias transpostas e "em paralelo" (aorta anterior originando-se do VD e a AP emergindo do VE):* conexão VA discordante.
- *Planos 3VV e 3VT, em geral, estão alterados:* visibilizados 2 vasos em vez de 3, sinal do "I", sinal do *"bumerangue"*.
- *Sinais de forame oval restritivo na TGA:* membrana do FO oscilando para os dois átrios e velocidade máxima do fluxo venoso pulmonar aumentada > 41 cm/s, 2 a 3 semanas antes do parto são os principais sinais que demonstram risco elevado para necessidade de abertura do septo interatrial por cateter-balão nas primeiras 24 horas após nascimento.

LEITURAS SUGERIDAS
Bravo-Valenzuela NJ, Peixoto AB, Araujo Júnior E, Fabricio da Silva C, Meagher SJ. The reverse boomerang sign: a marker for first-trimester transposition of great arteries. Matern Fetal Neonatal Med 2019;32(4):677-80.
Donofrio MT, Moon-Grady AJ, Hornberger LK, Copel JA, Sklansky MS, Abuhamad A, et al. Diagnosis and treatment of fetal cardiac disease: a scientific statement from the American Heart Association. Circulation 2014;27;129(21):2183-242.
Ishii Y, Inamura N, Kawazu Y, Kayatani F, Arakawa H. 'I-shaped' sign in the upper mediastinum: a novel potential marker for antenatal diagnosis of d-transposition of the great arteries. Ultrasound Obstet Gynecol 2013;41(6):667-71.
Jouannic JM, Gavard L, Fermont L, Le Bidois J, Parat S, Vouhé PR, et al. Sensitivity and specificity of prenatal features of physiological shunts to predict neonatal clinical status in transposition of the great arteries. Circulation 2004;28;110(13):1743-6.
McGahan JP, Moon-Grady AJ, Pahwa A, Towner D, Rhee-Morris L, Gerscovich EO, Fogata M. Potential pitfalls and methods of improving in utero diagnosis of transposition of the great arteries, including the baby bird's beak image. J Ultrasound Med 2007;26(11):1499-510; q1511.

Menahem S, Rotstein A, Meagher S. Rightward convexity of the great vessel arising from the anterior ventricle: a novel fetal marker for transposition of the great arteries. Ultrasound Obstet Gynecol 2013;41(2):168-71.

Palatnik A, Gotteiner NL, Grobman WA, Cohen LS. Is the "I-Sign" in the 3-Vessel and Trachea View a Valid Tool for Prenatal Diagnosis of D-Transposition of the Great Arteries? J Ultrasound Med 2015;34(7):1329-35.

Stodki M, Axt-Fliedner R, Zych-Krekora K, Wolter A, Kawecki A, Enzensberger C, et al. New method to predict need for Rashkind procedure in fetuses with dextro-transposition of the great arteries. Ultrasound Obstet Gynecol 2018;51(4):531-6.

Van Praagh R. What determines whether the great arteries are normally or abnormally related? Am J Cardiol 2016;118(9):1390-8.

Zielinsky P, Busato S. Prenatal effects of maternal consumption of polyphenol-rich foods in late pregnancy upon fetal ductus arteriosus. Birth Defects Res C Embryo Today 2013;99(4):256-74.

TRANSPOSIÇÃO CONGENITAMENTE CORRIGIDA DAS GRANDES ARTÉRIAS

CAPÍTULO 18

Nathalie J. M. Bravo-Valenzuela

ENTENDENDO

Caracteriza-se por conexões atrioventricular e ventriculoarterial discordantes, o que significa que os ventrículos estão invertidos e as grandes artérias estão transpostas. De maneira prática: o ventrículo morfologicamente esquerdo é a câmara ventricular anterior e está localizado à direita de onde emerge a aorta, e o ventrículo morfologicamente direito está localizado à esquerda (ventrículo posterior) de onde se origina a artéria pulmonar. As grandes artérias estão em paralelo, com aorta anterior em relação à artéria pulmonar (Fig. 18-1).

INCIDÊNCIA

A transposição congenitamente corrigida das grandes artérias (TCGA) é uma cardiopatia congênita (CC) rara, com prevalência de 0,5% das CC nos nascidos vivos. A forma isolada de TCGA (= ausência de anomalias cardíacas associadas) é a forma mais rara ocorrendo em cerca de 13% em fetos com TCGA. A comunicação interventricular (CIV) é a lesão cardíaca associada mais

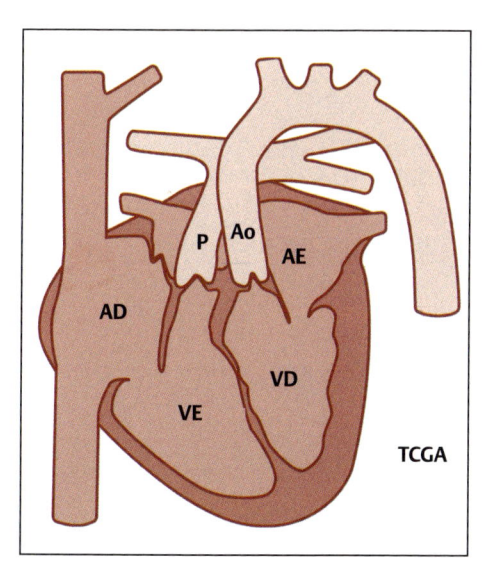

Fig. 18-1. Transposição congenitamente corrigida das grandes artérias (TCGA): observe as discordâncias AV e VA por inversão ventricular. Ao: Aorta; P: artéria pulmonar; AD: átrio direito; VD: ventrículo morfologicamente direito (localizado à esquerda); AE: átrio esquerdo; VE: ventrículo morfologicamente esquerdo (localizado à direita).

prevalente (70% dos casos no período fetal). Outras anomalias que podem estar presentes são: estenose pulmonar, anomalias da valva tricúspide e BAVT.

CLASSIFICAÇÃO
- TCGA isolada.
- TCGA associada a outras anomalias.

MORFOLOGIA
Para identificar cada uma das câmaras cardíacas é fundamental o conhecimento da morfologia cardíaca normal. São características do átrio esquerdo (AE): a presença do *flap* do forame oval, o retorno venoso pulmonar e o apêndice atrial em formato de "dedo de luva" (= base estreita). O apêndice atrial D apresenta formato triangular (= base larga) e o átrio direito recebe o retorno venoso sistêmico (as veias cavas). O ventrículo morfologicamente esquerdo (VME) contém a valva mitral e é um ventrículo menos trabeculado. O ventrículo morfologicamente direito (VMD) contém a valva trícuspide e a banda moderadora (Fig. 18-2a). Na TCGA, o AE está conectado ao VMD que está localizado à esquerda, e o átrio direito (AD) está conectado ao VME, que está localizado à direita e anterior (discordância AV por inversão ventricular). A artéria aorta origina-se do VMD e a artéria pulmonar do VME (discordância VA) (Fig. 18-2b). Na TCCG, em geral, a relação espacial entre as valvas semilunares é a seguinte: valva aórtica está posicionada à esquerda e anterior à valva pulmonar.

ANOMALIAS ASSOCIADAS
A TCGA frequentemente está associada a outras anomalias cardíacas e raramente às extracardíacas.

Anomalias Cardíacas
- Comunicação interventricular (CIV) – 70%.
- Obstrução via de saída do ventrículo morfologicamente esquerdo localizado à direita: estenose pulmonar.
- Anomalias da valva AV esquerda (valva tricúspide): "Ebstein-*like*".
- Bloqueio atrioventricular total (BAVT).
- Mais raras: obstrução da via de saída do ventrículo morfologicamente direito, localizado à esquerda (**coarctação ou interrupção da aorta**).
- *Situs* atrial *inversus*, mesocardia ou dextrocardia.

Anomalias Extracardíacas
- *Situs* visceral *inversus*.

IDENTIFICANDO POR ECOCARDIOGRAFIA FETAL
Plano 4 Câmaras
TCGA é a única anomalia conotruncal em que a imagem do coração fetal no plano 4 câmaras é anormal, pois existe discordância AV por inversão ventricular (Fig. 18-2b e ▶ Vídeo 18-1).

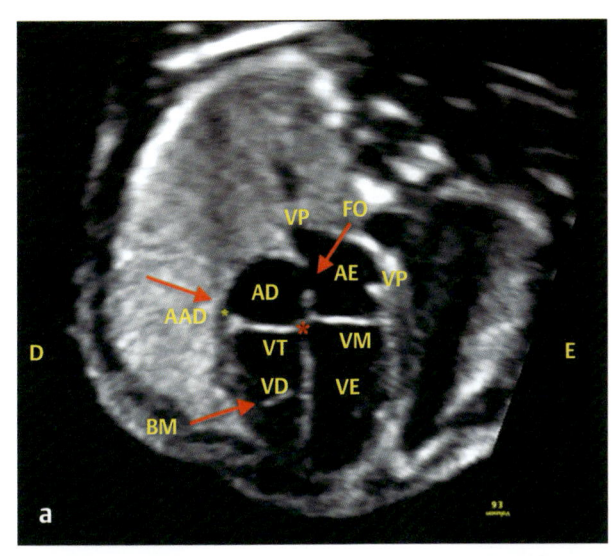

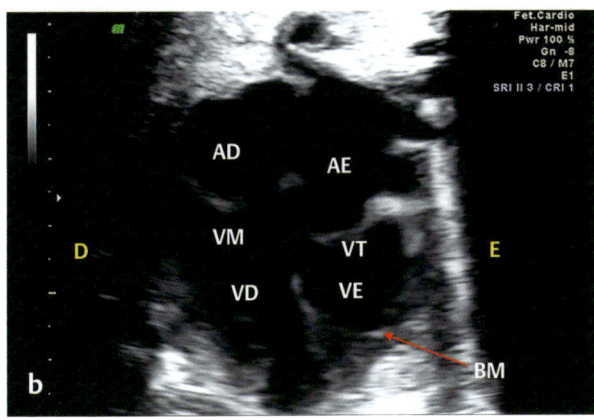

TRANSPOSIÇÃO CONGENITAMENTE CORRIGIDA DAS GRANDES ARTÉRIAS

Fig. 18-2. (**a**) Observe a imagem normal do coração fetal no plano 4 câmaras, pois existe concordância AV: o átrio esquerdo (átrio que contém o forame oval e recebe as veias pulmonares) está conectado ao ventrículo morfologicamente esquerdo (VME) e o átrio direito (apêndice atrial com base larga) está conectado ao ventrículo morfologicamente direito (VMD). (**b**) Observe a imagem anormal do coração fetal com TCGA no plano de 4 câmaras, pois existe discordância AV por inversão ventricular: o átrio esquerdo está conectado ao ventrículo VMD que está localizado à esquerda e o átrio direito está conectado ao VME localizado à direita (inversão ventricular). Observe que o VMD contém a banda moderadora e a valva tricúspide (mais apical que a mitral) e que o VME é menos trabeculado. VP: Veia pulmonar; FO: forame oval; AE: átrio esquerdo; VM: valva mitral; VE: ventrículo localizado à esquerda; AAD: apêndice atrial direito; AD: átrio direito; VT: valva tricúspide; VD: ventrículo localizado à direita; BM: banda moderadora.

Planos das Vias de Saída Ventricular

Na TCGA esses planos estão alterados (▶ Vídeo 18-1). A presença da AP emergindo do VMD localizado à esquerda, confirma o diagnóstico. A artéria pulmonar pode ser identificada por ser um vaso arterial com formato triangular e que bifurca (Fig. 18-3). Na TCGA, no plano de via de saída do ventrículo localizado à direita e anterior (VME), observa-se a artéria aorta, que é um vaso reto com formato semelhante à letra "I" – sinal do I (Fig. 18-4), além disso, a convexidade para a D da VSVD apresenta um formato de bumerangue, sendo esse sinal importante para auxiliar no diagnóstico de artérias transpostas. Além desses achados, as artérias estão com arranjo em "paralelo".

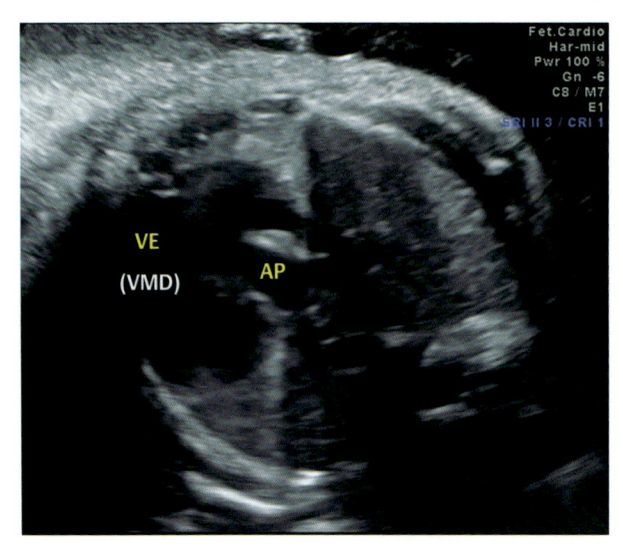

Fig. 18-3. Ecocardiografia fetal demonstrando o plano de via de saída do ventrículo esquerdo (VE) – (ventrículo localizado à esquerda e morfologicamente direito): observa-se a artéria pulmonar (AP) originando-se desse ventrículo. Note que a artéria pulmonar é um vaso que bifurca e com formato triangular. VMD: Ventrículo morfologicamente direito.

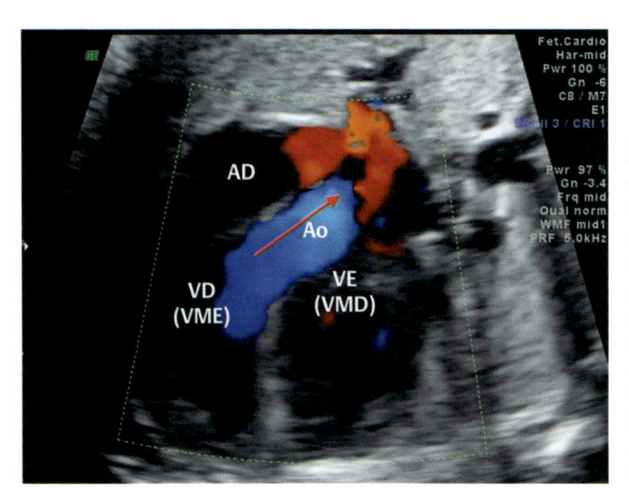

Fig. 18-4. Ecocardiografia fetal demonstrando um caso de TCGA. Observe que o átrio direito (AD) está conectado ao ventrículo morfologicamente esquerdo (VME) que está localizado à direita, de onde emerge a aorta (Ao). Observe que os ventrículos estão em posição invertida. Note que a aorta é um vaso reto: "sinal do I". VD: Ventrículo localizado à direita; VMD: ventrículo morfologicamente direito; VE: ventrículo localizado à esquerda.

Plano de Três Vasos (3V)

Em geral só são visibilizados dois vasos (aorta e veia cava superior) em decorrência do arranjo das grandes artérias com aorta anterior ("sinal dos dois vasos") (Fig. 18-5).

DIANÓSTICO DIFERENCIAL

- Transposição das grandes artérias (d-TGA), em que a imagem de 4 câmaras é normal, pois existe: concordância atrioventricular e discordância ventriculoarterial (Fig. 18-6).
- Dupla via de saída do VD com vasos transpostos (Taussig-Bing), em que as grandes artérias apresentam arranjo em paralelo com a aorta anterior, entretanto, ambas as artérias originam-se do VD, existindo descontinuidade mitropulmonar e a presença de CIV (Fig. 18-7).

TRANSPOSIÇÃO CONGENITAMENTE CORRIGIDA DAS GRANDES ARTÉRIAS

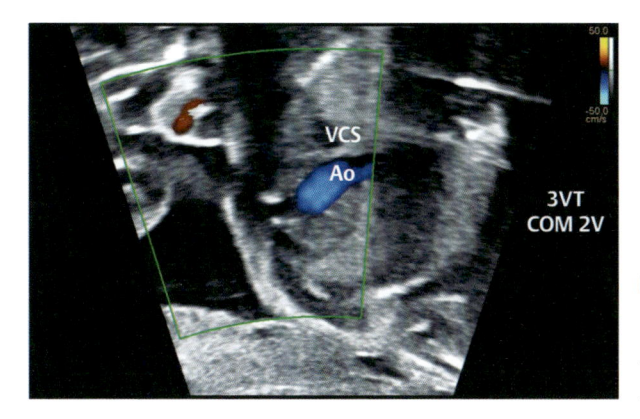

Fig. 18-5. Ecocardiografia fetal de um feto com TCGA demonstrando "sinal dos dois vasos" no plano dos três vasos. VCS: Veia cava superior; Ao: aorta.

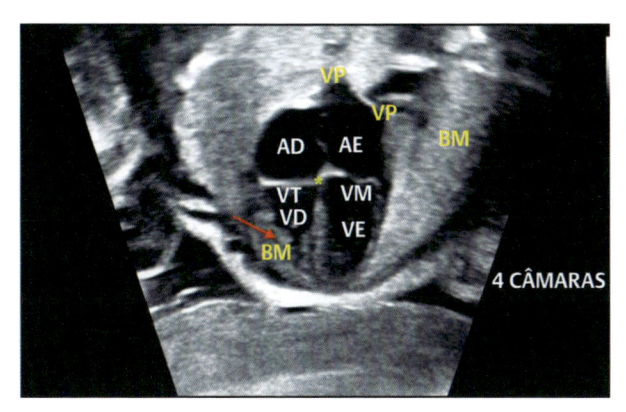

Fig. 18-6. Ecocardiografia fetal demonstrando imagem normal de 4 câmaras num feto com d-TGA. AD: Átrio direito; VT: valva tricúspide; VD: ventrículo direito; BM: banda moderadora (seta); VP: veia pulmonar; AE: átrio esquerdo; VM: valva mitral; VE: ventrículo esquerdo; *: desnível normal entre as valvas mitral e tricúspide.

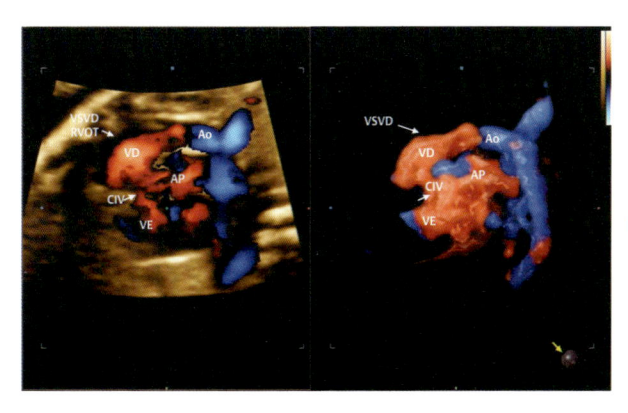

Fig. 18-7. Ecocardiografia fetal demonstrando, no plano de via de saída do VD (VSVD), que a artéria aorta (Ao) é anterior e origina-se do ventrículo direito (VD), a presença da comunicação interventricular (CIV) e a artéria pulmonar (AP).

- Má posição anatomicamente corrigida das grandes artérias, CC extremamente rara em que grandes artérias apresentam arranjo em paralelo, mas originam-se corretamente dos seus respectivos ventrículos (Ao origina-se do VE e a AP do VD). Decorre de um defeito de rotação conotruncal em que a aorta apresenta formato em "S" (Fig. 18-8).

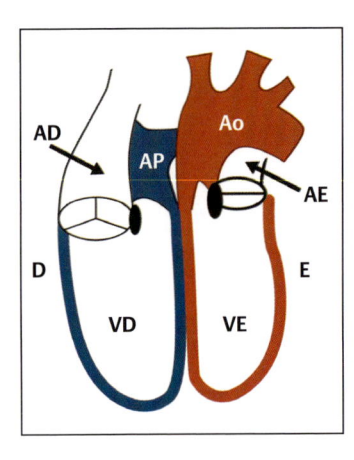

Fig. 18-8. Desenho esquemático demonstrando que na má posição anatomicamente corrigida das grandes artérias, existe concordância VA e AV com arranjo em paralelo das grandes artérias. AD: Átrio direito; VD: ventrículo direito; VE: ventrículo esquerdo; AP: artéria pulmonar; Ao: aorta; D: lado direito; E: lado esquerdo.

RESUMINDO
TCGA – Importante para o Diagnóstico Fetal
- Plano 4 câmaras anormal, ventrículos invertidos: conexão AV discordante.
- Planos de vias de saída ventricular alterados, grandes artérias transpostas (em paralelo por Ao anterior originando-se do ventrículo posicionado à D e a AP emergindo do ventrículo posicionado à E): conexão VA discordante.
- Planos 3VV e 3VT, em geral, estão alterados: visibilizados 2 vasos em vez de 3, sinal do "I", sinal do bumerangue.

LEITURAS SUGERIDAS
Bravo-Valenzuela NJ, Peixoto AB, Araujo Júnior E, Da Silva Costa F, Meagher S. The reverse boomerang sign: a marker for first-trimester transposition of great arteries. J Matern Fetal Neonatal Med 2019;32(4):677-80.

Ishii Y, Inamura N, Kawazu Y, Kayatani F, Arakawa H. 'I-shaped' sign in the upper mediastinum: a novel potential marker for antenatal diagnosis of d-transposition of the great arteries. Ultrasound Obstet Gynecol 2013;41:667-71.

Mah K, Friedberg MK. Congenitally corrected transposition of the great arteries situs solitus or inversus. Circ Cardiovasc Imaging 2014;7:849-51.

Paladini D, Volpe P, Marasini M, Russo MG, Vassallo M, Gentile M, et al. Diagnosis, characterization and outcome of congenitally corrected transposition of the great arteries in the fetus: A multicenter series of 30 cases. Ultrasound Obstet Gynecol 2006;27:281-5.

Sharland G, Tingay R, Jones A, Simpson J. Atrioventricular and ventriculoarterial discordance (congenitally corrected transposition of the great arteries): echocardiographic features, associations, and outcome in 34 fetuses. Heart 2005;91:1453-8.

Van Praagh R. What determines whether the great arteries are normally or abnormally related? Am J Cardiol 2016;118:1390-8.

Wallis GA, Debich-Spicer D, Anderson R. Congenitally corrected transposition. Orphanet J Rare Dis 2011;6:22.

ANOMALIA DE EBSTEIN E DISPLASIA DA VALVA TRICÚSPIDE

CAPÍTULO 19

Carla Verona Barreto Farias

ENTENDENDO
Anomalia de Ebstein e displasia da valva tricúspide são malformações que levam à falha no correto fechamento desta valva atrioventricular, tendo como consequência a regurgitação tricúspide, que em casos mais graves leva a um grande aumento da área cardíaca fetal por grande aumento do átrio direito. Nestes casos com regurgitação tricúspide grave, o grande aumento da área cardíaca impede o crescimento pulmonar, acarretando hipoplasia pulmonar fetal.

INCIDÊNCIA
A anomalia de Ebstein na vida fetal constitui 3 a 7% das cardiopatias congênitas, porém, como fetos com regurgitações tricúspides graves podem evoluir para óbito fetal ou neonatal precoce, a anomalia de Ebstein e a displasia valvar tricúspide correspondem a apenas 0,5 a 1% das cardiopatias congênitas em recém-nascidos.

MORFOLOGIA
Na anomalia de Ebstein ocorre uma falha na separação das cúspides septal e posterior da valva tricúspide da parede do ventrículo direito por falha na delaminação do miocárdio do ventrículo direito. Como consequência, essas cúspides, septal e posterior, estão deslocadas inferiormente em relação ao plano valvar tricúspide habitual, em direção à ponta do coração. A cúspide anterior mantém sua inserção preservada na região do plano valvar normal. A porção proximal ou de entrada do ventrículo direito apresenta-se em continuidade com o átrio direito, formando a região "atrializada" do ventrículo direito (Fig. 19-1).

Na displasia da valva tricúspide há um espessamento nodular da borda dos folhetos valvares, mantendo a inserção dos folhetos na região do anel valvar. Os folhetos septal e posterior da valva tricúspide são os mais acometidos, porém, os três folhetos podem ser displásicos (Fig. 19-2).

Fetos com malformação da valva tricúspide, independentemente da doença de base, apresentarão a regurgitação tricúspide como mecanismo fisiopatológico principal. Quanto maior a regurgitação tricúspide, maior será a sobrecarga volumétrica, principalmente do átrio direito, levando à cardiomegalia e diminuição do fluxo sanguíneo ejetado pelo ventrículo direito, com consequente obstrução da via de saída do ventrículo direito.

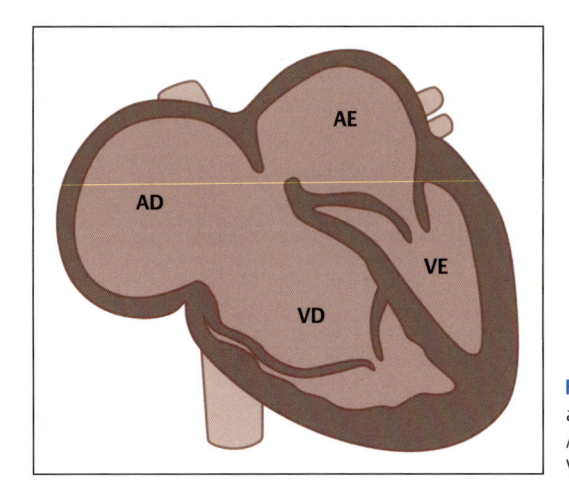

Fig. 19-1. Desenho esquemático da anomalia de Ebstein. AD: Átrio direito; AE: átrio esquerdo; VD: ventrículo direito; VE: ventrículo esquerdo.

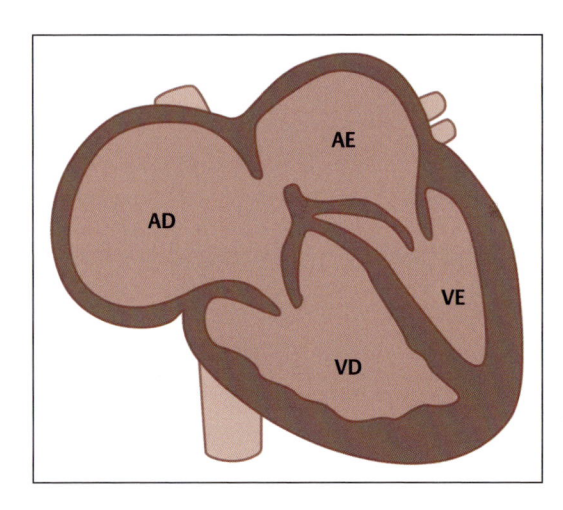

Fig. 19-2. Desenho esquemático da displasia da valva tricúspide. Não há acoplamento da cúspide septal e a implantação da valva tricúspide está preservada. AD: Átrio direito; AE: átrio esquerdo; VD: ventrículo direito; VE: ventrículo esquerdo.

IDENTIFICANDO POR ECOCARDIOGRAFIA FETAL
Plano 4 Câmaras

Na anomalia de Ebstein observa-se aumento da área cardíaca em razão do grande aumento do átrio direito e da porção atrializada do VD (Fig. 19-3 e ▶ Vídeo 19-1). Cardiomegalia global com aumento do AD e VD na displasia tricúspide não Ebstein severa.

Deslocamento apical do orifício de abertura da valva tricúspide na anomalia de Ebstein. Na displasia da valva tricúspide não Ebstein, a abertura valvar está no plano normal.

Na anomalia de Ebstein com VD muito atrializado observa-se movimentação anormal do septo interventricular e da parede livre do VD.

Pode haver presença de miocárdio não compactado no ventrículo esquerdo na anomalia de Ebstein.

ANOMALIA DE EBSTEIN E DISPLASIA DA VALVA TRICÚSPIDE

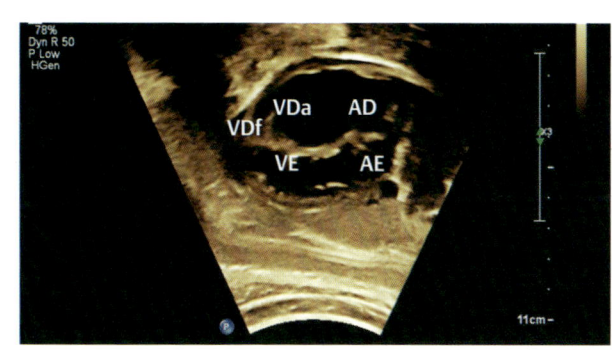

Fig. 19-3. Plano 4 câmaras em feto com anomalia de Ebstein apresentando cardiomegalia por aumento da porção atrializada do ventrículo direito, movimento anormal do septo interventricular abaulando em direção ao VE na diástole, e orifício de abertura da valva tricúspide deslocado para o ápice do coração. VDa: Ventrículo direito atrializado; VDf: ventrículo direito funcional; VE: ventrículo esquerdo.

Plano das Vias de Saída Ventricular
- Grande aumento do átrio direito (Fig. 19-4 e ▶ Vídeo 19-2).
- Estenose ou atresia pulmonar, com valva e tronco pulmonares hipoplásicos.

Plano de Três Vasos (3V)
- Artéria pulmonar < aorta.
- Em casos de grande deslocamento apical do orifício de abertura tricúspide, pode-se visualizar a valva tricúspide próxima à via de saída do VD (Fig. 19-5).

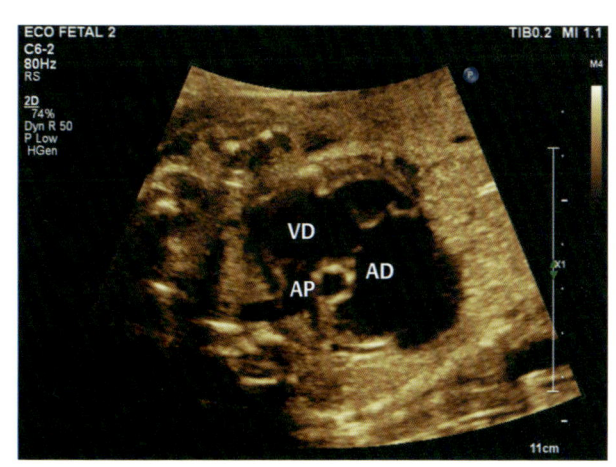

Fig. 19-4. Plano de via de saída de ventrículo direito em feto portador de displasia tricúspide com grande aumento do átrio direito. AD: Átrio direito; AP: artéria pulmonar; VD: ventrículo direito.

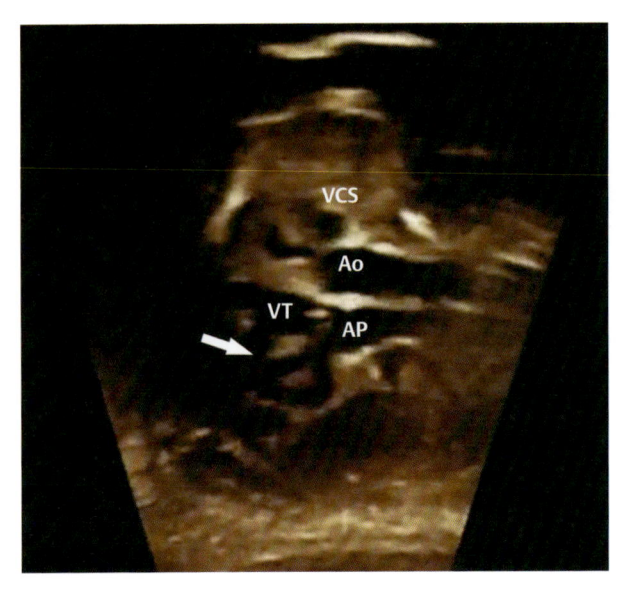

Fig. 19-5. Plano dos 3 vasos com via de saída do ventrículo direito (VSVD) em feto portador de doença de Ebstein, demonstrando artéria pulmonar (AP) < aorta (Ao), e visualização da valva tricúspide (seta) na VSVD em função do grande deslocamento apical do orifício de abertura da valva tricúspide. Ao: Aorta; AP: artéria pulmonar; VCS: veia cava superior; VT: valva tricúspide.

Mapeamento de Fluxo a Cores

Regurgitação tricúspide significativa holossitólica com velocidade máxima superior a 200 m/s.

Na anomalia de Ebstein, o jato regurgitante tem início abaixo do plano valvar, e na displasia da valva tricúspide na região da valva tricúspide (Fig. 19-6).

Fluxo reverso do ducto arterioso para artéria pulmonar, no plano de 3 vasos, e no corte sagital do arco aórtico (Fig. 19-7).

Plano da via de saída do VD com presença de regurgitação pulmonar (sinal de gravidade).

A anomalia de Ebstein ou a displasia da valva tricúspide podem, ainda, levar à hidropisia fetal, como resultado do aumento da pressão no átrio direito e no sistema venoso fetal em função da regurgitação tricúspide severa.

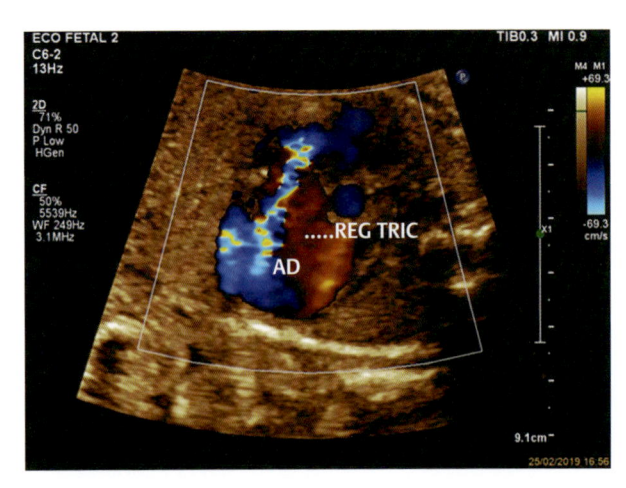

Fig. 19-6. Feto com displasia da valva tricúspide apresentando regurgitação tricúspide holossistólica significativa, e grande aumento do átrio direito. AD: Átrio direito; Reg Tric: regurgitação tricúspide.

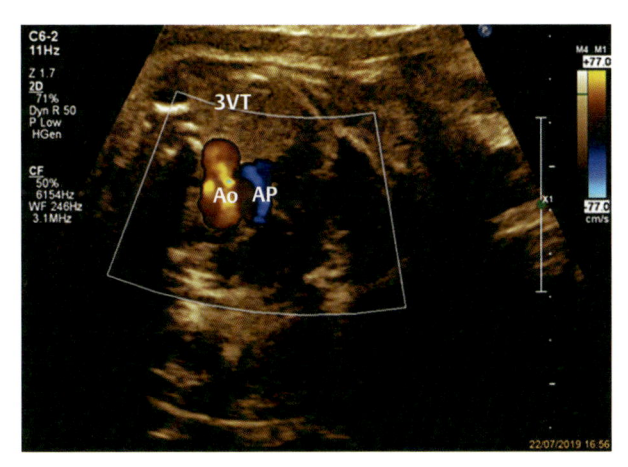

Fig. 19-7. Plano de 3 vasos em feto com anomalia de Ebstein mostrando AP < Ao e presença de fluxo reverso em artéria pulmonar. 3VT: 3 vasos e traqueia; Ao: aorta; AP: artéria pulmonar.

SHUNT CIRCULAR

Shunt "circular" é definido como uma condição em que o sangue originário de uma câmara cardíaca é desviado pelo coração para retornar à câmara original sem ter passado pelo leito capilar.

A presença de regurgitação pulmonar grave causa derivação circular, em que o sangue retorna da artéria pulmonar para o VD, do VD para o átrio direito em decorrência de regurgitação tricúspide significativa (Fig. 19-8).

O sangue, que seria ejetado do VD para a circulação sistêmica fetal pelo ducto arterioso, reflui novamente para o VD em detrimento da circulação sistêmica fetal, causando baixo débito fetal, com acidose fetal e óbito intraútero (Fig. 19-9).

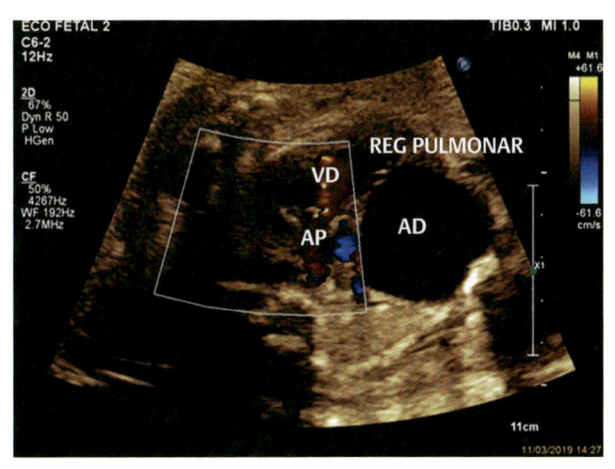

Fig. 19-8. Feto com displasia da valva tricúspide apresentando regurgitação pulmonar moderada, grande aumento da área cardíaca por grande aumento de átrio direito. AD: Átrio direito; AP: artéria pulmonar; VD: ventrículo direito.

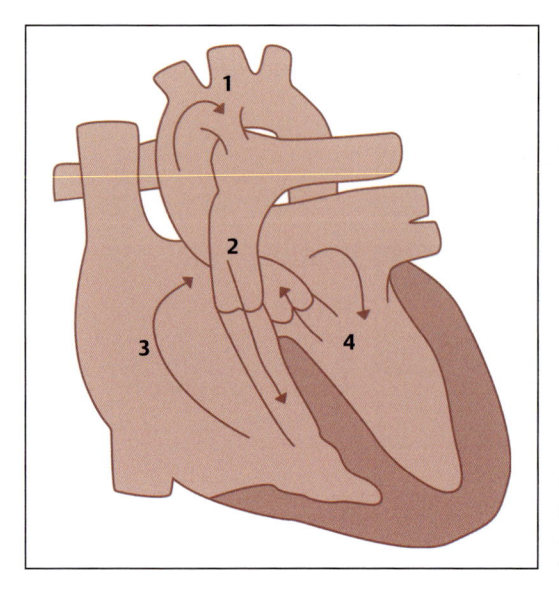

Fig. 19-9. Representação esquemática do *shunt* circular. *1.* Ao para AP através do DA; *2.* AP para VD; *3.* AD para AE através da FO; *4.* VE para Ao.

ANOMALIAS ASSOCIADAS
Anomalias Cardíacas
A anomalia pós-natal mais comum associada é o forame oval patente ou comunicação interatrial, que pode levar a um desvio de sangue da direita para a esquerda com consequente cianose. A obstrução da via de saída do ventrículo direito, como estenose ou atresia pulmonar (que pode ser funcional), ocorre em 40% dos casos de anomalia de Ebstein, e em 66% dos casos de displasia tricúspide.

Na anomalia de Ebstein da valva tricúspide é frequente a associação com arritmias, como a taquicardia supraventricular. A comunicação interventricular perimembranosa e o miocárdio não compactado do ventrículo esquerdo também podem estar presentes.

Na transposição congenitamente corrigida das grandes artérias, a anomalia de Ebstein da valva tricúspide também pode estar presente.

Anomalias Extracardíacas
Hipoplasia pulmonar por grande aumento do AD na presença de insuficiência tricúspide importante.

PROGNÓSTICO
Presença de regurgitação pulmonar e/ou hidropisia fetal são preditores significativos para o óbito intraútero. E para a mortalidade perinatal temos como fatores de risco: idade gestacional < 32 semanas, cardiomegalia severa que pode levar à hipoplasia pulmonar fetal; diminuição ou ausência de fluxo anterógrado pulmonar; anel tricúspide com diâmetro maior que 2 desvios padrões pelo Z escore; e disfunção ventricular esquerda fetal.

RESUMINDO
- Plano 4 câmaras, na anomalia de Ebstein a abertura da valva tricúspide encontra-se abaixo do plano valvar, e na displasia da valva tricúspide encontra-se no plano habitual e, geralmente, com átrio direito aumentado.
- Ao mapeamento de fluxo a cores observa-se regurgitação tricúspide.
- Associação à obstrução na via de saída do VD.
- Presença de regurgitação pulmonar pode configurar o *shunt* circular, piorando o prognóstico fetal.

LEITURAS SUGERIDAS

Abuhamad A, Chaoui R. Ebstein anomaly, tricuspid valve dysplasia, and tricuspid regurgitation. In: Abuhamad A, Chaoui R. A practical guide to fetal echocardiography. 3rd ed. Philadelphia: Wolters Kluwer; 2016. p. 297-316.

Freud LR, Escobar-Diaz MC, Kalish BT, Komarlu R, Puchalski M, et al. Outcomes and predictors of perinatal mortality in fetuses with ebstein anomaly or tricuspid valve dysplasia in the current era: a multicenter study. Circulation 2015;132(6):481-9.

Freud LR, Tworetzky W, Silverman NH. Ebstein malformation and tricuspid valve pathology. In: Yagel S, Silverman NH, Gembruch U. Fetal cardiology. 3rd ed. Florida: Taylor & Francis; 2019. p. 275-82.

Gottschalk I, Gottschalk L, Stressig R, Ritgen J, Herberg U, et al. Ebstein's anomaly of the tricuspid valve in the fetus - a multicenter experience. Ultraschall Med 2017;38(4):427-36.

Masoller N, Gómez Del Rincón O, Herraiz I, Gómez-Montes E, Soveral I, et al. Prediction of perinatal mortality in ebstein's anomaly diagnosed in the second trimester of pregnancy. Fetal Diagn Ther 2020;4:1-11.

Selamet Tierney ES, McElhinney DB, Freud LR, Tworetzky W, Cuneo BF, et al. Assessment of progressive pathophysiology after early prenatal diagnosis of the ebstein anomaly or tricuspid valve dysplasia. Am J Cardiol 2017;119(1):106-11.

Torigoe F, Ishida H, Ishii Y, Ishii R, Narita J, Kawazu Y, et al. Fetal echocardiographic prediction score for perinatal mortality in tricuspid valve dysplasia and Ebstein's anomaly. Ultrasound Obstet Gynecol 2020;55(2):226-32.

ATRESIA TRICÚSPIDE

Eliane Lucas ▪ Anna Esther Araujo e Silva

ENTENDENDO
A atresia tricúspide (AT) é definida como uma ausência ou imperfuração da conexão atrioventricular direita, portanto, não há comunicação do átrio direito (AD) com o ventrículo direito (VD). Existe ampla variedade de apresentações em função das lesões associadas.

INCIDÊNCIA
AT é uma cardiopatia congênita (CC) rara que representa cerca de 4% de todas as CC e tem prevalência de 0,08 em cada 1.000 nascimentos.

MORFOLOGIA
Na maioria dos casos de AT existe um espessamento fibromuscular característico na junção atrioventricular direita e ausência dos folhetos valvares. O retorno venoso sistêmico segue para o átrio esquerdo (AE) por uma comunicação interatrial ou forame oval patente. A AT possui um leque de apresentações que depende das lesões associadas, como a comunicação interventricular (CIV) e as obstruções das vias de saída ventriculares. A CIV pode ser perimembranosa, muscular e, mais raramente, de via de entrada, tipo defeito do septo atrioventricular. Pode-se encontrar obstrução da via de saída do VD nas regiões subpulmonar e valvar. Outro aspecto importante na AT é a conexão ventriculoarterial, que pode ser normorrelacionada, transposta ou tipo dupla via de saída. Estes aspectos morfológicos servem de base para a classificação de Edwards (Quadro 20-1 e Fig. 20-1).

Quadro 20-1. Classificação da Atresia Tricúspide segundo Edwards

Classificação de Edwards	Lesões associadas
Tipo I	
Conexão ventriculoarterial Concordante	IA – AP sem CIV IB – EP e CIV restritiva IC – Sem EP e CIV grande
Tipo II	
Conexão ventriculoarterial Discordante/D-transposição	IIA – AP e CIV IIB – EP e CIV IIC – Sem EP e CIV
Tipo III	
Conexão ventriculoarterial Discordante/L-transposição	Conexão da aorta com o ventrículo morfologicamente direito posicionado à esquerda

AP: Atresia pulmonar; CIV: comunicação interventricular; EP: estenose pulmonar.

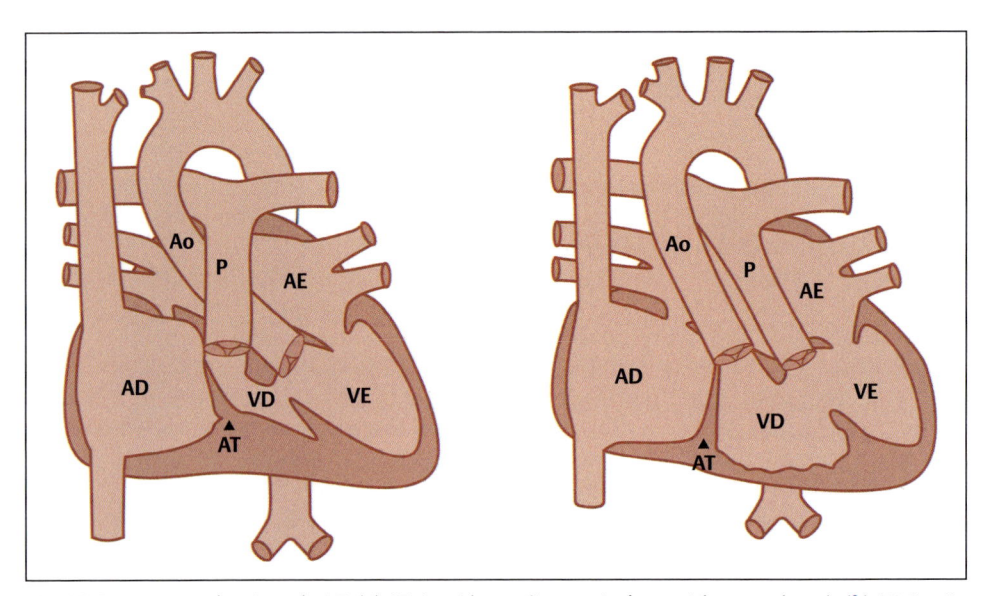

Fig. 20-1. Diagrama dos tipos de AT. (**a**) AT tipo I (conexão ventriculoarterial concordante). (**b**) AT tipo II (conexão ventriculoarterial discordante/D-transposição). AD: Átrio direito; AE: átrio esquerdo; Ao: aorta; AT: atresia tricúspide; P: pulmonar; VD: ventrículo direito; VE: ventrículo esquerdo.

INDENTIFICANDO POR ECOCARDIOGRAFIA
Plano 4 Câmaras (4C)
Neste plano visualiza-se a ausência da conexão atrioventricular direita com imagem hiper-refringente nessa região, por espessamento importante fibromuscular. O *color* Doppler confirma a ausência de fluxo do AD para VD. Na maioria dos casos há hipoplasia do ventrículo direito. O VD apresenta forma arredondada com paredes espessadas, assumindo um aspecto característico chamado *donut*. O septo interventricular no plano 4C pode parecer normal, porém, numa análise mais detalhada pode-se identificar a presença, localização e o tamanho da CIV na porção muscular e perimembranosa (Figs. 20-2 e 20-3; ▶ Vídeo 20-1).

Plano das Vias de Saída Ventriculares
A avaliação da via de saída do VE demonstra uma conexão ventriculoarterial esquerda concordante ou discordante. Neste plano é possível avaliar os diâmetros ventriculares. Na maioria dos casos o VD se encontra bastante hipoplásico.

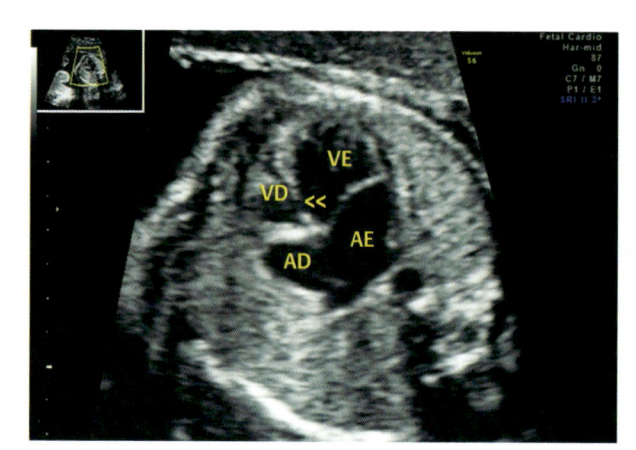

Fig. 20-2. Plano 4 câmaras de um feto com AT e CIV muscular trabecular (setas). Observa-se hiper-refringência e espessamento fibromuscular na junção AV direita caracterizando a ausência da conexão. AD: Átrio direito; AE: átrio esquerdo; AT: atresia tricúspide; CIV: comunicação interventricular; VD: ventrículo direito; VE: ventrículo esquerdo.

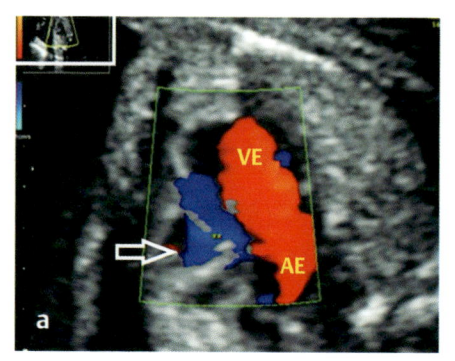

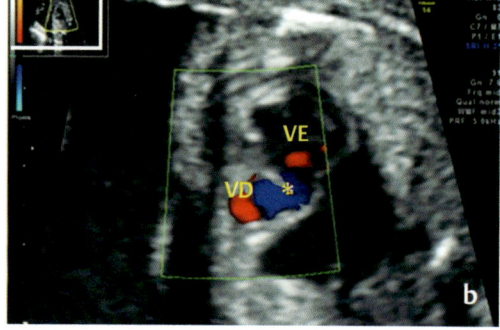

Fig. 20-3. Plano 4 câmaras com *color* Doppler em um feto com AT e CIV muscular trabecular. (**a**) Observa-se ausência de fluxo do átrio direito (AD) para ventrículo direito (VD) (seta), assim como a presença de fluxo pela comunicação interventricular (CIV) (******). (**b**) Fluxo através da CIV. AE: Átrio esquerdo; VE: ventrículo esquerdo.

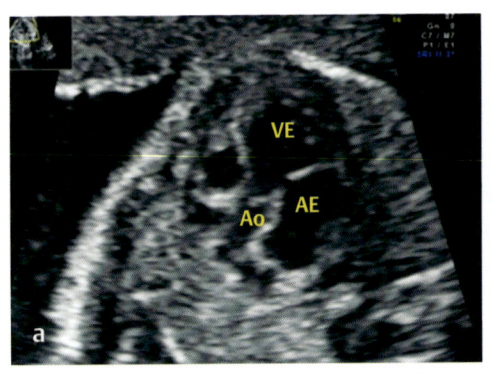

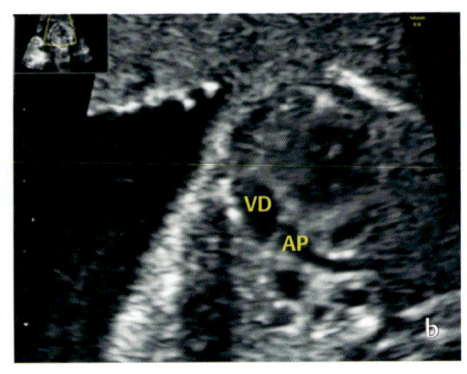

Fig. 20-4. (**a**) Plano de via de saída de VE em feto com AT. Observa-se aorta (Ao) emergindo do ventrículo esquerdo (VE). (**b**) Plano de via de saída de VD. Artéria pulmonar (AP) conectada ao ventrículo direito (VD). AE: Átrio esquerdo.

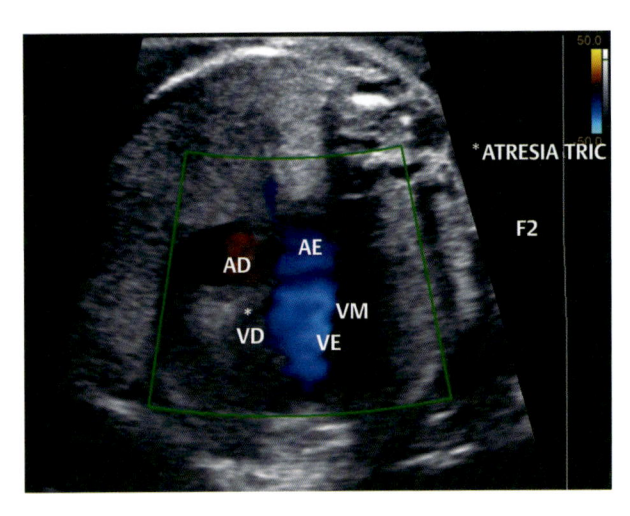

Fig. 20-5. Plano 4 câmaras com *color* Doppler em um feto com AT. Observa-se ausência do fluxo do átrio direito (AD) para o ventrículo direito (VD). AE: Átrio esquerdo; VE: ventrículo esquerdo; VM: válvula mitral.

Na via de saída do VD confirmamos se a conexão ventriculoarterial é concordante ou discordante, a presença de obstrução do trato de saída do VD e dos ramos pulmonares. O *color* Doppler pode demostrar a ausência de fluxo anterógrado no trato de saída do VD nos casos da AT com atresia pulmonar (AP) (Figs. 20-4 e 20-5; ▶ Vídeo 20-2).

Plano de Três Vasos (3V) e Três Vasos com Traqueia (3VT)

A visualização da desproporção da aorta (AO) e artéria pulmonar (AP), com redução do calibre desta última, auxilia na suspeita de associação à estenose pulmonar. Neste plano a presença da AO anterior a AP caracteriza uma conexão ventriculoarterial discordante (vasos transpostos).

No 3VT podemos identificar a traqueia entre a aorta e a AP, caracterizando o arco aórtico à direita, que está presente em 1/3 dos casos (Fig. 20-6).

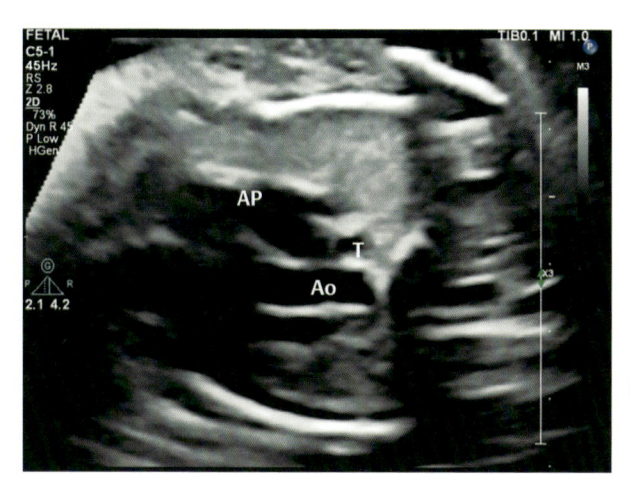

Fig. 20-6. Plano de 3VT. Arco aórtico à direita. Observa-se a traqueia (T) entre a aorta (Ao) e a artéria pulmonar (AP).

DOPPLER ESPECTRAL
O Doppler espectral do ducto venoso nos casos de AT pode estar alterado com o aumento da velocidade sistólica (Fig. 20-7).

ANOMALIAS ASSOCIADAS
Anomalias Cardíacas
- Comunicação interatrial.
- Transposição das grandes artérias.
- Atresia pulmonar.
- Coarctação da aorta.
- Interrupção do arco aórtico.

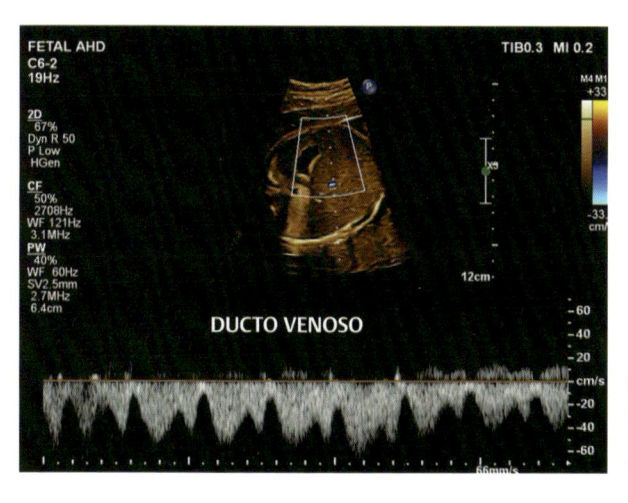

Fig. 20-7. Doppler pulsado em feto com AT. Observa-se aumento na velocidade sistólica do ducto venoso.

Anomalias Extracardíacas

A AT, na maioria dos casos, não apresenta anomalias extracardíacas associadas, porém, podem estar presentes a trissomia do 13, 18 e a deleção do cromossomo 22q11.

Deve-se investigar, também, a síndrome de VACTER, anomalias renais como agenesia renal unilateral, agenesia do ducto venoso e presença de artéria umbilical única.

DIANÓSTICO DIFERENCIAL

- Defeito atrioventricular total, forma não balanceada, é um importante diagnóstico diferencial da AT, mas nestes casos a conexão atrioventricular (AV) é formada por uma valva AV única.
- Estenose tricúspide é uma entidade mais rara que AT, mas quando a estenose é muito crítica, funcionalmente, pode-se comportar como atrésica, mas não existe uma barra fibromuscular no anel AV direito, característica da AT.
- Na associação de AT à atresia pulmonar, também chamada de hipoplasia de cavidades direitas, é importante fazer o diagnóstico diferencial de atresia pulmonar com septo íntegro, pois em ambos os casos podemos identificar VD bastante hipoplásico e fluxo retrógrado no tronco pulmonar.

MANEJO PRÉ-NATAL

- Acompanhamento por ecocardiografia fetal e avaliação de outros defeitos cardíacos associados.
- Aconselhamento dos pais quanto ao prognóstico e opções de tratamento pós-natal.
- Planejamento do parto e manejo pós-natal.

RESUMINDO

- A atresia tricúspide (AT) é definida como ausência ou imperfuração da conexão atrioventricular direita. Há espessamento fibromuscular característico na junção atrioventricular direita e ausência dos folhetos valvares.
- A atresia tricúspide exibe um leque de apresentações dependendo das lesões associadas, como a comunicação interventricular (CIV) e as obstruções das vias de saída ventriculares.
- Aspectos morfológicos da conexão ventriculoarterial servem de base para a classificação da atresia tricúspide segundo a classificação de Edwards.

LEITURAS SUGERIDAS

Abuhamad A, Chaoui R. A pratical guide to fetal echocardiography: normal and abnormal heart. 3rd ed. Philadelphia: Wolters Kluwer; 2016. p. 478-91.

Carvalho JS. Lesions of the right heart. In: Yagel S, Silverman NH, Gembruch U (Eds.). Fetal cardiology: embryology, genetics, physiology, echocardiographic evaluation, diagnosis, and perinatal management of cardiac diseases. 3rd ed. Boca Raton: CRC Press; 2019. p. 309-28.

Lopes LM (Ed). Ecocardiografia fetal. Revinter: Rio de Janeiro; 2016. p. 123-8.

Tandon R, Edwards JE. Tricuspid atresia: a re-ecalition and classification. J Thorac Cardiovasc Surg 1974;67:530-42.

CONEXÃO ATRIOVENTRICULAR UNIVENTRICULAR

CAPÍTULO 21

Nathalie J. M. Bravo-Valenzuela

ENTENDENDO
Caracteriza-se por ser uma condição em que um dos ventrículos é dominante e funcional e o outro é rudimentar e não funcional. O ventrículo dominante é responsável por manter as circulações sistêmica e pulmonar.

Embora tradicionalmente utilizado, o termo "ventrículo único" é controverso, pois faz alusão a uma única câmara ventricular (solitária). Na maioria dos corações com fisiologia univentricular é possível identificar uma segunda câmara ventricular (câmara rudimentar) além da dominante, tornando o termo conexão atrioventricular univentricular mais apropriado.

INCIDÊNCIA
Cardiopatia congênita (CC) rara, ocorrendo em 1,5% dos nascidos vivos com CC.

MORFOLOGIA
- Resulta de uma falência do desenvolvimento do componente trabecular no estágio do *Loop* bulboventricular.
- Septo interventricular rudimentar (forame bulboventricular) ou ausente.
- Caracteriza-se, morfologicamente, por um ventrículo dominante e o outro ventrículo rudimentar ou hipoplásico.
- Todo ventrículo normal apresenta três componentes (via de entrada, via de saída e porção trabecular), consequentemente, o ventrículo hipoplásico é aquele em que um ou mais dos seus componentes está(ão) ausente(s).

CLASSIFICAÇÃO
1. Quanto à morfologia da câmara ventricular dominante (Fig. 21-1):
   - Tipo VE: câmara dominante com morfologia de VE (Fig. 21-1a).
   - Tipo VD: câmara dominante com morfologia de VD (Fig. 21-1b).
   - Tipo indeterminado: câmara dominante com morfologia mista ou indeterminada (Fig. 21-1c).
2. Quanto à conexão atrioventricular:
   - Dupla via de entrada: ambas as valvas atrioventriculares se conectam ao ventrículo principal ou dominante (Fig. 21-2a).

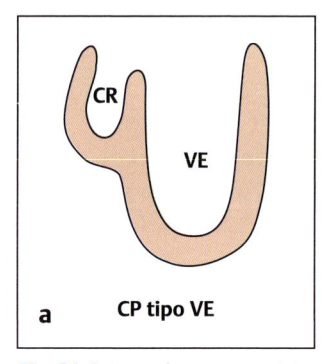

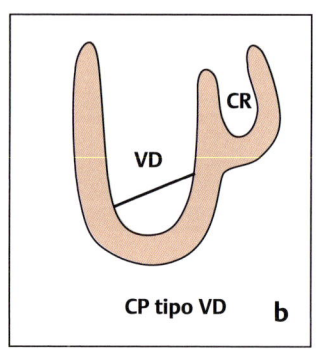

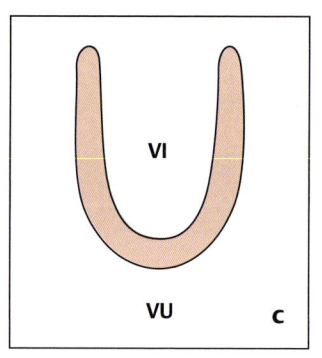

Fig. 21-1. Desenhos esquemáticos demonstrando os tipos de conexão AV univentricular quanto à morfologia da massa ventricular dominante ou principal. (**a**) Câmara principal (CP) com morfologia de ventrículo esquerdo (VE) (posterior e menos trabeculada); (**b**) câmara principal (CP) com morfologia de ventrículo direito (VD) (anterior e com banda moderadora) e (**c**) morfologia da massa ventricular indeterminada (VI) – (clássico "ventrículo único" [VU]; câmara rudimentar [CR] não identificada).

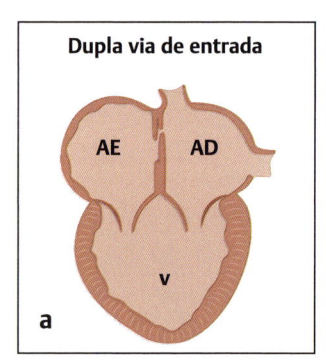

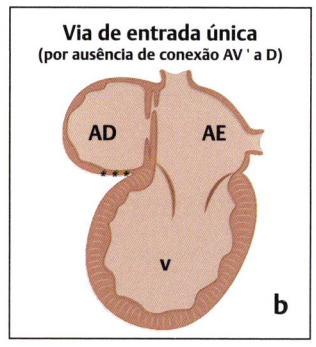

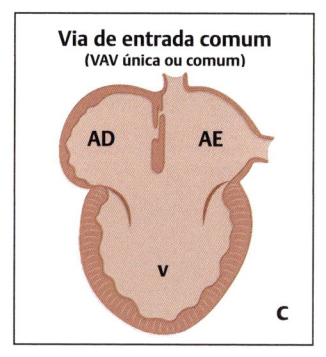

Fig. 21-2. Desenhos esquemáticos demonstrando os tipos de conexão AV univentricular. (**a**) Dupla via de entrada para a câmara principal ou dominante, (**b**) via de entrada única por ausência de conexão AV à direita (atresia tricúspide); e (**c**) conexão AV comum (valva AV única ou comum). AD: átrio direito; AE: átrio esquerdo; V: câmara principal.

- Ausência de conexão AV: completa obstrução de via de entrada ventricular à D ou à E (atresia tricúspide ou mitral) (Fig. 21-2a, b).
- Conexão AV comum: valva AV comum ou única (Fig. 21-2c).
3. Quanto à conexão ventriculoarterial (VA):
    - Concordante (Fig. 21-3a).
    - Discordante (Fig. 21-3b).
    - Dupla via de saída da câmara principal ou dominante (Fig. 21-3c).
    - Dupla via de saída da câmara rudimentar (Fig. 21-3d).
    - Via de saída única (Fig. 21-3e).

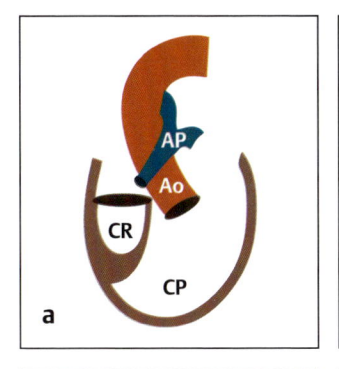

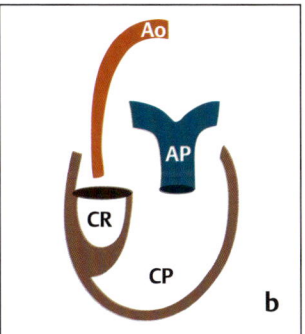

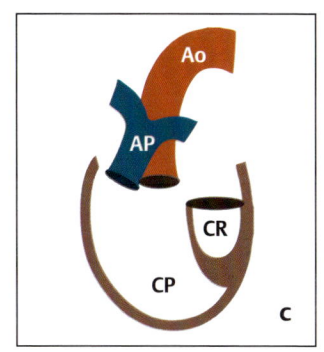

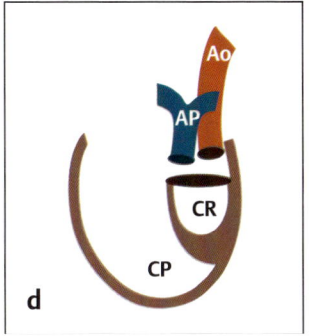

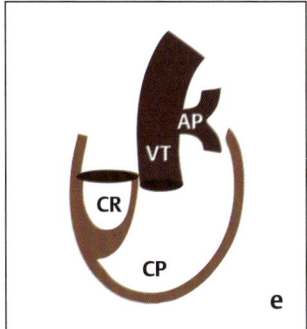

Fig. 21-3. Desenhos esquemáticos demonstrando os tipos de conexão VA nos corações com fisiologia univentricular. (**a**) Concordante; (**b**) discordante; (**c**) dupla de saída da câmara principal; (**d**) dupla de saída da câmara rudimentar e (**e**) via de saída única. CR: câmara rudimentar; CP: câmara principal; Ao: aorta; AP: artéria pulmonar; VT: vaso truncal.

Tipos mais comuns:

- VE: dupla via de entrada do VE com discordância ventriculoarterial (88%, tipo mais comum).
- VD (menos comum que o VE) com via de entrada comum e dupla via de saída.

Tipos raros:
- Dupla via de entrada do VD (12%).
- Dupla via de entrada do VE com concordância ventriculoarterial (coração de "Holmes").

ANOMALIAS ASSOCIADAS
Anomalias Cardíacas
O coração univentricular tipo VD com valva AV comum associa-se, frequentemente, a anomalias do retorno venoso pulmonar e síndrome de heterotaxia.

Anomalias Extracardíacas
Rara associação a anomalias extracardíacas e alterações cromossômicas.

INDENTIFICANDO POR ECOCARDIOGRAFIA FETAL
Plano 4 Câmaras

Esse plano é anormal, com eixo cardíaco alterado, ventrículos assimétricos e septo interventricular ausente ou rudimentar, sendo o plano mais importante para esse diagnóstico (Fig. 21-4 e ▶ Vídeo 21-1). O tipo de conexão atrioventricular também pode ser avaliado nesse plano (Figs. 21-5 a 21-7 e ▶ Vídeo 21-2).

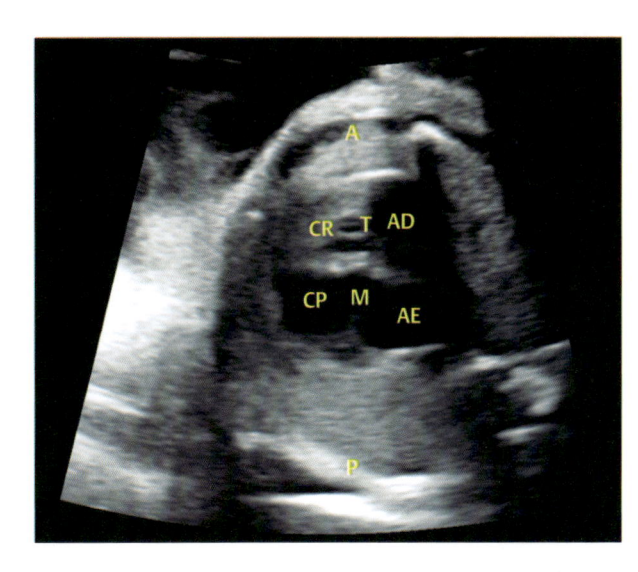

Fig. 21-4. Ecocardiografia fetal demonstrando hipoplasia do VD, no plano 4 câmaras: o VD (massa ventricular com topografia anterior) é a câmara rudimentar (CR) e o VE (topografia posterior) é a câmara principal (CP) ou dominante.
AE: Átrio esquerdo: AD: átrio direito; A: anterior; P: posterior; M: valva mitral; T: valva tricúspide.

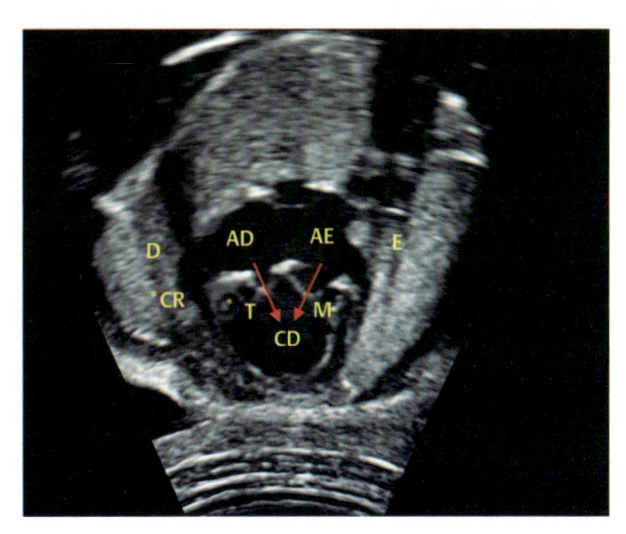

Fig. 21-5. Feto com dupla via de entrada para câmara principal (câmara dominante [CD]) tipo VE. AE: Átrio esquerdo; AD: átrio direito; D: direito; E: esquerdo; *CR: câmara rudimentar; M: valva mitral; T: valva tricúspide.

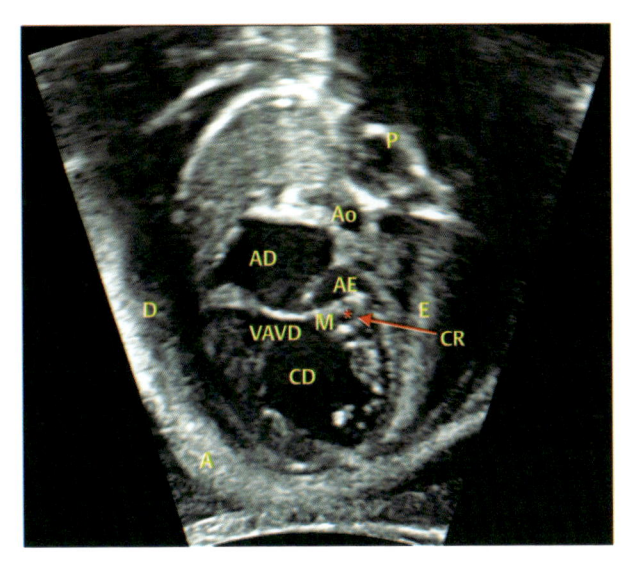

Fig. 21-6. Feto com via de entrada única para câmara principal (ausência de conexão AV esquerda*). A: Anterior; P: posterior; AE: átrio esquerdo; AD: átrio direito; Ao: aorta; D: direito; E: esquerdo; VD: ventrículo direito (câmara dominante); VE: ventrículo esquerdo; CR (seta vermelha): câmara rudimentar (VE); M: valva atrioventricular esquerda (mitral) atrésica; VAVD: valva atrioventricular direita.

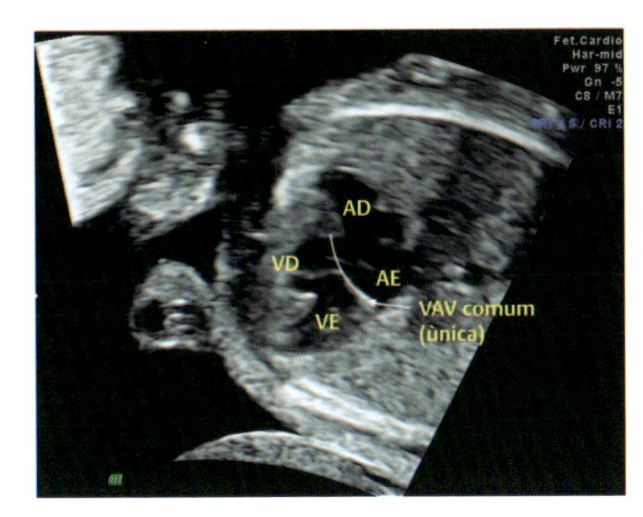

Fig. 21-7. Feto com via de entrada comum para câmara principal (valva AV comum ou única). Câmara principal (câmara dominante) tipo VD. A: Anterior; P: posterior; AE: átrio esquerdo; AD: átrio direito; D: direito; E: esquerdo; VD: ventrículo direito (câmara dominante); VE: ventrículo esquerdo; VAV: valva atrioventricular comum.

Planos das Vias de Saídas Ventriculares

Possível avaliar o tipo de conexão ventriculoarterial (Fig. 21-3), a relação entre as grandes artérias e se existe obstrução da via de saída ventricular (Fig. 21-8 e ▶ Vídeos 21-3 e 21-4).

Plano de Três Vasos (3V) e Três Vasos com Traqueia (3VT)

Os planos de 3V e 3VT podem estar alterados dependendo da presença ou não de obstrução da via de saída e da posição das grandes artérias (Fig. 21-9 e ▶ Vídeo 21-4).

DIANÓSTICO DIFERENCIAL
- CIV grande.
- Defeito do septo AV.
- *Criss-cross Heart.*

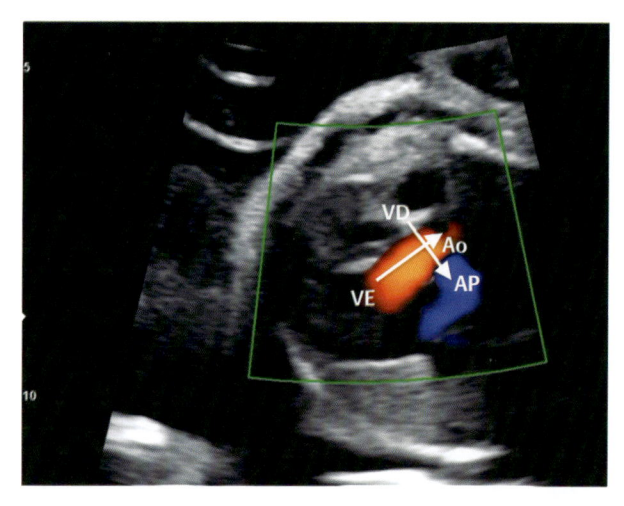

Fig. 21-8. Ecocardiografia de um feto com hipoplasia do ventrículo direito (VD) demonstrando as vias de saída ventriculares concordantes. Observe o cruzamento das grandes artérias (setas). AP: Artéria pulmonar; VE: ventrículo esquerdo; Ao: aorta.

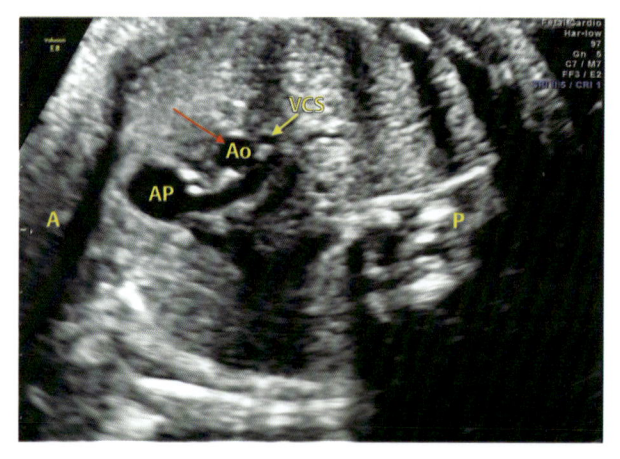

Fig. 21-9. Ecocardiografia de um feto com câmara principal tipo VD demonstrando o plano de 3V alterado. Observe a aorta pequena (seta vermelha). AP: Artéria pulmonar; Ao: aorta; VCS: veia cava superior; A: anterior; P: posterior.

RESUMINDO
1. Os tipos de conexão AV univentricular são: dupla via de entrada (2 valvas se conectam à câmara principal), ausência de conexão AV (completa obstrução ao fluxo de um dos átrios para a câmara ventricular: atresia mitral ou tricúspide) e conexão AV comum (valva AV única ou comum).
2. A câmara ventricular esquerda localiza-se inferior e posteriormente; a câmara tipo VD localiza-se anterior e é mais trabeculada (contém a banda moderadora) do VD; em raros casos, apenas uma câmara ventricular é identificada (indeterminado).
3. Dupla via de entrada para ventrículo morfologicamente esquerdo é o tipo mais comum de conexão AV univentricular.

LEITURAS SUGERIDAS
Anderson RH, Becker AE, Wilkinson JL. Proceedings: morphogenesis and nomenclature of univentricular hearts. Br Heart J 1975;37:781-2.

Anderson RH, Cook AC. Morphology of the functionally univentricular heart. Cardiol Young 2004;16(S1):3-8.

Anderson RH, Macartney FJ, Stark JF, de Leval MR, Tsang VT. Classification and nomenclature of congenital heart defects. In: Surgery for congenital heart defects. 3rd ed. John Wiley & Sons 2006:3-11.

Dobell ARC, Van Praag R. The Holmes heart: historic associations and pathologic anatomy. Am Heart J 1996;132(2 pt1):437-45.

Muñoz-Castellanos L, Espinola-Zavaleta N, Keirns C. Anatomoechocardiographic correlation double inlet left ventricle. J Am Soc Echocardiogr 2005;18:237-43.

Shiraishi H, Silverman NH. Echocardiographic spectrum of double inlet ventricle: evaluation of the interventricular communication. J Am Coll Cardiol 1990;15(6):1401-8.

Tongsong T, Tongprasert F, Srisupundit K, et al. The complete three-vessel view in prenatal detection of congenital heart defects. Prenat Diagn 2010;30(1):23-9.

Tynan MJ, Becker AE, Macartney FJ, et al . Nomenclature and classification of congenital heart disease. Br Heart J 1979;41:544-53.

Van Praagh R, Van Praagh S, Vlad P, Keith JD. Diagnosis of the anatomic types of single or common ventricle. Am J Cardio. 1965;15:345-66.

Wilkinson JL, Anderson RH. Anatomy of functionally single ventricle. World Journal of Pediatric and Congenital Heart Surgery 2015;3(2):159-64.

Yoo SJ, Lee YH, Kim ES. Three-vessel view of the fetal upper mediastinum: an easy means of detecting abnormalities of the ventricular outflow tracts and great arteries during obstetric screening. Ultrasound Obstet Gynecol 1997;9:173-82.

DOENÇAS DO ENDOCÁRDIO, MIOCÁRDIO E PERICÁRDIO

CAPÍTULO 22

Eliane Lucas ▪ Anna Esther Araujo e Silva

INTRODUÇÃO
As doenças do endocárdio, miocárdio e pericárdio podem ser primárias, mas na maioria das vezes são secundárias a doenças sistêmicas ou maternas. As formas de apresentação são variáveis, assim como a gravidade, que pode colocar em risco a viabilidade do feto.

DOENÇAS DO ENDOCÁRDIO
Fibroelastose Endocárdica
Entendendo
Fibroelastose endocárdica (FEE) é uma doença cardíaca rara que causa espessamento endocárdico. Caracteriza-se pelo depósito de fibras elásticas e colágeno no endomiocárdio e afeta, principalmente, o ventrículo esquerdo, levando à diminuição da complacência e do volume sistólico ejetado. FEE é causa de insuficiência cardíaca intraútero e hidropisia fetal.

Incidência
Na década de 1960, a incidência era de 1 em cada 5.000 nascidos vivos, mas com o advento da vacinação contra rubéola, sarampo e caxumba houve diminuição importante desse número. Cerca de 10% dos casos são familiares. Recorrência em gestações subsequentes é estimada em cerca de 3 a 5%.

Classificação/Etiologia
A FEE é classificada, morfologicamente, de acordo com o tamanho do ventrículo esquerdo, que pode ser dilatado (mais comum) ou hipoplásico restritivo. A forma dilatada pode preceder a forma restritiva à medida que a idade gestacional avança. A cavidade do ventrículo esquerdo progressivamente diminui de tamanho e há espessamento e aumento da ecogenicidade da superfície endocárdica. A FEE pode ser primária (idiopática) ou secundária. A FEE primária não está associada a qualquer doença estrutural cardíaca significativa. A forma secundária está associada, frequentemente, a cardiopatias congênitas obstrutivas do lado esquerdo do coração, assim como pode estar relacionada com infecções virais (sarampo), doenças genéticas com transmissão autossômica recessiva, cardiomiopatias mitocondriais e doenças metabólicas (mucopolissacaridose).

Identificando por Ecocardiografia Fetal

Nas formas dilatadas observa-se ventrículo esquerdo aumentado de tamanho, hipocontrátil e com presença de endocárdio espessado e brilhante. O mesmo aspecto pode ser encontrado no átrio esquerdo que, em geral, encontra-se aumentado de tamanho. A forma hipoplásica, restritiva demonstra cavidade ventricular esquerda diminuída, hipertrofiada e com ecogenicidade aumentada na superfície endocárdica. O átrio esquerdo também pode ser acometido. A associação com doenças obstrutivas do lado esquerdo do coração geralmente está presente. Como exposto anteriormente, a forma dilatada pode, gradualmente, progredir para a forma restritiva (Fig. 22-1).

Anomalias Associadas
Anomalias Cardíacas
Estenose aórtica valvar, coarctação da aorta, síndrome de hipoplasia do coração esquerdo e origem anômala da coronária esquerda do tronco da artéria pulmonar.

Focos Ecogênicos Endocárdicos
Entendendo
Focos ecogênicos endocárdicos (FEE) ou *golf ball* são áreas de hiperecogenicidade no coração fetal geralmente encontradas na topografia dos músculos papilares e cordas tendíneas. A presença de focos ecogênicos já foi considerada um marcador pré-natal de aneuploidia, como trissomia do 21 ou trissomia do 13. Entretanto, atualmente, sua presença isoladamente não é considerada importante para identificar risco aumentado de doença cromossômica, pois pode estar presente em fetos normais ou anormais.

Incidência
A prevalência reportada varia de 0,5 a 20,3%, dependendo da metodologia utilizada e população estudada. Em gestações de baixo risco ocorre entre 3 a 5% dos casos.

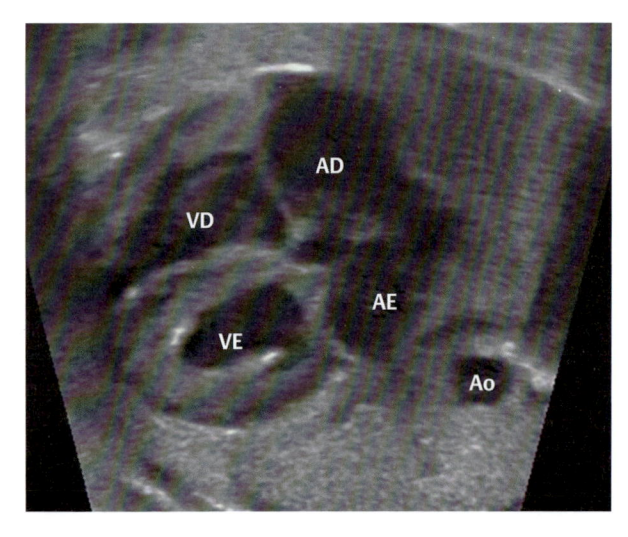

Fig. 22-1. Plano 4C mostra ventrículo esquerdo (VE) bastante dilatado e presença de aumento da ecogenicidade endocárdica sugerindo fibroelastose. AD: Átrio direito; AE: átrio esquerdo; VD: ventrículo direito; Ao: aorta.

DOENÇAS DO ENDOCÁRDIO, MIOCÁRDIO E PERICÁRDIO

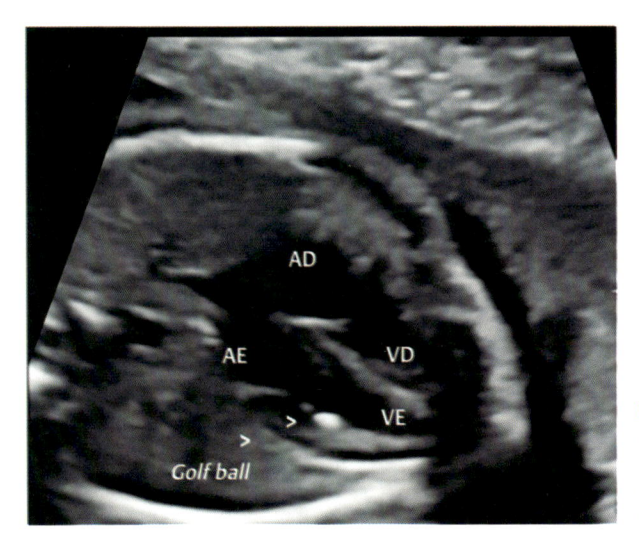

Fig. 22-2. Plano 4C mostra pequena imagem hiperecogênica (*golf ball*) no ventrículo esquerdo (VE).
AD: Átrio direito; AE: átrio esquerdo; VD: ventrículo direito.

Etiologia
A etiologia parece estar relacionada com calcificação nos músculos papilares em decorrência de alterações no desenvolvimento da microvasculatura que levam a alterações isquêmicas.

Identificando por Ecocardiografia Fetal
FEE são imagens hiperecoicas presentes nos músculos papilares e cordas tendíneas, que se movem com os folhetos valvares durante o ciclo cardíaco. Medem entre 1 e 6 mm de diâmetro e geralmente são encontrados no ventrículo esquerdo. Múltiplos focos ocorrem raramente, em cerca de 5 a 11% dos casos. Pode haver desaparecimento antes do nascimento ou no período neonatal (Fig. 22-2).

DOENÇAS DO MIOCÁRDIO
Cardiomiopatia
Entendendo
As cardiomiopatias (CMPs) são raras doenças que afetam o miocárdio fetal, acometendo o ventrículo esquerdo, direito ou ambos, associadas às alterações da função cardíaca. CMP pode-se apresentar na sua forma isolada ou associada a outras cardiopatias congênitas (CC) ou malformações extracardíacas.

Indicação
Podemos citar como principais indicações da ecocardiografia fetal (EF) para investigação de CMP:

- CMP familiar.
- CMP hipertrófica associada ao diabetes materno.
- Anemia fetal.
- Transfusão feto-fetal.
- Infecção congênita intraútero (parvovírus B19, citomegalovírus, rubéola, *coxsakie* B, adenovírus, principalmente).

Incidência

A prevalência de CMP ocorre em 2-7% dos neonatos porém, esta estatística provavelmente se eleva na vida fetal para 6-11%. A CMP hipertrófica secundária ao diabetes materno (DM) tem uma evolução favorável na maioria dos casos e com recuperação completa ainda no primeiro ano de vida. O prognóstico da CMP hipertrófica não ligada à hiperglicemia materna e à CMP dilatada é reservado, podendo, muitas vezes, evoluir para óbito fetal.

Morfologia

A última classificação proposta pela American Heart Association mostrou muitos tipos de CMP com diferentes etiologias e fisiopatologias. As apresentações das CMPs podem ser: restritiva, hipertrófica e dilatada, sendo que as duas últimas são também encontradas no feto.

Na CMP hipertrófica geralmente identificamos a cardiomegalia associada a graus variados de hipertrofia da parede de um ou ambos os ventrículos e, com ou sem desproporção das suas paredes. O diabetes materno predispõe a um tipo especial de CMP hipertrófica com características peculiares, como o predomínio da hipertrofia do septo interventricular (SIV) em relação à parede posterior do VE (PP). Uma espessura de SIV ≥ 4,5 mm ou uma relação SIV/PP ≥ 1,18 foi associada a quase duas vezes maior risco de morte fetal intrauterina. A evolução da maioria deste tipo CMP é boa e observamos a completa normalização dos diâmetros dentro do primeiro ano de vida.

Na CMP dilatada observamos nítida cardiomegalia e o comprometimento da função ventricular, que pode ser restrito a um ventrículo ou, mais frequentemente, ao aumento biventricular. CMP "não compactada" é um tipo extremamente raro, onde a dilatação cardíaca está associada à presença de inúmeras trabeculações miocárdicas proeminentes com recessos intertrabeculares profundos associada ao espessamento do miocárdio. Neste caso visualizamos duas camadas distintas do miocárdio, ou seja, a porção compactada e não compactada.

Identificando por Ecocardiografia Fetal

A EF permite o diagnóstico da CMP pela análise quantitativa de diâmetros sistólicos e diastólicos de ambos os ventrículos, da espessura das paredes e da análise das funções ventriculares. Os principais critérios diagnósticos da CMP dilatada são: redução da contratilidade miocárdica (fração de encurtamento < 28%) e aumento da área cardíaca acima do 97º percentil para idade gestacional (IG) sem espessamento das paredes, sendo, portanto, de grande importância a análise detalhada e a avaliação da função ventricular (Fig. 22-3 e Quadro 22-1).

Utilizamos vários planos para diagnóstico das cardiomiopatias. No plano 4C (Fig. 22-4 e ▶ Vídeo 22-1) podemos evidenciar graus diversos de espessamento das paredes ventriculares: a análise da via de saída do VE e o plano transversal na região das válvulas atrioventriculares para identificar a presença de fluxo obstrutivo, em alguns casos (Fig. 22-5 e ▶ Vídeo 22-2).

Na CMP "não compactada" devemos observar as proeminentes trabeculações ventriculares e profundos recessos intertrabeculares (Fig. 22-6).

Na CMP hipertrófica da DM é caracterizada pela nítida desproporção da espessura septal em relação à parede livre do VE e com a função sistólica ventricular preservada (Fig. 22-7).

Na presença de uma espessura miocárdica acima 97,5º percentil para IG devemos pensar em CMP hipertrófica (Quadro 22-2).

DOENÇAS DO ENDOCÁRDIO, MIOCÁRDIO E PERICÁRDIO

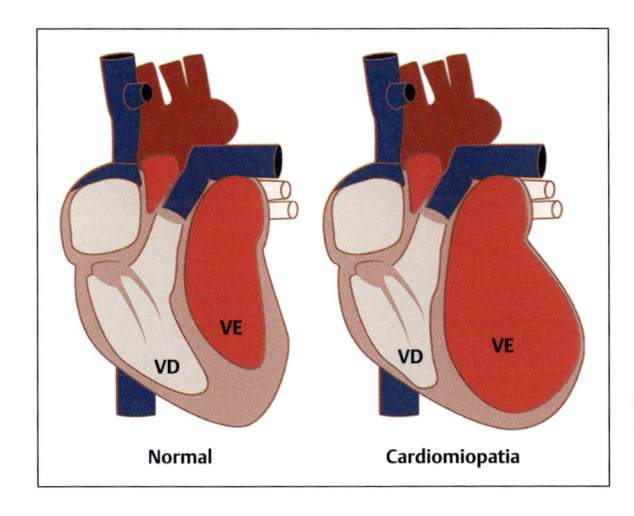

Fig. 22-3. O desenho demonstra a desproporção ventricular encontrada na CMP dilatada. VD: Ventrículo direito; VE: ventrículo esquerdo.

Quadro 22-1. Principais Medidas de Função Cardíaca na CMP

Medidas	Alterada
Fração de encurtamento (FE)	< 28% (< 2 desvios padrões para IG)
Avaliação da função diastólica	Relação e/a normal no fluxo mitral e/ou tricúspide
Duração do tempo de relaxamento isovolumétrico (TRIV)	TRIV > 2 desvios padrões para IG
Fluxo reverso na veia cava inferior	Velocidade > 20 cm/s
Hidropisia (hidropericárdio, ascite e/ou hidrotórax)	Moderada = 2 sítios de edema Severa = edema em couro cabeludo

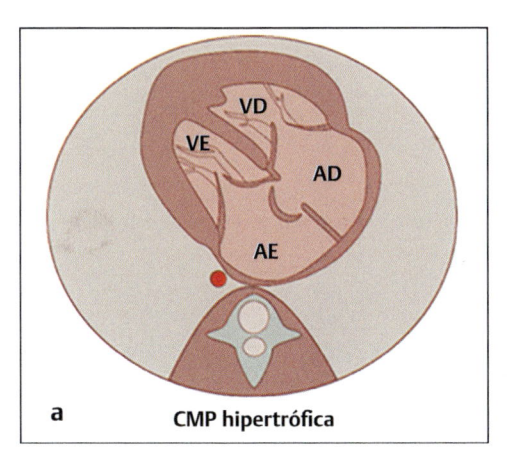

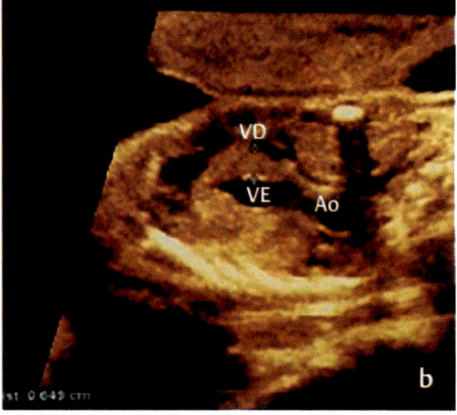

Fig. 22-4. (**a**) Desenho da CMP hipertrófica com a presença de hipertrofia difusa das paredes miocárdicas ventriculares. (**b**) No plano 4C visualiza-se a presença de hipertrofia acentuada na parede lateral do VE e do septo interventricular compatível com CMP hipertrófica. AD: Átrio direito; AE: átrio esquerdo; Ao: aorta; CMP: cardiomiopatia; VD: ventrículo direito; VE: ventrículo esquerdo; Ao: aorta.

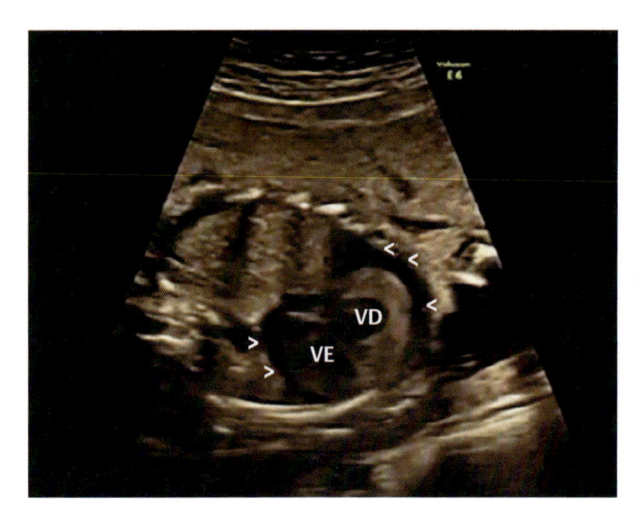

Fig. 22-5. No plano 4C visualiza-se a presença de hipertrofia acentuada das paredes de ambos os ventrículos compatível com CMP hipertrófica e derrame pericárdio moderado (setas). 4C: 4 câmaras; CMP: cardiomiopatia; DP: derrame pericárdico; VD: ventrículo direito; VE: ventrículo esquerdo.

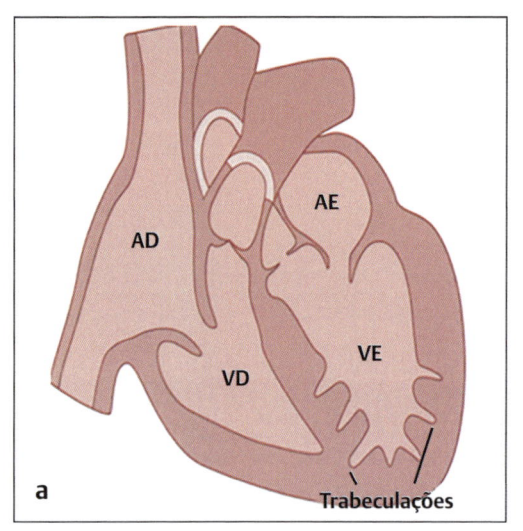

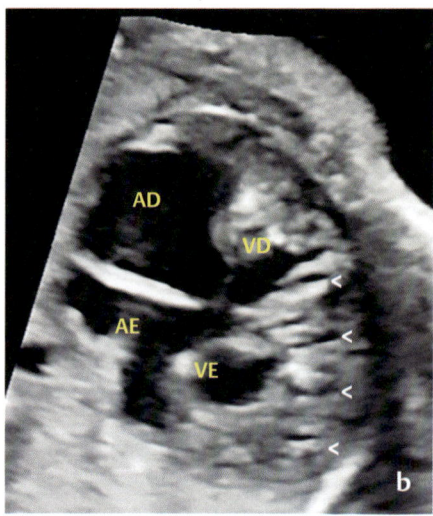

Fig. 22-6. (**a**) No desenho mostra a disposição das trabeculações ventriculares na CMP "não compactada". (**b**) No plano 4C vê-se a disposição das trabeculações ventriculares (pontas de setas). AD: Átrio direito; AE: átrio esquerdo; VD: ventrículo direito; VE: ventrículo esquerdo.

DOENÇAS DO ENDOCÁRDIO, MIOCÁRDIO E PERICÁRDIO

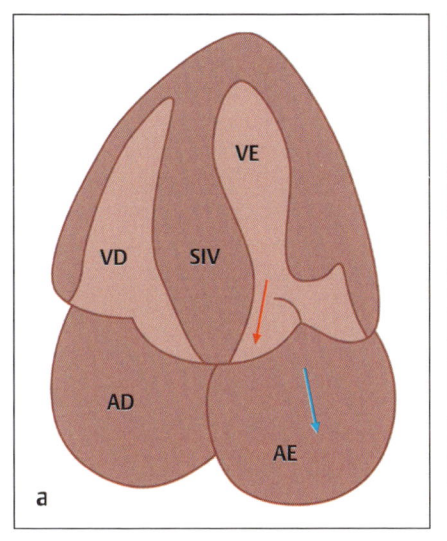

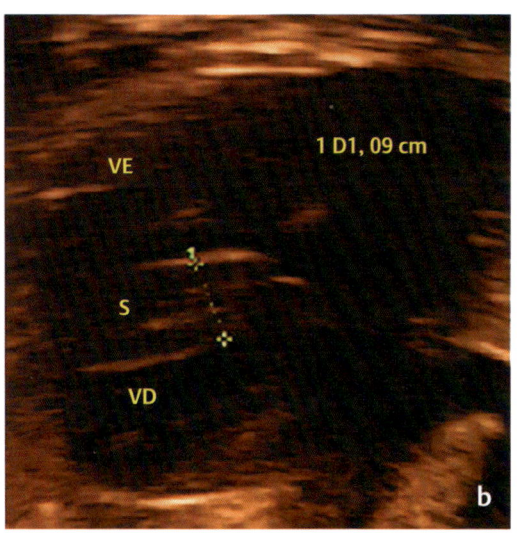

Fig. 22-7. (**a**) No desenho identificamos a hipertrofia do septo interventricular (SIV) característica do comprometimento cardíaco do DM. (**b**) Plano 4C demonstra SIV bastante hipertrofiado compatível com DM. AD: Átrio direito; AE: átrio esquerdo; VD: ventrículo direito; VE: ventrículo esquerdo.

Quadro 22-2. Relação da Espessura SIV e IG Segundo Percentis

IG	5º	50º	95º
20	0,11	0,21	0,31
21	0,12	0,22	0,32
22	0,12	0,23	0,34
23	0,13	0,24	0,35
24	0,14	0,25	0,37
25	0,15	0,26	0,38
26	0,15	0,28	0,40
27	0,16	0,29	0,41
28	0,17	0,30	0,43
29	0,17	0,31	0,44
30	0,18	0,32	0,46
31	0,19	0,33	0,47
32	0,19	0,34	0,49
33	0,20	0,35	0,50

SIV: septo interventricular; IG: Idade gestacional em semanas.

Anomalias Associadas
A CMP hipertrófica deve ser pesquisada, principalmente, nos casos de diabetes materno com controle irregular da glicemia. Outras condições como a agenesia renal bilateral ou displasia renal associada à oligodramnia encontramos graus diversos de hipertrofia miocárdica associada. Na presença de CMP hipertrófica devemos realizar a investigação de doenças genéticas, principalmente, a síndrome de Noonan. Na síndrome de transfusão feto-fetal podemos encontrar a CMP hipertrófica, principalmente, no gêmeo receptor, provavelmente em função da sobrecarga de volume.

A CMP dilatada pode existir nas doenças genéticas, metabólicas e infecciosas. As infecções congênitas podem ter como manifestação inicial a miocardite aguda e, assim, evoluir com CMP dilatada, sendo os agentes mais comumente envolvidos: parvovírus B19, citomegalovírus, rubéola, *coxsakie* B, adenovírus e toxoplasma gondii. Nestes casos o prognóstico é pior quando associado à hidropisia, insuficiência das válvulas atrioventriculares e presença de disfunção ventricular.

DOENÇAS DO PERICÁRDIO
Entendendo
O pericárdio é um tecido que envolve o coração e a porção proximal dos vasos da base, com duas camadas, visceral e parietal. O líquido pericárdio (LP) se localiza entre estas camadas, permitindo, durante os ciclos cardíacos, os movimentos do coração livres de atrito na caixa torácica.

As principais afecções que acometem o pericárdio são: pericardites (derrames pericárdicos), tumores e cistos pericárdicos. No feto, os dois últimos raramente são identificados.

Incidência
Durante a ultrassonografia pré-natal de rotina são comuns a visualização de pequenas quantidades de LP, especialmente durante a segunda metade da gestação. O derrame pericárdio (DP), ou seja, um acúmulo anormal do LP pode ser identificado em 1-2% das gestações.

Etiologia
As principais causas de DP podem ser secundárias a condições associadas a hidropisias fetais não imunes, mais comumente relacionadas com malformações cardíacas estruturais e arritmias. As hidropisias imunes representam apenas a 10 a 15% dos DPs. Outras condições associadas às hidropisias fetais são relacionadas com anomalias cromossômicas e genéticas, doenças metabólicas, tumores (teratoma pericárdico), anormalidades hematológicas e infecções congênitas. Mais raramente o DP é encontrado no aneurisma ou divertículo ventricular (Quadro 22-3). Nestes casos o tamponamento cardíaco pode ocorrer se evoluir com a ruptura da anomalia da parede ventricular.

No entanto, existem fetos em que a quantidade de LP excede 2 mm em espessura, e não identificamos anormalidades anatômicas ou funcionais, e eles evoluem espontaneamente para a completa involução do derrame (Fig. 22-8 e ▶ Vídeo 22-3).

DOENÇAS DO ENDOCÁRDIO, MIOCÁRDIO E PERICÁRDIO   181

Quadro 22-3. Principais Causas de Derrame Pericárdio

- Cardiopatias congênitas complexas
- Cardiomiopatias
- Hidropisias imune e não imune
- Arritmias: taquiarritmias (TSVP, *flutter*)
- Tumores cardíacos: teratoma pericárdico
- Anomalias cromossômicas: trissomias 21, 13, 18
- Infecções fetais: parvovírus B19, CMV, HIV

CMV: Citomegalovírus; HIV: imunodeficiência humana; TSVP: taquicardia supraventricular paroxística.

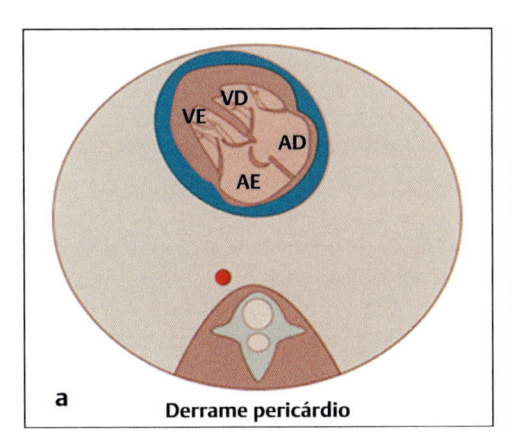

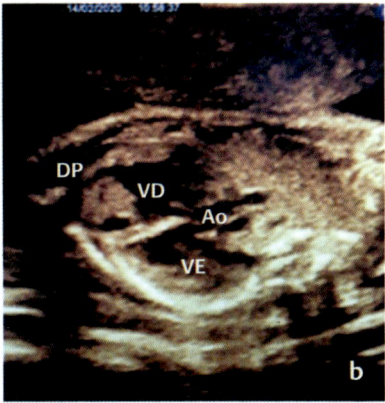

Fig. 22-8. (**a**) Desenho esquemático no plano 4C mostra os possíveis locais de DP. (**b**) No plano de VSVE visualiza-se derrame pericárdio (DP) moderado. Ao: aorta; VD: ventrículo direito; VE: ventrículo esquerdo; AD: Átrio direito; AE: átrio esquerdo.

Identificando por Ecocardiografia Fetal

A ecocardiografia fetal serve não só para a identificação e avaliação do volume do DP, mas também para identificar as possíveis causas (Quadro 22-3). A quantificação do volume do DP é de grande importância para estabelecer a conduta e o prognóstico dos casos. As medidas realizadas pelo EF utilizando os modos M e B confirmam o DP quando o volume do LP é maior que 2 mm. Considera-se DP pequeno o diâmetro inferior a 4 mm, e grande quando maior ou igual a 4 mm, sendo realizada a medida na área de maior volume e na fase telediástolica do ciclo cardíaco.

Nos DP volumosos observamos um movimento pendular característico do coração (*swimming heart*) que poderá evoluir ao tamponamento e óbito fetal.

É importante a análise da função ventricular, pois ocorre, frequentemente, a associação de DP e miocardite nos casos das infecções fetais, em especial a parvovirose.

A utilização do *color* Doppler para identificação do DP pode demonstrar o sinal Doppler no espaço pericárdico, ao contrário dos ventrículos no feto. Durante sístole ventricular, o espaço pericárdico ao redor dos ventrículos se expande e o fluido pericárdico move-se para este espaço em expansão. Durante diástole ventricular, o espaço pericárdico ao redor dos ventrículos desaparece como o fluido pericárdico se afasta do campo de visão (Figs. 22-9 e 22-10; ▶ Vídeo 22-4).

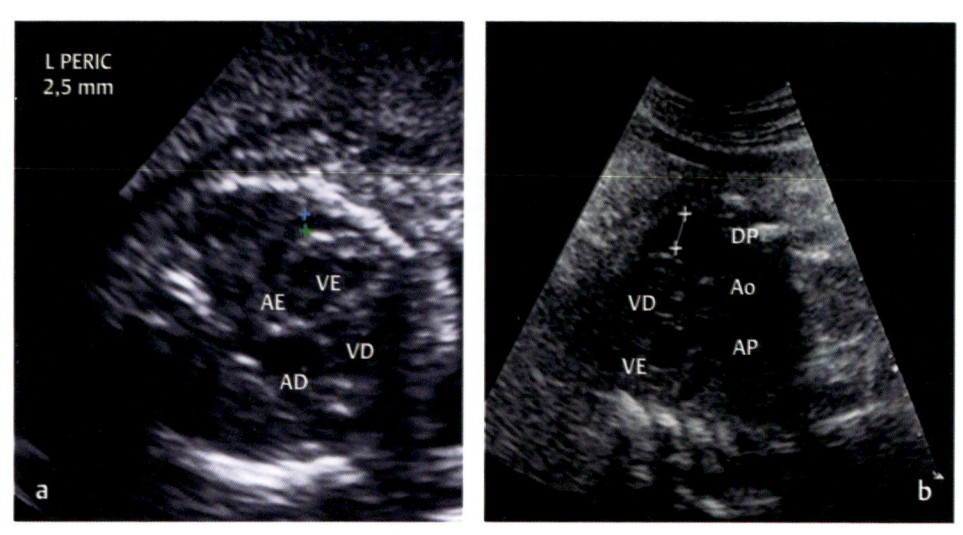

Fig. 22-9. (**a**) No plano 4C visualiza-se um pequeno derrame pericárdio (DP) (2,5 mm). (**b**) No feto portador de TGA existe a presença de volumoso DP. AD: Átrio direito; AE: átrio esquerdo; Ao: aorta; AP: artéria pulmonar; VD: ventrículo direito; VE: ventrículo esquerdo.

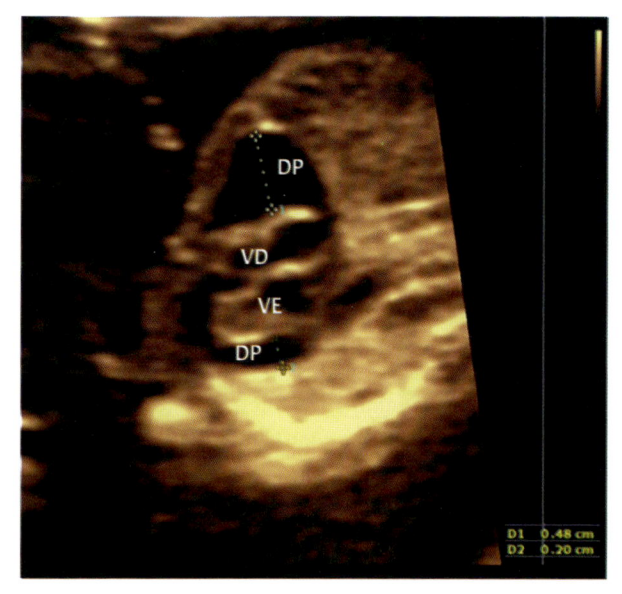

Fig. 22-10. No plano de VSVE visualiza-se derrame pericárdico (DP) volumoso (4,8 mm). VD: Ventrículo direito; VE: ventrículo esquerdo.

Diagnóstico Diferencial

Nas hidropisias fetais podemos identificar derrames pleurais bilaterais que se confundem com DP em função da proximidade do coração, mas os derrames pleurais apresentam acentuado e característico desvio dos pulmões superiormente.

Outros diagnósticos diferenciais são os aneurismas e divertículos ventriculares, que também podem se associar a DP. Nestes casos o modo B e *color* Doppler na cavidade ventricular auxiliam na identificação destas entidades.

RESUMINDO

- A fibroelastose endocárdica pode ser identificada em fetos com lesões obstrutivas do ventrículo esquerdo, doenças genéticas e metabólicas.
- A causa mais comum da cardiomiopatia hipertrófica fetal é o diabetes melito principalmente com a glicemia materna não controlada adequadamente.
- Nas cardiomiopatias dilatadas podemos encontrar dilatação do ventrículo esquerdo, direito ou em ambos, geralmente associada à disfunção ventricular.
- Derrame pericárdico fetal pode estar presente nas diversas causas de hidropisia fetal e em cardiopatias congênitas complexas.

LEITURAS SUGERIDAS

Abuhamad A, Chaoui R. A practical guide to fetal echocardiography: normal and abnormal hearts. 3rd ed. Philadelphia: Wolters Kluwer; 2016. p. 865-73.

Elliott P, Andersson B, Arbustin E, Bilinska Z, Cecchi F, Charron P, et al. Classification of the cardiomyopathies: a position statement from the european society of cardiology working group on myocardial and pericardial diseases. Eur Heart J 2008;29(2):270-6.

Fesslova V, Mongiovì M, Pipitone S, Brankovic J, Villa L. Features and outcomes in utero and after birth of fetuses with myocardial disease. Int J Pediatr 2010;2010:628451.

Kyeong KS, Won HS, Lee MY, Shim JY, Lee PR, Kim A. Clinical outcomes of prenatally diagnosed cases of isolated and nonisolated pericardial effusion. Fetal Diagn Ther 2014;36(4):320-5.

Maron BJ, Towbin JA, Thiene G, Antzelevitch C, Corrado D, Arnett D, et al. Contemporary definitions and classification of the cardiomyopathies: an American Heart Association Scientific Statement from the Council on Clinical Cardiology, Heart Failure and Transplantation Committee; Quality of Care and Outcomes Research and Functional Genomics and Translational Biology Interdisciplinary Working Groups; and Council on Epidemiology and Prevention. Circulation 2006;113(14):1807-16.

Mongiovì M, Fesslova V, Fazio G, Barbaro G, Pipitone S. Diagnosis and prognosis of fetal cardiomyopathies: a review. Current Pharmaceutical Design 2010;16:2929-34.

Pedra SR, Pedra CA. Diseases of the myocardium, endocardium, and pericardium during fetal life and cardiomyopathy in the fetus. In: Yagel S, Silverman NH, Gembruch U (Eds.). Fetal cardiology: embryology, genetics, physiology, echocardiographic evaluation, diagnosis, and perinatal management of cardiac diseases. 3rd ed. Boca Raton: CRC Press; 2019. p. 421-9.

Pedra SR, Smallhorn JF, Ryan G, et al. Cardiomyopathies: pathogenic mechanisms, hemodynamic findings, and clinical outcome. Circulation 2002;106:585-91.

Slesnick TC, Ayres NA, Altman CA, Bezol LI, Eidem BW, Fraley JK, et al. Characteristics and outcomes of fetuses with pericardial effusions. Am J Cardiol 2005;96(4):599-601.

Tan J, Silverman NH, Hoffman JIE, et al. Cardiac dimensions determined by cross-sectional echocardiography in the normal human fetus from 18 weeks to term. Am J Cardiol 1992;70:1459-67.

TUMORES CARDÍACOS

Eliane Lucas

ENTENDENDO

Os tumores (TMs) cardíacos são extremamente raros e representam 0,02 a 0,13% de todas as doenças cardíacas fetais. Com o avanço tecnológico houve um aumento significativo do diagnóstico, principalmente a partir do segundo e terceiro trimestres de gravidez. O diagnóstico preciso do tipo de TM é realizado com o exame histopatológico, porém, os aspectos peculiares de cada tipo histológico de TM podem ser identificados pela ecocardiografia com base nas características anatômicas, como a localização, o grau de ecogenicidade, o número de TM (múltiplos ou único), além da presença de alterações hemodinâmicas como arritmias e obstrução das vias de saída ou de entrada ventricular. Os rabdomiomas são os TMs cardíacos primários mais comuns, representando mais de 60% dos casos, seguidos, em frequência, pelos teratomas, fibromas, mixomas e hemangiomas (Fig. 23-1).

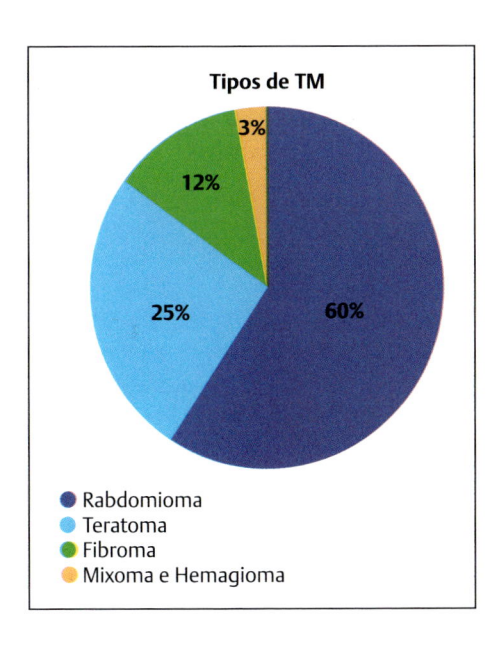

Fig. 23-1. Gráfico da incidência dos TMs cardíacos fetais.

INCIDÊNCIA
O Quadro 23-1 resume a incidência dos principais tipos de TMs fetais.

IDENTIFICANDO POR ECOCARDIOGRAFIA FETAL
O ecocardiografia fetal (EF) assume grande importância na identificação, suspeita do tipo do TM e pesquisa de alterações hemodinâmicas que orientam o tratamento adequado. A maioria dos tipos histológicos dos TMs fetais é benigna, sendo bastante raros os TMs malignos e os metastáticos.

O rabdomioma é identificado como uma única massa ecogênica homogênea, ou, mais frequentemente, múltiplas e com tamanhos variados. Podem ser intracavitários ou intramurais e localizam-se preferencialmente no septo ventricular (SIV), nas paredes livres dos ventrículos direito (VD) e esquerdo (VE) e nos músculos papilares. São tumores hormônio-dependentes podendo, geralmente, crescer até a 32ª semana de idade gestacional (Figs. 23-2 e 23-3; ▶ Vídeo 23-1).

Caracteristicamente, possuem a capacidade de redução ou regressão completa da massa após o nascimento, principalmente na primeira infância. Existe uma associação estreita entre rabdomioma e esclerose tuberosa. A esclerose tuberosa (ET) é, em geral, familiar, e há presença de TM em fetos de gestantes com esclerose tuberosa que podem possuir

Quadro 23-1. Incidência dos Principais Tipos de TM Fetal

Tipo	Incidência
Rabdomioma	60-70%
Teratoma	25%
Fibroma	12%
Mixoma e hemangioma	3-5%

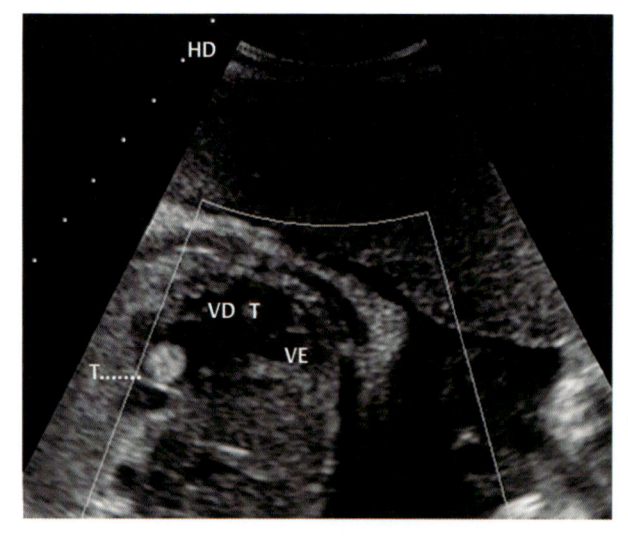

Fig. 23-2. Múltiplos rabdomiomas localizados em ambos os ventrículos. T: Tumor; VD: ventrículo direito; VE: ventrículo esquerdo.

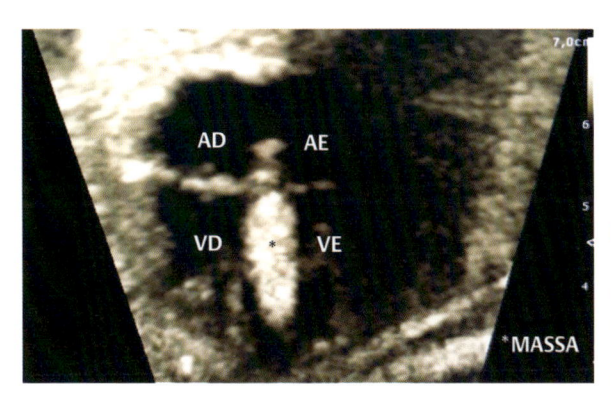

Fig. 23-3. No plano 4C visualizamos um rabdomioma único localizado no septo interventricular. AD: Átrio direito; AE: átrio esquerdo; VD: ventrículo direito; VE: ventrículo esquerdo.

adenomas sebáceos e manchas "café com leite" que auxiliam na suspeita desse tipo de tumor. Raramente as massas podem-se localizar nas vias de saída ou de entrada ventriculares podendo levar à obstrução do fluxo sanguíneo, acarretando hidropisia e óbito fetal. Portanto, a realização do EF seriado é indicada nestes casos, pois permite o monitoramento do tamanho e possíveis repercussões hemodinâmicas (Figs. 23-4 e 23-5; ▶ Vídeo 23-2).

Os teratomas geralmente são encontrados na porção do pericárdio, próximos da veia cava superior, do átrio direito e também em localizações extracardíacas como na região adjacente à aorta e artéria pulmonar. São massas únicas com uma ecogenicidade heterogênea, com múltiplas densidades, possuindo elementos calcificados e císticos. Os teratomas pericárdicos associam-se, frequentemente, a um derrame pericárdio, que foi identificado em exame US obstétrico de rotina e, posteriormente, encaminhado para o EF.

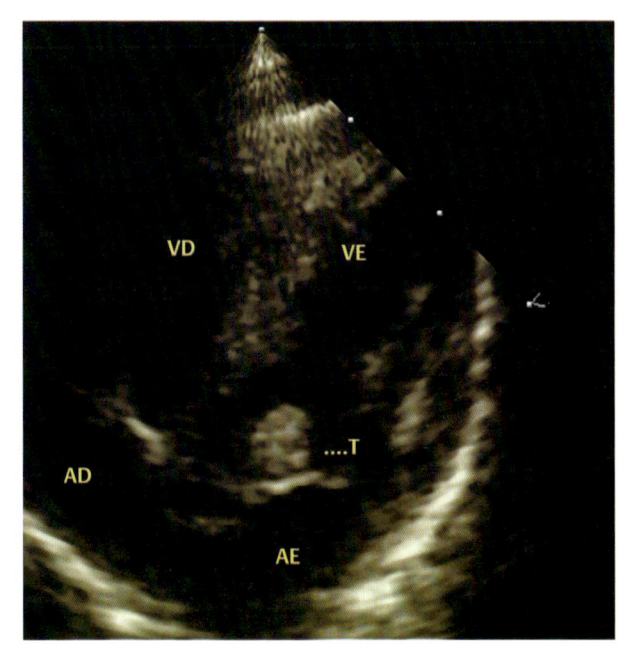

Fig. 23-4. No plano 4C observamos a presença de uma massa na VSVE com textura homogênea e com bordos regulares compatíveis com rabdomioma. AD: átrio direito; AE: átrio esquerdo; T: tumor; VD: ventrículo direito; VE: ventrículo esquerdo.

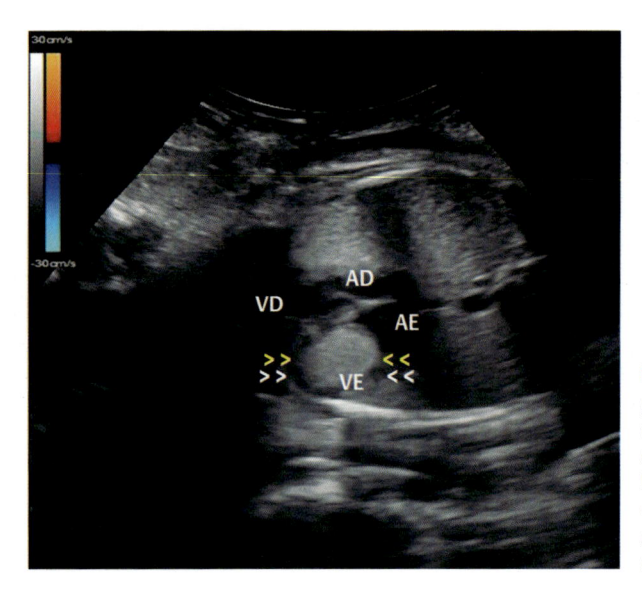

Fig. 23-5. O plano 4C mostra a presença de uma grande massa ocupando quase todo o ventrículo esquerdo (VE) com textura homogênea e com características de rabdomioma. AD: Átrio direito; AE: átrio esquerdo; VD: ventrículo direito.

O fibroma pode ser diagnosticado na vida fetal e se apresenta, geralmente, como massa única e de grande tamanho. A sua localização preferencial é o SIV e a parede livre do VE. Ao contrário dos rabdomiomas, não observamos uma evolução benigna com a gradual redução do tamanho da massa. Como a sua localização geralmente é intramural, existe a associação frequente a arritmias cardíacas, sendo, algumas vezes, potencialmente de risco, como a taquicardia supraventricular paroxística. Ocasionalmente, quando o TM é de grande volume, podemos ter a presença de disfunção ventricular por isquemia subendocárdica, causada pela compressão da massa. Em decorrência de sua característica infiltrativa, a ressecção cirúrgica de TM algumas vezes não é possível, sendo, portanto, indicado o transplante cardíaco.

Os hemangiomas e os mixomas são extremamente raros no feto. Os hemangiomas geralmente são massas únicas que apresentam ecogenicidade heterogênea (contendo partes císticas e sólidas, associadas à calcificação) e sua localização preferencial é a base do coração e o átrio direito. Os mixomas são TMs pedunculados e habitualmente são massas únicas e suas localizações preferenciais são: septo interatrial, átrio esquerdo e, excepcionalmente, os ventrículos. Em razão da característica de grande mobilidade e composto de tecido friável, eles possuem grande risco de embolização.

Para a adequada caracterização do tamanho dos TMs e suas repercussões hemodinâmicas (obstruções do trato de saídas VE e VD e disfunções das válvulas atrioventriculares), são indicados, principalmente, a realização dos planos 4 câmaras e das vias de saída acrescidos ao Doppler pulsado e do *color*. Atualmente a ecocardiografia 3D com recursos de 4D é de grande ajuda na avaliação das características, no tamanho do TM e possíveis comprometimentos das estruturas adjacentes (Figs. 23-6 e 23-7; ▶ Vídeo 23-3).

TUMORES CARDÍACOS

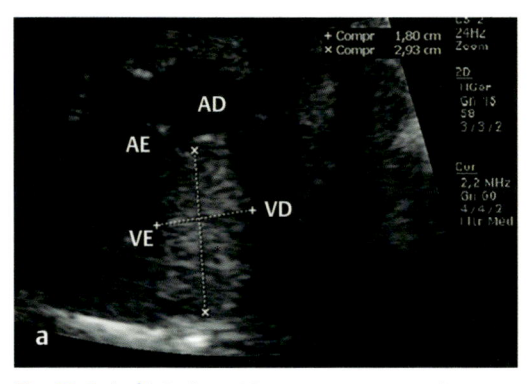

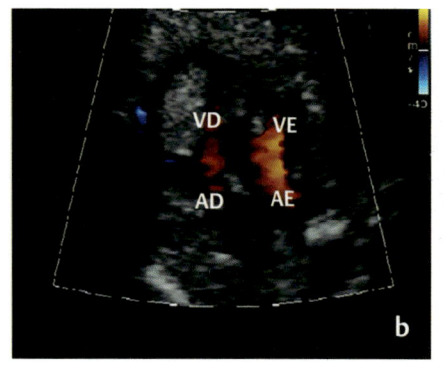

Fig. 23-6. (**a**, **b**) O plano 4C mostra a presença de uma grande massa ocupando quase todo o SIV com textura homogênea e com bordos regulares compatíveis com rabdomioma. AD: Átrio direito; AE: átrio esquerdo; VD: ventrículo direito; VE: ventrículo esquerdo.

- Rabdomioma
- Mixoma
- Fibroma
- Teratoma

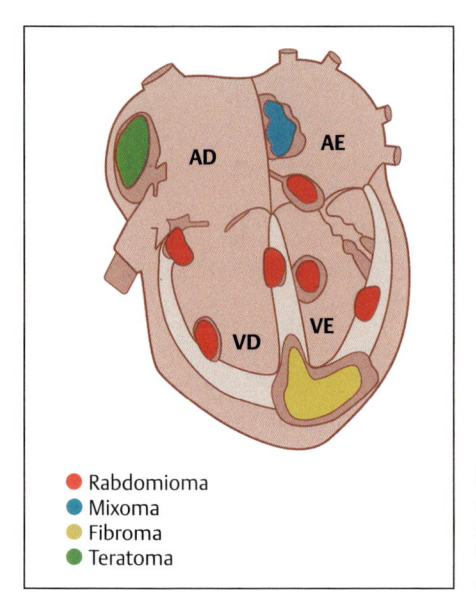

Fig. 23-7. Principais tipos de TMs cardíacos fetais e suas localizações. AD: Átrio direito; AE: átrio esquerdo; VD: ventrículo direito; VE: ventrículo esquerdo.

ANOMALIAS ASSOCIADAS

Os portadores de rabdomiomas apresentam expressiva associação à esclerose tuberosa (50 a 80% dos casos). A esclerose tuberosa é uma doença genética autossômica dominante que predispõe à formação de hamartomas (tumores formados por células iguais ao tecido de origem) em diversos órgãos e sistemas, principalmente no coração, nos rins e no sistema nervoso central.

O mixoma é um dos elementos do diagnóstico de uma rara entidade chamada complexo de Carney. Esta síndrome genética autossômica dominante se manifesta após o nascimento e consiste em pigmentação da pele irregular, tumores benignos e malignos das glândulas endócrinas. Apesar de incomum, o diagnóstico de mixoma fetal nesta associação deve ser investigado após o nascimento.

RESUMINDO
- Os rabdomiomas são tumores cardíacos fetais mais comuns e representam 60% dos casos, seguidos dos teratomas, fibromas, mixomas e hemangiomas.
- Os rabdomiomas se apresentam como massas únicas ou múltiplas, com aspectos hiperecogênicos, de dimensões variáveis e bordos regulares.
- Os mixomas e os hemangiomas são extremamente raros nos fetos. Na presença de mixoma é importante a investigação pós-natal da síndrome de Carney, que possui, na maioria dos casos, herança familiar e se associa a múltiplos tumores endócrinos.
- O fibroma geralmente é único e de grande tamanho, possuindo características infiltrativas, podendo, assim, apresentar arritmias potencialmente de alto risco, como a taquicardia supraventricular.

LEITURAS SUGERIDAS
Abuhamad A, Chaoui R. A practical guide to fetal echocardiography normal and abnormal hearts. 3rd ed. Philadelphia: Wolters/Kluwer; 2016. p. 873-9.

Bader RS, Chitayat D, Kelly E, Ryan G, Smallhorn JF, Toi A, et al. Fetal rhabdomyoma: prenatal diagnosis, clinical outcome, and incidence of associated tuberous sclerosis complex. J Pediatr 2003;143(5):620-4.

Carrilho MC, Tonni G, Junior AE. Fetal cardiac tumors: prenatal diagnosis and outcomes. Braz J Cardiovasc Surg 2015;30(1):VI-VII.

Fesslova V, Villa L, Rizzuti T, Mastrangelo M, Mosca F. Natural history and long-term outcome of cardiac rhabdomyomas detected prenatally. Prenat Diagn 2004;24(4):241-8.

Niewiadomska-Jarosik K, Stańczyk J, Janiak K, Jarosik P, Moll JJ, Zamojska J, et al. Prenatal diagnosis and follow-up of 23 cases of cardiac tumors. Prenat Diagn 2010;30(9):82-7.

Paramés F, Freitas I, Martins JD, Trigo C, Pinto MF. Cardiac tumors: the 17-year experience of pediatric cardiology department. Rev Port Cardiol 2009;28(9):929-40.

ARRITMIAS FETAIS

CAPÍTULO 24

Nathalie J. M. Bravo-Valenzuela

ENTENDENDO
O sistema de condução do coração fetal está funcionalmente desenvolvido com 16 semanas de gestação. O papel desse sistema é gerar e propagar o impulso elétrico pelo miocárdio a fim de produzir cada batimento cardíaco.

Quando a condução elétrica é anormal ocorrem as arritmias, classificadas em: ritmos irregulares, taquicardias e bradicardias.

INCIDÊNCIA
As arritmias fetais são detectadas em 1 a 2% das gestações em exames de ultrassom obstétrico de rotina. As extrassístoles supraventriculares (ESSV) são as mais frequentes e ocorrem, geralmente, no segundo e terceiro trimestres. As ESSV estão associadas às alterações cardíacas estruturais em cerca de 1% dos casos, as taquicardias em 5-10% e as bradicardias em cerca de 50%. Tumores cardíacos, doenças do miocárdio, o isomerismo atrial esquerdo e o defeito do septo atrioventricular (DSAV) são as alterações cardíacas mais frequentes.

MORFOLOGIA
- *Os componentes do sistema de condução elétrica cardíaca são:* 1. o nó sinusal (NS), 2. o nó atrioventricular (NAV) e 3. o sistema His-Purkinje.
- *O nó sinusal (NS):* serve como marca-passo cardíaco e está localizado na parede superior do átrio direito (AD).

A Figura 24-1 explica o sistema de condução.

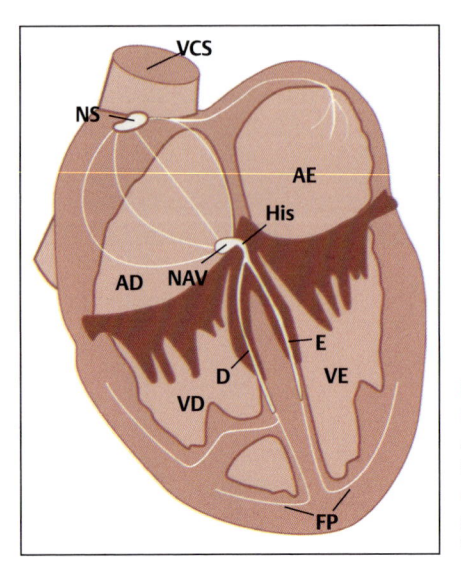

Fig. 24-1. O impulso elétrico gerado pelo nó sinusal (NS) é conduzido pelo miocárdio atrial até o nó AV (NAV), de onde esse impulso é conduzido aos ventrículos pelos feixes de His, à direita (D) e à esquerda (E), e as fibras de Purkinje (FP). AD: Átrio direito; AE: átrio esquerdo; VD: ventrículo direito; VE: ventrículo esquerdo.

ANOMALIAS ASSOCIADAS

- *Extrassístoles:* tumor(es) intracardíaco(s), cardiomiopatias, malformações cardíacas estruturais como divertículo ou aneurisma ventricular, miocárdio não compactado.
- *BAVT:* isomerismo esquerdo, transposição congenitamente corrigida das grandes artérias (TCGA) e defeito do septo atrioventricular (DSAV).
- Flutter *atrial:* anomalia de Ebstein.
- *TV:* cardiomiopatias, tumor(es) intracardíaco(s).
- *Taquicardia atrial multifocal:* síndrome de Costello (autossômica dominante: polidrâmnio, translucência nucal aumentada, anormalidades ósseas e cardiomiopatia hipertrófica).

IDENTIFICANDO POR ECOCARDIOGRAFIA FETAL
Ritmo Cardíaco Regular/Normal
- Caracterizam o ritmo cardíaco normal: regularidade, frequência cardíaca (FC) atrial e ventricular similar (condução AV 1 para 1), variando entre 100 e 180 bpm (dependendo da idade gestacional).
- O registro simultâneo da sístole atrial (onda A) e da sístole ventricular (onda V) pelo modo unidimensional (modo M) ou pelo Doppler permite essa avaliação (Figs. 24-2 e 24-3).

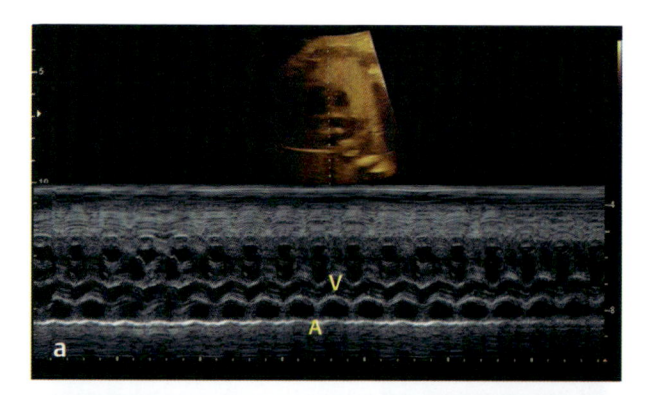

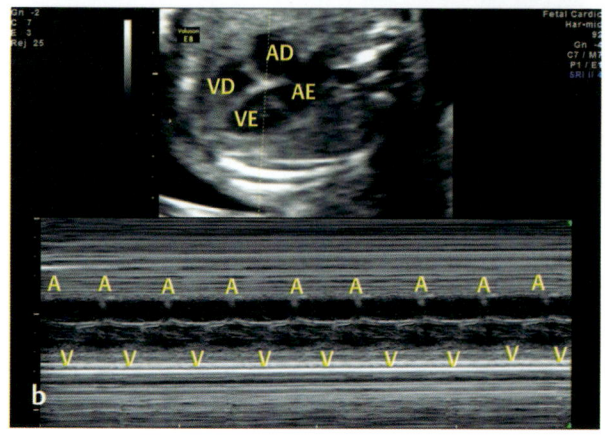

Fig. 24-2. Ecocardiografia fetal com modo M demonstrando como analisar o ritmo cardíaco fetal. (**a**) Registro da movimentação da parede atrial e da abertura da valva aórtica no plano via de saída do ventrículo esquerdo (VE) e (**b**) movimentação das paredes atrial e ventricular, simultaneamente, no plano apical 4 câmaras. A: Contração atrial; V: contração ventricular; AD: átrio direito; AE: átrio esquerdo; VD: ventrículo direito.

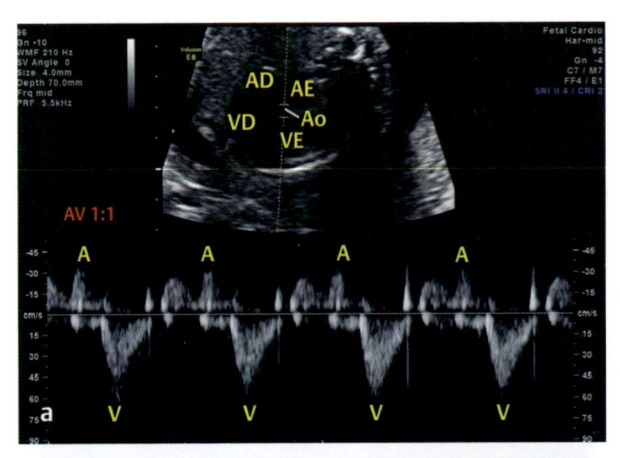

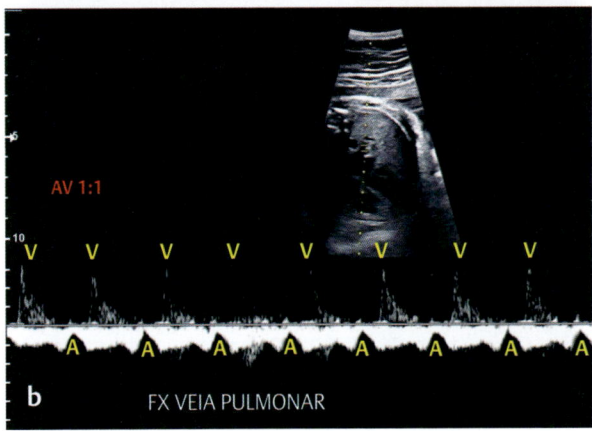

Fig. 24-3. Ecocardiografia fetal demonstrando como analisar a condução AV pelo Doppler pulsado que deve ser posicionado: (**a**) entre os fluxos de vias de entrada (onda atrial [A] da valva mitral ou tricúspide) e saída ventricular (onda ventricular [V] fluxo da valva aórtica ou pulmonar), ou (**b**) na conexão da veia pulmonar com o átrio esquerdo, permitindo o registro do fluxo venoso pulmonar (sístole atrial ou onda a da veia pulmonar) e registro do fluxo da artéria pulmonar (sístole ventricular ou onda V). Além desses planos, pode-se utilizar o traçado dos fluxos da VCS e da aorta no plano 3VT (onda A da VCS corresponde à sístole atrial e o fluxo aórtico corresponde à sístole ventricular). AD: Átrio direito; AE: átrio esquerdo; VD: ventrículo direito; VE: ventrículo esquerdo; Ao: aorta.

Ritmo Cardíaco Irregular
- As extrassístoles ocorrem, frequentemente, durante o segundo e terceiro trimestre da gestação (Fig. 24-4 e ▶ Vídeo 24-1). Em sua maioria, são isoladas, benignas e supraventriculares. As extrassístoles ventriculares são raras em fetos. Na extrassístole ventricular tem como registro a contração ventricular e não é precedida pela contração atrial.

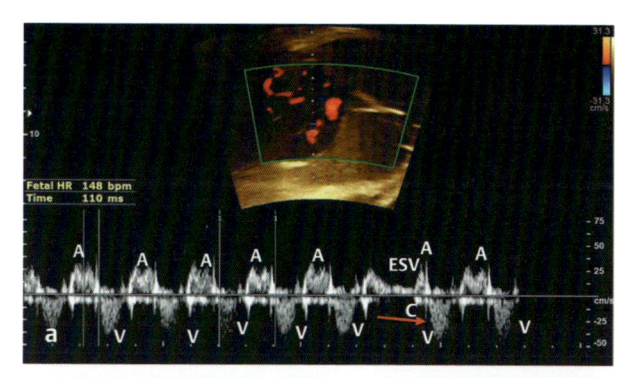

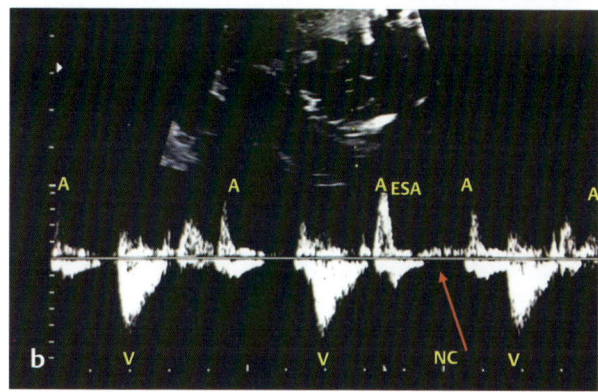

Fig. 24-4. Ecocardiografia fetal demonstrando a presença de extrassístoles supraventriculares (ESV): (**a**) conduzidas para ventrículos e (**b**) ESV não conduzidas. O registro do fluxo de via de saída do ventrículo esquerdo (VE) ao Doppler representa a contração ventricular (seta vermelha) que sucede a ESV conduzida. A: contração atrial; V: contração ventricular; C: conduzida para ventrículos; NC: não conduzida para ventrículos; ESA: extrassístole atrial ou supraventricular.

TAQUICARDIAS
- Caracterizam-se por FCF acima de 180-200 bpm, dependendo da idade gestacional. A taquicardia fetal sustentada (FCF > 200 bpm) pode ocasionar: insuficiência cardíaca fetal, hidropisia fetal e polidrâmnio.
- Tipos de taquicardia: 1. sinusal, 2. supraventricular e 3. ventricular. São exemplos de taquicardia supraventricular: reentrada (causada por feixe anômalo), atrial ectópica (causada por foco ectópico atrial), juncional (JET) e *flutter* atrial (causada por circuito de condução elétrica intra-atrial).
  1. Taquicardia sinusal: FCF >180 e, em geral, < 200 bpm, condução AV de 1 para 1 e FC atrial semelhante à ventricular com certa variabilidade (Fig. 24-5).
  2. Taquicardia supraventricular
     - Taquicardia supraventricular (TSV) por reentrada ou por foco ectópico atrial: FCF > 200 bpm, com condução AV de 1 para 1 (Fig. 24-6 e ▶ Vídeo 24-2). Na TSV por reentrada (tipo mais frequente): o intervalo VA é < que o intervalo AV, pois o circuito elétrico usa uma via acessória de condução retrógrada e os átrios são estimulados um pouco depois dos ventrículos ocasionando um intervalo VA mais curto. Nas TSV por foco ectópico atrial e naquelas por reentrada atrioventrular (JET): o intervalo VA é mais longo (VA > AV).

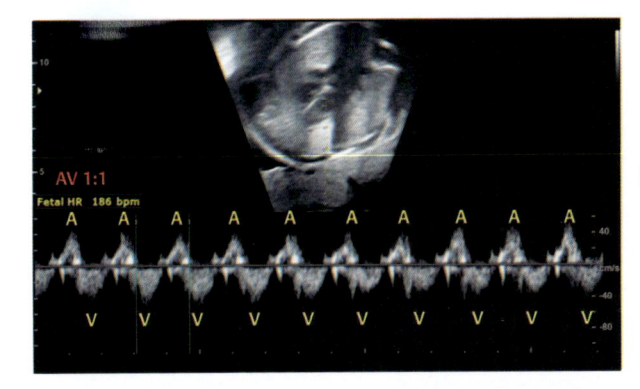

Fig. 24-5. Feto com taquicardia sinusal em uma gestante com quadro de infecção. Ecocardiografia com registro simultâneo do Doppler dos fluxos de entrada e saída de VE, mostrando a relação AV 1:1 e uma FC de 185 bpm. A: Contração atrial; V: contração ventricular.

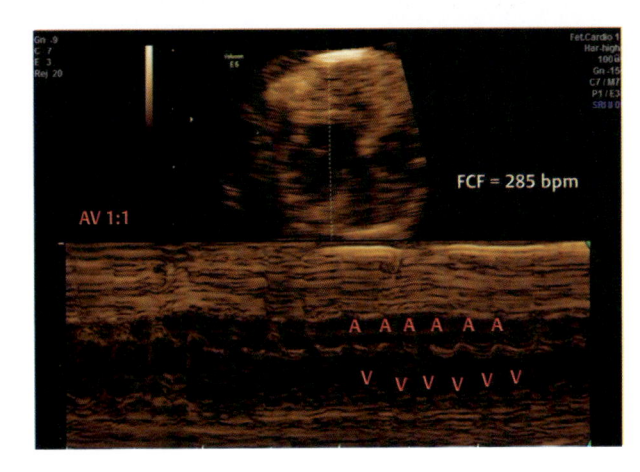

Fig. 24-6. Taquicardia supraventricular (TSV) fetal com FC de 285 bpm, o modo M permite o registro da contração atrial (A) e ventricular (V) demostrando a condução AV 1:1. FCF: Frequência cardíaca fetal.

- *Flutter* atrial: ocorre no terceiro trimestre e é causado por um circuito de reentrada intra-atrial. Caracteriza-se por uma FC atrial (350-500 bpm) > que a frequência ventricular, com um bloqueio na condução AV variando de 2 para 1 até 4 para 1 (Fig. 24-7 e ▶ Vídeo 24-3).
3. Taquicardia ventricular (TV): rara em fetos, FCF variando entre 180 e 300 bpm, com FC ventricular > FC atrial.

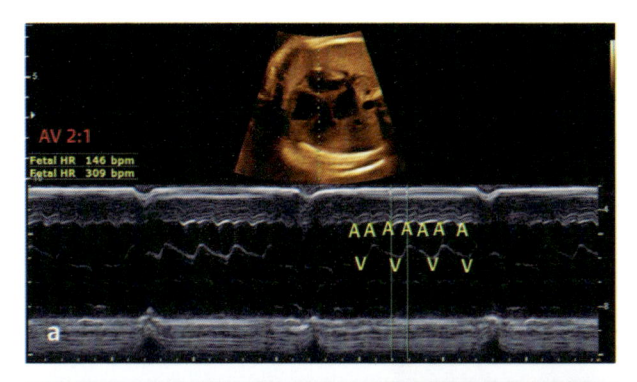

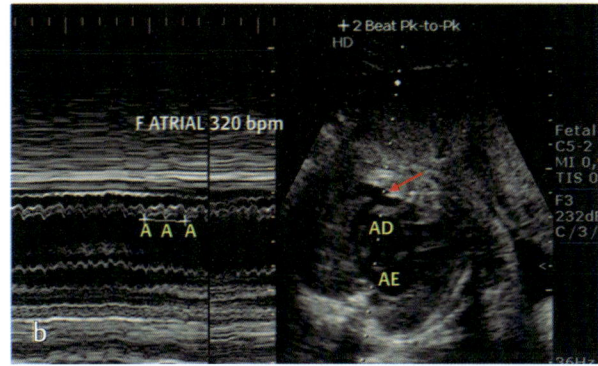

Fig. 24-7. *Flutter* atrial (FA).
(**a**) Doppler dos fluxos de via de entrada e saída do VE (mitral e aorta) com frequência atrial de 309 bpm e ventricular de 146 bpm com um bloqueio AV 2:1; (**b**) modo M (seta vermelha) com registro da movimentação da parede atrial (frequência atrial de 320 bpm).
A: Contração atrial; V: contração ventricular; AD: átrio direito;
AE: átrio esquerdo;
AV: atrioventricular.

BRADICARDIAS

- Caracterizam-se por FCF < percentil 5 para idade gestacional ou < 110 bpm por um período mínimo de 10 minutos.
- Tipos de bradicardia: 1. sinusal, 2. bigeminismo atrial e 3. bloqueio atrioventricular (BAV).
  1. Bradicardia sinusal: FCF < percentil 5 para idade gestacional ou < 110 bpm com condução AV 1:1.
  2. Bigeminismo supraventricular (atrial) sem condução para ventrículos ou bigeminismo atrial bloqueado: "mimetiza" o BAV. A FC atrial é maior que a ventricular tanto no BAV e como no bigeminismo atrial bloqueado. Nesse tipo de bigeminismo, como as ESSV bigeminadas são bloqueadas, a condução AV é de 2 para 1, a FCF varia entre 75-110 bpm (Fig. 24-8). No BAV existe uma dissociação completa entre a contração atrial e a ventricular com uma FCF mais baixa que no bigeminismo atrial bloqueado (FCF < 60 bpm).
  3. Bloqueio AV (BAV): no BAV de primeiro grau a condução dos átrios para os ventrículos está prolongada (intervalo AV > 150 ms), e no de segundo grau existe uma falência em conduzir alguns batimentos dos átrios para os ventrículos com FC entre 60-75 bpm (Mobitz: tipo 1 – aumento progressivo do intervalo AV até o bloqueio do impulso atrial e tipo 2 – bloqueio de um impulso atrial sem prolongamento prévio da condução AV) (Figs. 24-9 e 24-10). No BAV completo, a FCF é < 60 bpm e não existe condução dos átrios para os ventrículos (dissociação AV com FC atrial > FC ventricular) (Fig. 24-11).

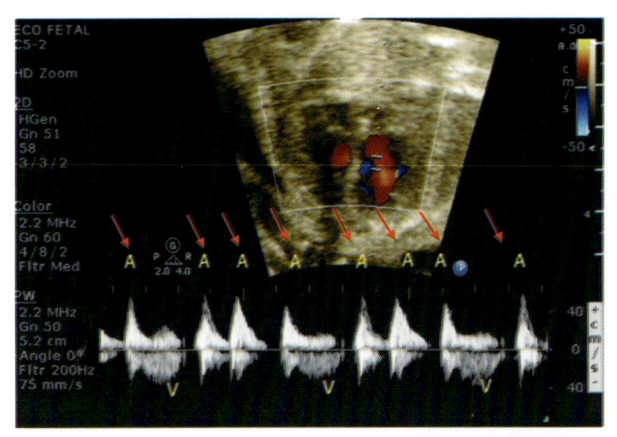

Fig. 24-8. Ecocardiografia fetal em caso de bigeminismo atrial bloqueado. Semelhante ao BAV, a FC atrial é maior que a ventricular, entretanto, no bigeminismo atrial bloqueado, a frequência atrial é variável (intervalo de tempo AA variável ou irregular). BAV: Bloqueio AV; A: Contração atrial; V: contração ventricular.

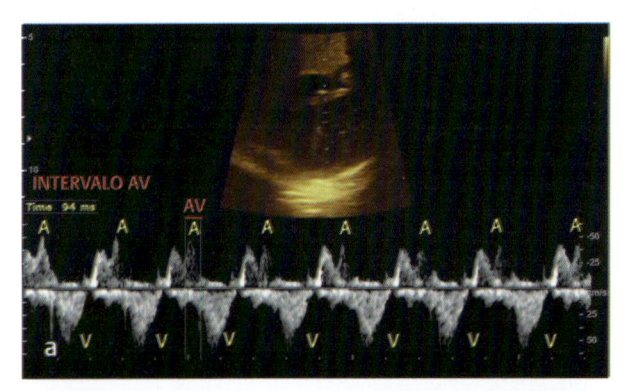

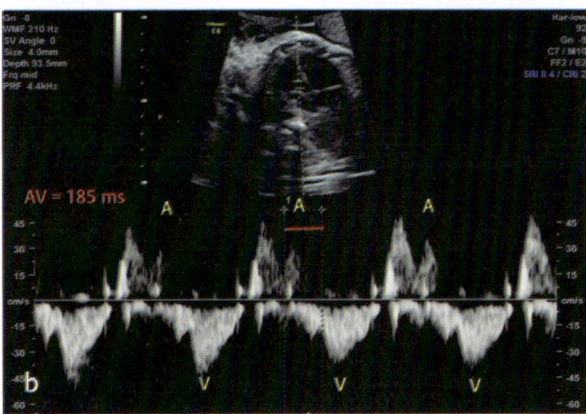

Fig. 24-9. Registro Doppler dos fluxos mitral e aórtico, mostrando como medir o intervalo AV (análogo ao intervalo elétrico de PR da eletrocardiografia): (**a**) num coração normal medindo 94 ms e (**b**) num caso de BAV de primeiro grau medindo 185 ms. O intervalo AV é mensurado do início da onda A até o início da ejeção ventricular e está prolongado quando > 150 ms. A: Onda A do fluxo mitral (equivale à sístole atrial); V: fluxo aórtico (ejeção ventricular equivale à sístole ventricular); AV: tempo de intervalo atrioventricular AV.

ARRITMIAS FETAIS

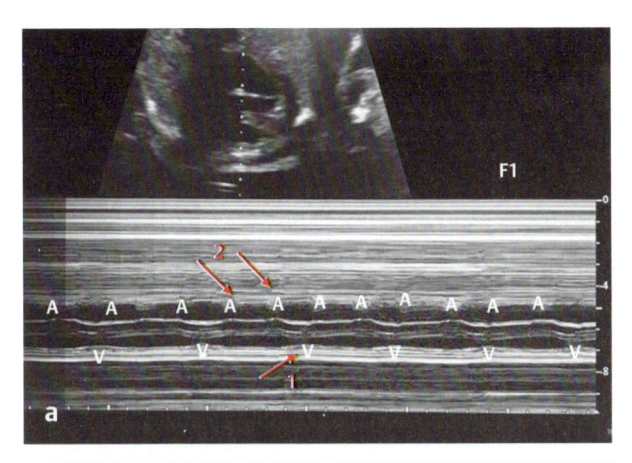

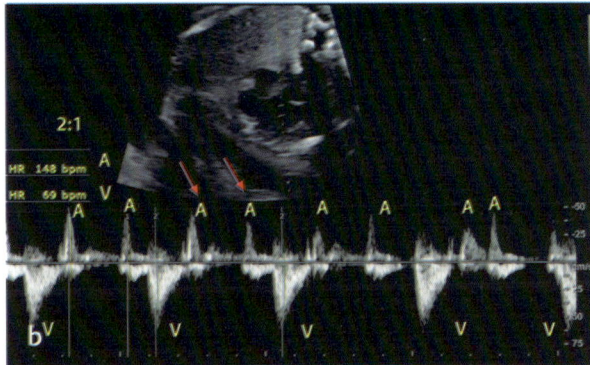

Fig. 24-10. Ecocardiografia fetal com caso de BAV de 2º grau demonstrando a condução atrioventricular (AV) de 2 para 1 (setas vermelhas) pelo registro simultâneo da movimentação das paredes atrial e ventricular no plano 4 câmaras (**a**) e pelo Doppler mitral e aórtico (**b**). A: Contração atrial; V: contração ventricular.

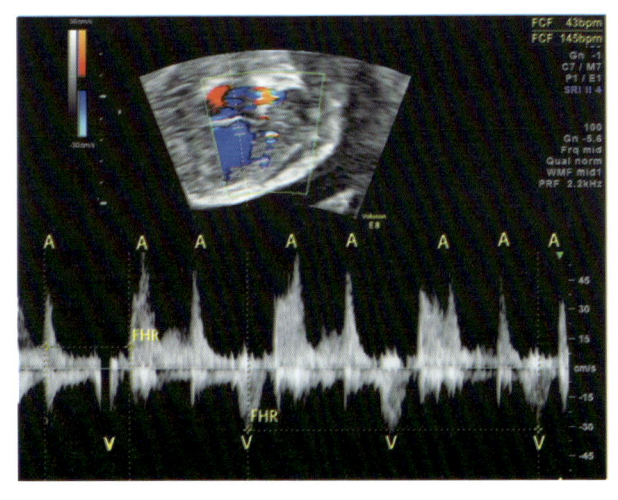

Fig. 24-11. Feto com bloqueio AV total (BAVT) ou completa. Dosagem materna de anticorpos anti-SSA positiva. O modo M com das contrações atrial e ventricular demonstra a dissociação entre a atividade atrial e a ventricular (dissociação AV). FC atrial = 145 bpm e FC ventricular = 43 bpm. A: Onda A do fluxo mitral (equivale à sístole atrial); V: fluxo aórtico (ejeção ventricular, equivale à sístole ventricular); FCF: frequência cardíaca fetal.

MANEJO PRÉ-NATAL
Taquicardias
- *Taquicardia sinusal:* identificar a causa; não necessita terapêutica antiarrítmica.

O fluxograma com a terapêutica sugerida para o manejo pré-natal das taquicardias fetais (TSV, FA e TV) está descrito na Figura 24-12. No Anexo 2 estão: as doses e vias de administração dos medicamentos utilizados no tratamento das taquicardias fetais.

Bradicardias
- *Bradicardia sinusal:* identificar a causa, o Doppler obstétrico pode ser útil para auxiliar no diagnóstico de insuficiência placentária com bradicardia sinusal secundária.
- *Bradicardia por extrassístole supraventricular bigeminada bloqueada:* não necessita de tratamento, diagnóstico diferencial com BAVT. Orienta-se acompanhamento da FCF por US/ecocardiografia ou sonar (cerca de 10% desses casos pode evoluir para TSV).
- *BAV:* recomenda-se dosagem de anticorpos anti-SSA/Ro e anti-SSB/LA em gestantes com doença autoimune e, se positivos, a mensuração do intervalo AV (equivalente ao PR mecânico) deverá ser realizada semanalmente entre 18-26 semanas e, depois, a cada 4 semanas se o intervalo AV se mantiver normal. Alguns países preconizam essa mensuração a partir de 16 semanas. Desde 2007, a *European League Against Rheumatism* (EULAR) recomenda que a hidroxicloroquina deve ser utilizada durante a gestação por reduzir o risco de BAV fetal em gestantes com anticorpos anti-SSA e/ou anti-SSB positivos, mesmo quando assintomáticas. Nos fetos de mães com um ou ambos anticorpos A positivos e BAV não completo (1 ou 2 graus), é possível o início da terapêutica com dexametasona 4 a 8 mg VO materna, com redução da dose para 2 mg/dia após 30 semanas de gestação.

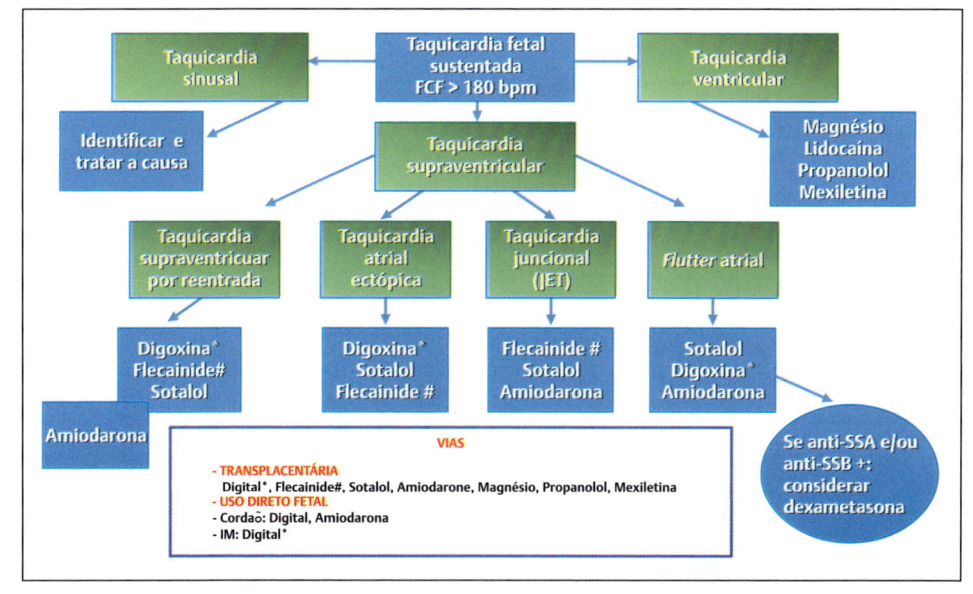

Fig. 24-12. O fluxograma descreve a terapêutica sugerida para o manejo pré-natal das principais taquicardias fetais.

Nos fetos com BAV total ou completo, o uso do corticoide e/ou imunoglobulina por via materna é controverso. O salbutamol e a terbutalina podem ser utilizados quando a FCF for < 55 bpm e/ou na presença de insuficiência cardíaca fetal. O parto deve ser programado por via cesárea em hospital com recursos para implante de marca-passo cardíaco. Entre 26 e 34 semanas de gestação, ponderar o risco/benefício da prematuridade e efeitos deletérios do BAVT.

RESUMINDO

- No ritmo sinusal/normal, a condução AV é de 1 para 1 e o ritmo é regular com FCF normal para a idade gestacional. As arritmias são classificadas em: ritmo irregular, taquicardias e bradicardias.
- As TSV sustentadas e a TV são emergências em cardiologia fetal, pois podem desencadear IC fetal, hidropisia e óbito. Necessitam de diagnóstico e tratamento precoces.
- Na taquicardia sinusal, a condução AV é de 1 para 1 com FCF variável > 180 bpm e, em geral, < 200 bpm. Na TSV, a condução AV é de 1 para 1 com FCF > 200 bpm.
- No *flutter* a FC atrial é > a FC ventricular e a condução AV varia de 2 para 1 e até 4 para 1. Na TV a frequência ventricular é > FC atrial (AV < 1:1).
- Em gestantes com anticorpos anti-SSA/Ro e/ou anti-SSB/La positivos: o intervalo AV (equivalente ao PR mecânico) deve ser mensurado semanalmente de 18 até 24 semanas.
- No BAV de primeiro grau, o intervalo AV está aumentado (> 150 ms). No BAV de segundo grau existe uma falência em conduzir alguns batimentos dos átrios para os ventrículos com FC entre 60-75 bpm. No BAVT, a FCF é < 60 bpm e não existe condução dos átrios para os ventrículos.

LEITURAS SUGERIDAS

ACOG Practice Bulletin No. 106: Intrapartum fetal heart rate monitoring: nomenclature, interpretation, and general management guidelines. Obstet Gynecol 2009;114:192-202.

Bertsias G, Ioannidis JP, Boletis J, Bombardieri S, Cervera R, Dostal C, et al. EULAR recommendations for the management of systemic lupus erythematosus. Report of a Task Force of the EULAR Standing Committee for International Clinical Studies Including Therapeutics. Ann Rheum Dis 2008;67:195-205.

Bravo-Valenzuela NJ, Rocha LA, Machado Nardozza LM, Araujo Júnior E. Fetal cardiac arrhythmias: Current evidence. Ann Pediatr Cardiol 2018;11(2):148-63.

Donofrio MT, Moon-Grady AJ, Hornberger LK, Copel JA, Sklansky MS, Abuhamad A, et al. Diagnosis and treatment of fetal cardiac disease. Circulation 2014;129:2183-242.

Fouron JC, Proulx F, Miro J, Gosselin J. Doppler and M-mode ultrasonography to time fetal atrial and ventricular contractions. Obstet Gynecol 2000;96(5 Pt 1):732-6.

Gripp KW, Lin AE. Costello syndrome: A Ras/mitogen activated protein kinase pathway syndrome (rasopathy) resulting from HRAS germline mutations. Genet Med 2012;14:285-92.

Jaeggi ET, Carvalho JS, De Groot E, Api O, Clur SA, Rammeloo L, et al. Comparison of transplacental treatment of fetal supraventricular tachyarrhythmias with digoxin, flecainide, and sotalol: results of a nonrandomized multicenter study. Circulation 2011;124:1747-74.

Jaeggi ET, Fouron JC, Silverman ED, Ryan G, Smallhorn J, Hornberger LK. Transplacental fetal treatment improves the outcome of prenatally diagnosed complete atrioventricular block without structural heart disease. Circulation 2004;110(12):1542-8.

Pedra SRFF, Zielinsky P, Binotto CN, Martins CN, da Fonseca ESVB, et al. Diretriz Brasileira de Cardiologia Fetal. Arq Bras Cardiol 2019;112(5):600-48.

Wacker-Gussmann A, Strasburger JF, Cuneo BF, Wakai RT. Diagnosis and treatment of fetal arrhythmia. Am J Perinatol 2014;(31):617-28.

DOENÇAS RARAS

CAPÍTULO 25

Eliane Lucas ▪ Sérgio Ramos ▪ Nathalie J M Bravo-Valenzuela

INTRODUÇÃO
Os autores têm por objetivo, neste capítulo, adicionar ao conteúdo desta obra outras doenças cardíacas fetais raras.

DIVERTÍCULO E ANEURISMA DO VENTRÍCULO ESQUERDO
O divertículo e o aneurisma congênito do ventrículo esquerdo são malformações muito raras, ambas caracterizadas por uma área protrusa localizada na parede livre da câmara cardíaca (Fig. 25-1).

No divertículo a região protrusa possui duas características importantes: uma estreita conexão (colo) com a câmara ventricular e, na histologia, a presença de fibras miocárdicas na composição de sua parede, podendo, portanto, exibir contração eficiente na maioria dos casos. Esta anomalia pode ocorrer isoladamente, associada à comunicação interventricular e também aos defeitos de parede da linha média toracoabdominal, como a pentalogia de Cantrell (Fig. 25-2 e ▶ Vídeo 25-1).

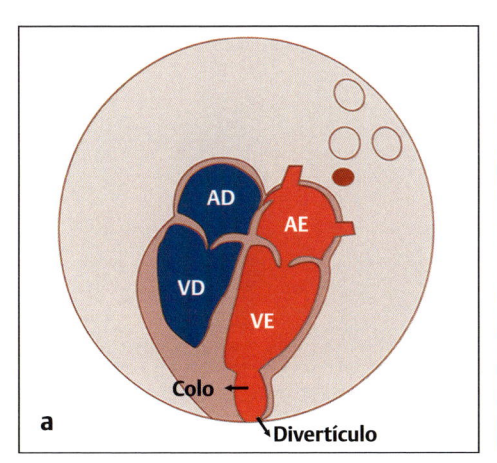

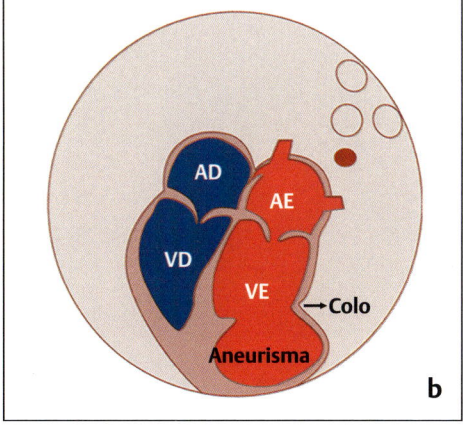

Fig. 25-1. Observamos nos desenhos as diferenças anatômicas das conexões das áreas protrusas e a cavidade ventricular. (**a**) No divertículo, a conexão ("colo") é estreita. (**b**) No aneurisma ventricular a região da conexão é ampla e alargada. AD: Átrio direito; VD: ventrículo direito; AE: átrio esquerdo; VE: ventrículo esquerdo.

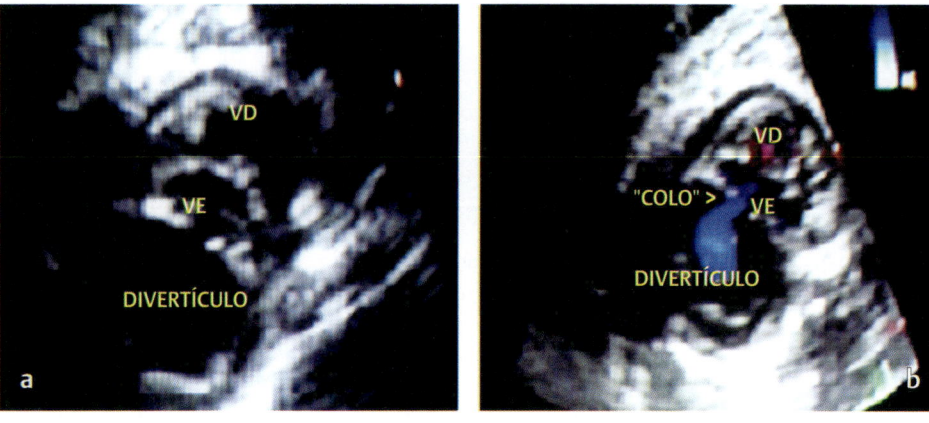

Fig. 25-2. No plano de VSVE observamos grande imagem arredondada localizada posteriormente ao ventrículo esquerdo (VE) e o *color* Doppler permite a identificação da conexão com base estreita ("colo") entre a câmara ventricular e o divertículo. VD: Ventrículo direito.

Os aneurismas são identificados, também, como uma protrusão da parede livre ventricular, porém, nestes casos, é típica a presença de uma conexão mais larga com a cavidade ventricular, sendo composta de tecido fibrótico apenas, caracteristicamente acinético. O aneurisma e o divertículo ventricular podem ser assintomáticos, entretanto, são descritas complicações como ruptura, embolia, arritmia, derrame pericárdico, insuficiência cardíaca e hidropisia fetal (Fig. 25-3 e ▶ Vídeo 25-2).

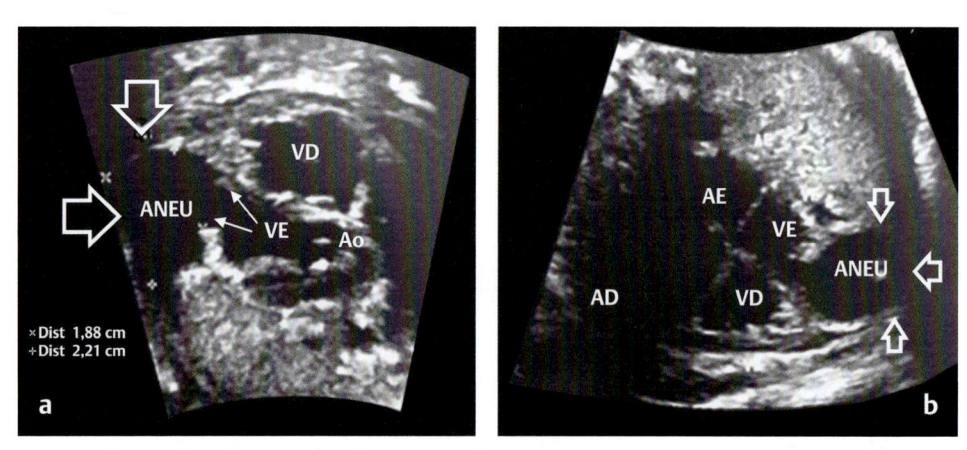

Fig. 25-3. (**a**) No plano de VSVE identificamos grande imagem próxima ao *apex* do ventrículo esquerdo (VE) com larga conexão ("colo") com a cavidade ventricular, compatível com aneurisma. (**b**) No plano 4C verificamos as dimensões do aneurisma ventricular. AD: Átrio direito; VD: ventrículo direito; AE: átrio esquerdo.

CRISS-CROSS HEARTS

O *criss-cross* é uma cardiopatia congênita muito rara (< 0,1% dos nascidos vivos) que se caracteriza pelo entrecruzamento dos fluxos pelas valvas atrioventriculares (AV) em vez da relação em paralelo que ocorre em corações normais. Decorre da rotação anormal da massa ventricular em torno do seu eixo longo (sentido horário ou anti-horário), resultando em um "arranjo" ventricular do tipo "superoinferior" e o cruzamento das valvas AV (Fig. 25-4).

Um sinal importante para a suspeita desse diagnóstico é a impossibilidade em visibilizar as duas valvas AV em arranjo habitual ("em paralelo") no plano 4 câmaras, produzindo falsas imagens de atresia mitral ou tricúspide (Fig. 25-5). O *color* Doppler permite identificar o entrecruzamento dos fluxos de vias de entrada ventricular (valvas AV em relação cruzada). O septo interventricular está horizontalizado e os ventrículos apresentam uma relação superoinferior.

Em geral associa-se a outras anomalias cardíacas como: comunicação interventricular (CIV), *straddling* da valva mitral ou da tricúspide, estenose mitral, hipoplasia da valva

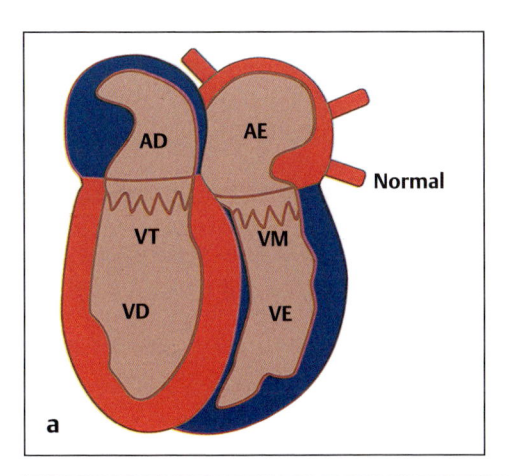

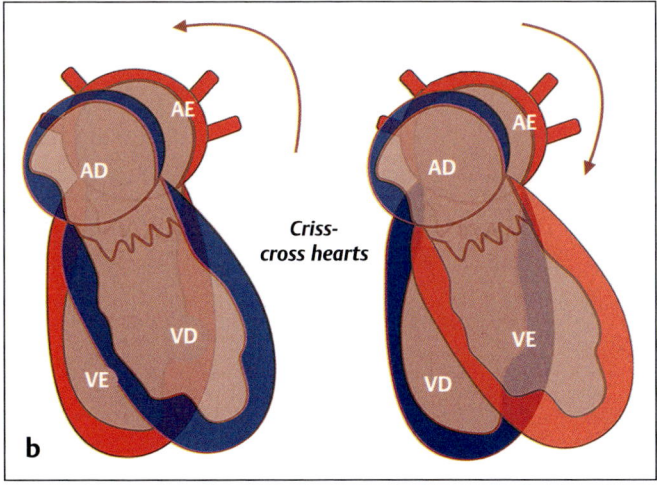

Fig. 25-4. O diagrama do *criss-cross hearts* ("corações cruzados") mostra que os fluxos de entrada ventriculares são cruzados e os ventrículos estão arranjados em uma relação superoinferior. (**a**) O ventrículo direito (AD) é superior e o esquerdo é inferior; existe concordância atrioventricular (AV). (**b**) O ventrículo esquerdo (VE) está localizado superiormente, há discordância AV. AD: Átrio direito; AE: átrio esquerdo; VM: válvula mitral; VT: válvula tricúspide.

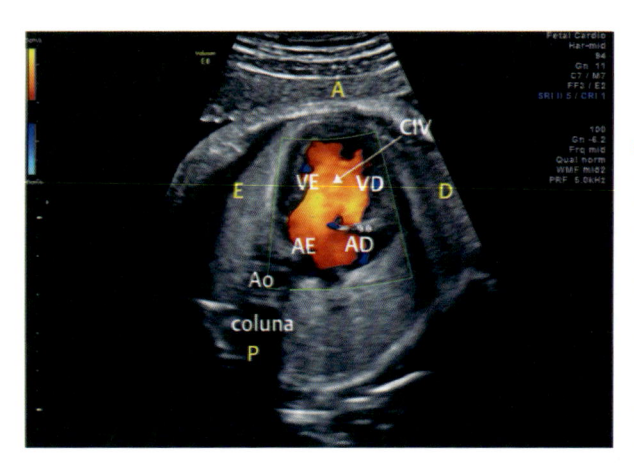

Fig. 25-5. Ecocardiografia fetal mostrando um caso de *criss-cross hearts*. Observe a incapacidade de visualizar, simultaneamente, as valvas tricúspide e mitral no plano 4 câmaras. AD: Átrio direito; VD: ventrículo direito; AE: átrio esquerdo; VE: ventrículo esquerdo; *: "falsa atresia tricúspide"; Ao: aorta; C: coluna vertebral; P: posterior; A: anterior; E: lado esquerdo; D: lado direito.

tricúspide e do ventrículo direito (VD), e anormalidades da conexão ventriculoarterial (VA) (discordância VA, dupla via de saída do ventrículo direito). Podemos citar como diagnósticos diferenciais as formas severas de Ebstein e de *straddling* da valva AV.

FÍSTULA CORONÁRIO-CAVITÁRIA

A fístula coronário-cavitária (FCC) é definida como uma conexão fistulosa anormal entre uma artéria coronária e uma câmara cardíaca ou uma grande artéria. Essa condição é bastante rara, representando 0,002% da população em geral. A FCC pode ter sua origem na artéria coronária direita (ACD), artéria descendente anterior (DA) ou artéria circunflexa (CX) e, na maioria dos casos (75%), dirige-se para o lado direito do coração, ou seja, ventrículo direito (VD), átrio direito (AD), tronco da artéria pulmonar (17%), seio coronário (7%) e veia cava superior (1%) (Fig. 25-6).

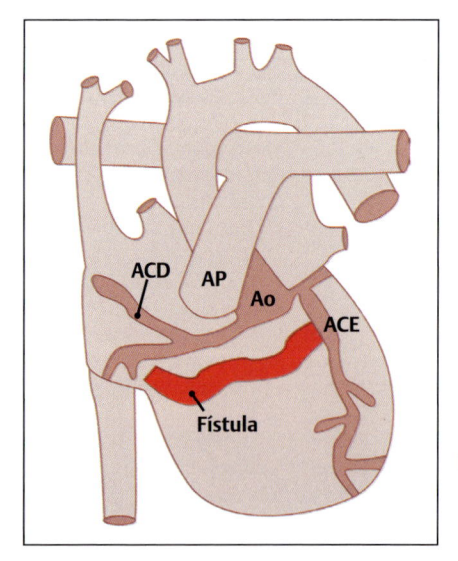

Fig. 25-6. O desenho mostra a fístula da artéria coronária esquerda (ACE) para o ventrículo direito (VD), dilatada e tortuosa em toda sua extensão. ACD: Artéria coronária direita; Ao: aorta; AP: artéria pulmonar.

A FCC pode ocorrer isolada ou associada a cardiopatias congênitas principalmente as lesões obstrutivas dos tratos de saída ventriculares, como a atresia pulmonar com septo ventricular intacto e a síndrome do coração esquerdo hipoplásico. Até o momento, poucos casos de FCC foram relatados na sua forma isolada (Figs. 25-7 e 25-8; ▶ Vídeo 25-3).

Os diagnósticos diferenciais principais das FCC são: janela aortopulmonar, canal arterial, insuficiência aórtica e aneurisma do seio de Valsalva roto.

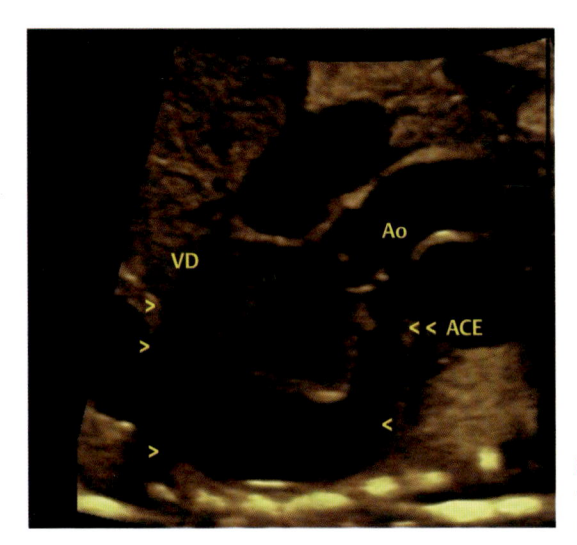

Fig. 25-7. Plano de VSVE. Observa-se a fístula da artéria coronária esquerda (ACE) para o ventrículo direito (VD). Ao: Aorta.

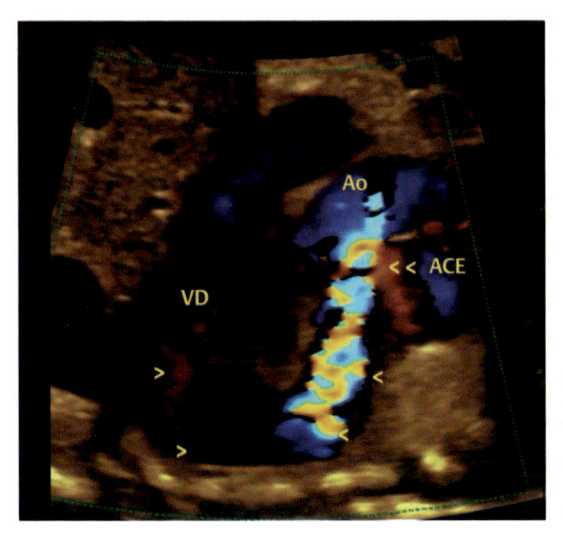

Fig. 25-8. O *color* Doppler mostra um vaso tortuoso e bastante dilatado com fluxo sistodiastólico de grande magnitude, com origem na artéria coronária esquerda (ACE) e se dirigindo para o ventrículo direito (VD) (fístula coronário-cavitária). Ao: Aorta.

RESUMINDO
- A diferença do aneurisma e do divertículo do ventrículo esquerdo é dada pelas características da conexão ("colo") com a câmara anômala e a sua contratilidade.
- A localização mais comum dos aneurismas e divertículos é a região apical do ventrículo esquerdo seguido da parede lateral.
- O *criss-cross hearts* pode-se apresentar com concordância ou discordância ventriculo-arterial, ditando assim a localização dos ventrículos.
- A fístula coronário-cavitária pode estar associada a lesões obstrutivas dos tratos de saída ventriculares, como a atresia pulmonar com septo intacto e a síndrome do coração esquerdo hipoplásico.
- A fístula com origem na artéria coronária direita é a mais frequente e a dilatação aneurismática da coronária pode evoluir para embolia e ruptura.

LEITURAS SUGERIDAS
Anderson RH, Shinebourne EA, Gerlis LM. Criss-cross atrioventricular relationships producing paradoxical atrioventricular concordance or discordance. Their significance to nomenclatura of congenital heart disease. Circulation 1974;50(1):176-80.

Chae U, Lee MY, Kim H, et al. Prenatal diagnosis of isolated coronary arteriovenous fistula. Obstet Gynecol Sci 2018;61(1):161-4.

Hunter LE, Pushparajah K, Miller O, et al. Prenatal diagnosis of left ventricular diverticulum and coarctation of the aorta. Ultrasound Obstet Gynecol 2016;47:236-8.

Li S, Luo G, Norwitz ER et al. Prenatal diagnosis of criss-cross heart: sonographical and pathological features of five cases. J Perinatol 2013;33:98-102.

Li T-G, Ma B, Nie F, Peng M-J. An unusual case of prenatal diagnosis of right coronary artery to right ventricle fistula with HD-flow render mode and spatiotemporal image correlation (STIC). Echocardiography 2020;00:1-4.

Nagiub M, Mahadin D, Gowda S, Aggarwal S. Prenatal diagnosis of coronary artery fistula: a case report and review of literatura. Am J Perinatol Rep 2014;4:83-6.

Ohlow MA. Congenital left ventricular aneurysms and diverticulum: definition, pathophysiology, clinical relevance and treatment. Cardiology 2006;106:63-72.

Valenzuela NB, Lucas E, Bonfim EJ. Criss-Cross heart: diagnóstico fetal. Rev Bras Ecocardiogr Imagem Cardiovasc 2009;22(2):51-6.

ARTÉRIA SUBCLÁVIA DIREITA ANÔMALA, ARTÉRIA SUBCLÁVIA ESQUERDA ABERRANTE E DUPLO ARCO AÓRTICO

CAPÍTULO 26

Carla Verona Barreto Farias ▪ Nathalie J. M. Bravo-Valenzuela

ENTENDENDO

Os tipos de anomalias do arco aórtico podem ser divididos em: lesões obstrutivas (interrupção da aorta e coarctação da aorta – Capítulo 12) e anormalidades de posição ou de ramificação. Esse capítulo inclui as principais anomalias não obstrutivas do arco aórtico: arco aórtico à esquerda com origem anômala da artéria subclávia direita e trajeto aberrante (ASDA), arco aórtico à direita com artéria subclávia esquerda aberrante (ASEA), e duplo arco aórtico (DAA). Essas anormalidades de ramificação do arco aórtico podem levar à compressão mecânica das vias aéreas e/ou do esôfago, sendo denominadas "anel vascular" (Fig. 26-1).

INCIDÊNCIA

O arco aórtico à esquerda com artéria subclávia direita com origem anômala e trajeto aberrante (ASDA) é a anomalia mais comum do arco aórtico (0,5-2% em séries pós-natais) e em cerca de 20% dos casos existe um tronco bicarotídeo. Em aproximadamente 60% dos casos

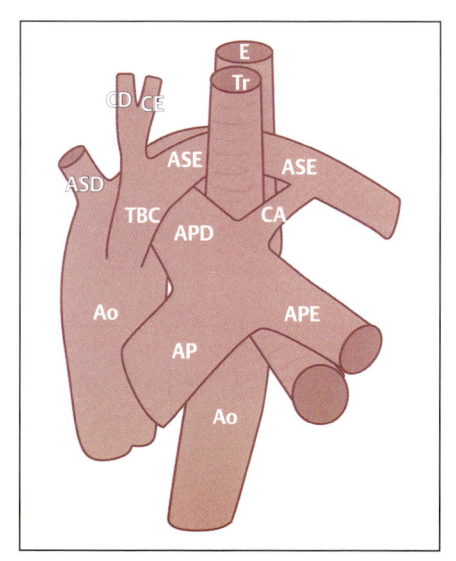

Fig. 26-1. Desenho esquemático de anel vascular por artéria subclávia esquerda (ASE) aberrante. Observe que a artéria subclávia esquerda apresenta trajeto entre a traqueia (TR) e o esôfago (E). O canal arterial (CA) completa o anel vascular. Nesse caso existe um tronco bicarotídeo, além da subclávia esquerda aberrante. Ao: Aorta; ASD: artéria subclávia direita; CD: artéria carótida direita; CE: artéria carótida esquerda; AP: artéria pulmonar; APD: artéria pulmonar direita; APE: artéria pulmonar; TBC: tronco braquiocefálico.

de artéria subclávia aberrante existe uma dilatação cônica ou divertículo na origem dessa artéria. Esse divertículo é denominado Kommerell. O arco aórtico à direita com artéria subclávia esquerda aberrante e o duplo arco aórtico são causas comuns de anel vascular.

TIPOS DE ANEL VASCULAR
De acordo com o *International Congenital Heart Surgery Nomenclature and Database Committee*, classificam-se em completos e incompletos. Existe uma grande variedade de subtipos de anel vascular, abaixo estão alguns exemplos.

Completos
- Duplo arco aórtico (DAA).
- Arco aórtico (Ao) à direita
  - Imagem em espelho das artérias do arco aórtico.
  - Artéria subclávia esquerda aberrante (ASEA).
- Pulmonar *sling* (artéria pulmonar direita origina-se da esquerda com compressão do brônquio principal direito).

Incompletos
- Artéria inominada retroesofágica.
- Artéria subclávia direita anômala (ASDA), com trajeto aberrante em arco aórtico à esquerda.

MORFOLOGIA
Os anéis vasculares resultam do desenvolvimento embriológico anormal de segmentos específicos do arco aórtico primitivo. Normalmente, a porção direita do quarto arco aórtico primitivo regride e a porção esquerda persiste como arco aórtico esquerdo. Anormalidades nesse desenvolvimento podem resultar em DAA ou em arco aórtico à direita. Embora rara, pode ocorrer uma dilatação cônica ou até um aneurisma na origem do vaso aberrante denominada, respectivamente, de divertículo ou aneurisma de Kommerell.

ANOMALIAS ASSOCIADAS
Anomalias Cardíacas
- Tetralogia de Fallot e *Truncus arteriosus* (15-35%) – arco aórtico à direita e outras anomalias do arco aórtico.
- Comunicação interventricular (CIV).
- Transposição completa das grandes artérias (d-TGA).

Anomalias Extracardíacas
- *Trissomia do 21:* artéria subclávia direita anômala (ASDA).
- *Microdeleção do cromossomo q22.11:* é indicado diagnóstico com cariótipo fetal teste de FISH.

IDENTIFICANDO POR ECOCARDIOGRAFIA FETAL
A **artéria subclávia direita anômala (ASDA)** é uma anomalia no padrão de ramificação do arco aórtico. A ASDA origina-se em posição anômala como o quarto vaso do arco aórtico, em vez de originar-se do primeiro vaso ou ramificação (tronco braquiocefálico).

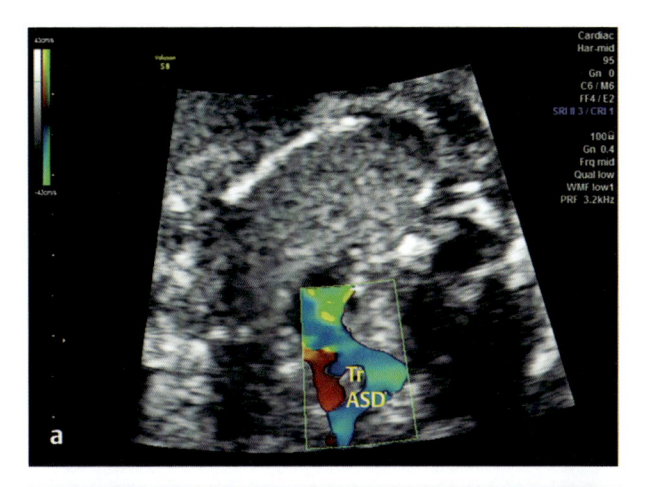

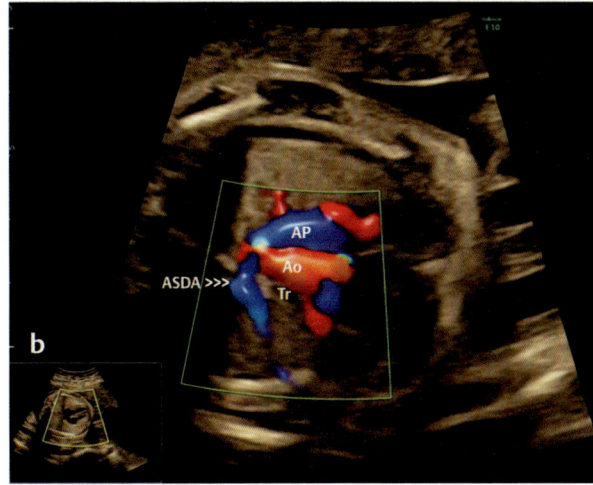

Fig. 26-2. Ecocardiografia fetal, plano 3VT: observe a artéria subclávia direita (ASD) com formato em "S" em um feto normal com trajeto anterior à traqueia (Tr) (**a**) e em um feto com artéria subclávia direita anômala (ASDA), em que a artéria subclávia direita apresenta um trajeto posterior (pontas de setas) à traqueia (**b**).
O ▶ Vídeo 26-1 do caso **b** demonstra a imagem dinâmica da artéria subclávia direita anômala (em azul). Ao: Aorta; AP: artéria pulmonar.

No arco aórtico à esquerda, a ASDA cruza posteriormente o esôfago e a traqueia (trajeto aberrante) para alcançar os membros superiores direitos.

No plano sagital do arco aórtico é possível identificar a presença do 4º vaso (ASDA) que se origina em posição da aorta após a artéria subclávia esquerda. No plano de 3VT ao *color* Doppler, a ASDA é visibilizada na junção do arco aórtico e do ducto arterioso, com trajeto posterior à traqueia (Fig. 26-2 e ▶ Vídeo 26-1).

Arco Aórtico à Direita com Artéria Subclávia Esquerda Aberrante (ASEA) e Canal Arterial à Esquerda – Anel Vascular

A aorta descendente do lado direito pode ser observada no plano sagital do arco aórtico, e nos planos 3V e 3VT é possível identificar o arco aórtico à direita da traqueia (Figs. 26-3 e 26-4). Na presença de divertículo de Kommerell é possível identificar a dilatação da origem da artéria subclávia aberrante no plano sagital do arco aórtico. O *color* Doppler nos planos do mediastino superior (3V e 3VT) permite identificar uma alça vascular em torno

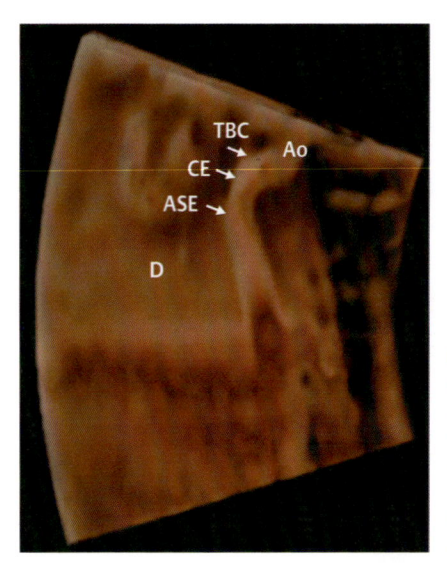

Fig. 26-3. Imagem em 4D (*Cristal View*), plano longitudinal do arco aórtico demonstrando aorta (Ao) descendente à direita da coluna fetal e origem da artéria subclávia esquerda (ASE) também à direita (trajeto retroesofágico ou aberrante para alcançar o membro superior esquerdo). D: Lado direito da coluna fetal; TBC: tronco braquiocefálico; CE: artéria carótida esquerda.

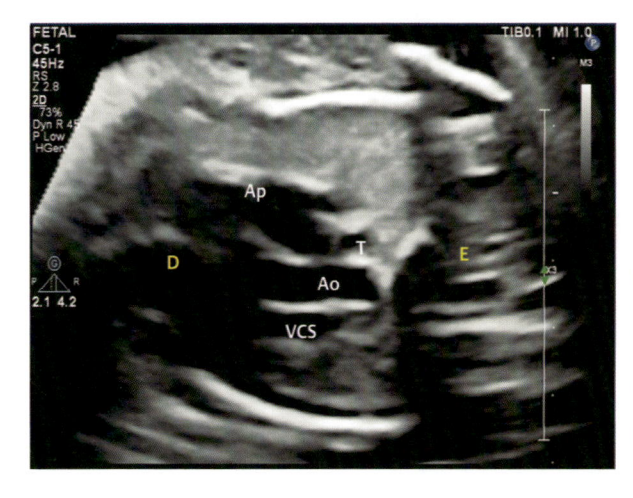

Fig. 26-4. Plano dos 3VT em um feto com arco aórtico à direita, observe que a aorta está situada à direita da traqueia (mesmo lado da artéria pulmonar e da veia cava superior). Ao: Aorta; AP: artéria pulmonar; D: lado direito; E: lado esquerdo; T: traqueia; VCS: veia cava superior.

da traqueia com o formato da letra "U" entre o tronco pulmonar e a aorta ascendente, possibilitando o diagnóstico desse tipo de anel vascular (Fig. 26-5 e ▶ Vídeo 26-2). Diferentemente no coração fetal normal, o tronco da artéria pulmonar e a aorta ascendente apresentam o formato da letra "V" ao *color* Doppler (Fig. 26-6). Nos planos dos 3V e 3VT é importante a avaliação do timo, em especial nos casos em que a ASEA associa-se a anomalias conotruncais pela possibilidade de síndrome de DiGeorge (hipoplasia ou aplasia do timo). O timo apresenta uma ecogenicidade diferente do pulmão, o que possibilita sua identificação (Fig. 26-7).

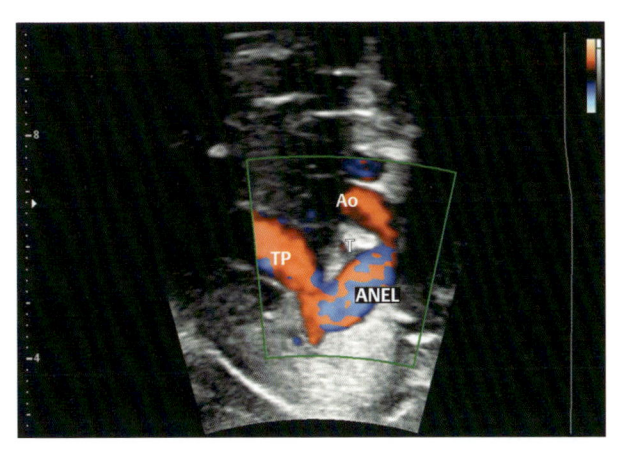

Fig. 26-5. Ecocardiografia fetal, plano 3VT, de um feto com arco aórtico à direita e ASEA. Observe o anel vascular com formato da letra "U" (*color* Doppler) em torno da traqueia (T): arco aórtico está à direita (ASEA à direita) e o *ductus arteriosus* à esquerda da traqueia, completando o anel vascular. O ▶ Vídeo 26-2 desse caso demonstra o anel vascular em "U" visível mesmo sem o recurso do *color* Doppler. T: Traqueia; TP: tronco da artéria pulmonar; Ao: aorta; ASEA: artéria subclávia esquerda aberrante.

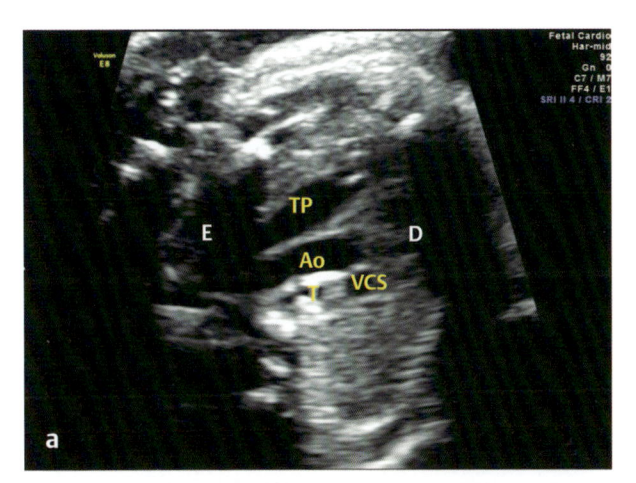

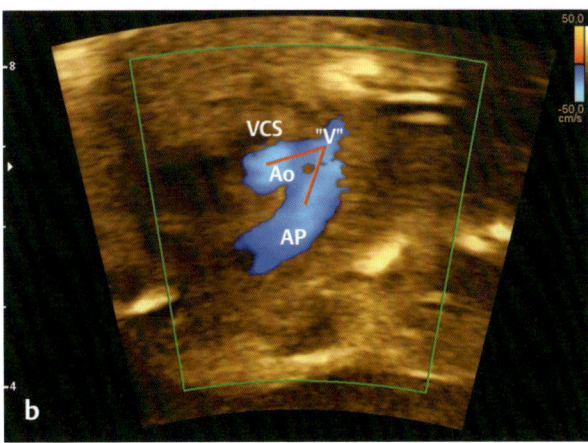

Fig. 26-6. Ecocardiografia fetal, plano 3VT, de um feto com coração normal. Observe que a aorta (AO) está à esquerda da traqueia (T) e a artéria pulmonar (AP) à direita (**a**), com formato em "V" ao *color* Doppler (**b**). VCS: Veia cava superior; D: Lado direito; E: lado esquerdo; TP: tronco da artéria pulmonar.

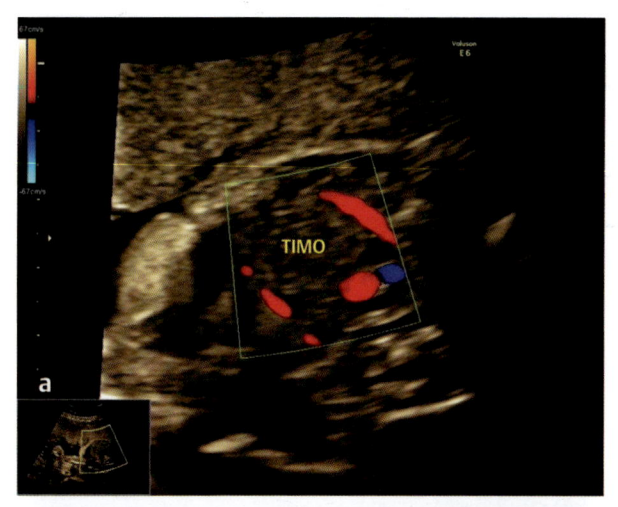

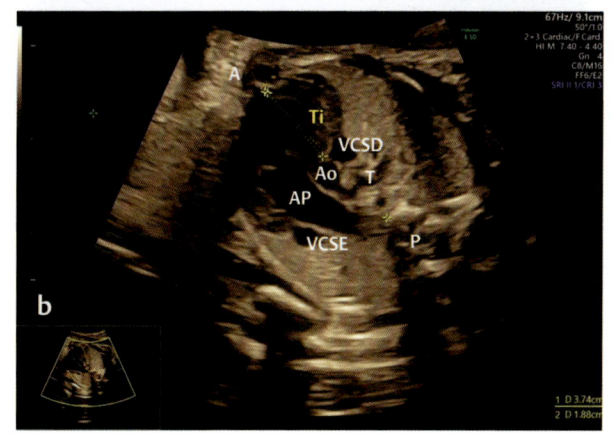

Fig. 26-7. (a, b) Feto com coarctação da aorta e veia cava esquerda persistente. (a) Observe a imagem de timo no plano de mediastino superior (ecogenicidade homogênea) e
(b) medida da razão entre o diâmetro anteroposterior do timo pelo diâmetro anteroposterior do tórax fetal (0,48). Quando inferior a 0,3, essa razão é um forte indicador da deleção do 22q11 (Síndrome de Di George). Ti: Timo; T: traqueia; Ao: aorta; AP: artéria pulmonar; VCSD: veia cava superior direita; VCSE: veia cava superior esquerda; A: anterior; P: posterior.

Duplo Arco Aórtico (DAA)

O duplo arco aórtico ocorre quando há persistência embriológica dos arcos aórticos esquerdo e direito. Cada arco dá origem às artérias subclávia e carótida comum ipsolaterais, e o *ductus arteriosus* esquerdo persiste, havendo involução do *ductus arteriosus* direito. Com o duplo arco aórtico temos a formação de anel vascular circundando a traqueia e o esôfago. Em aproximadamente 83% dos fetos com duplo arco aórtico o direito é o dominante, podendo, em raros casos, o esquerdo ser hipoplásico.

No plano 3VT ao *color* Doppler visualizamos estruturas vasculares circundando a traqueia e o esôfago, com o *ductus arteriosus* esquerdo conectado ao arco aórtico esquerdo, formando uma imagem em forma de "6" ou "9". No plano 3VT também são demonstrados 4 vasos, a VCS em um corte transversal, e os outros 3 vasos lembrando um tridente, sendo a ponta esquerda o *ductus arteriosus* esquerdo, a do meio o arco aórtico esquerdo e a ponta direita do tridente o arco aórtico direito. Em um plano mais oblíquo da aorta ascendente pode ser visualizada uma bifurcação logo em frente à traqueia lembrando a letra grega lambda "λ" (Fig. 26-8).

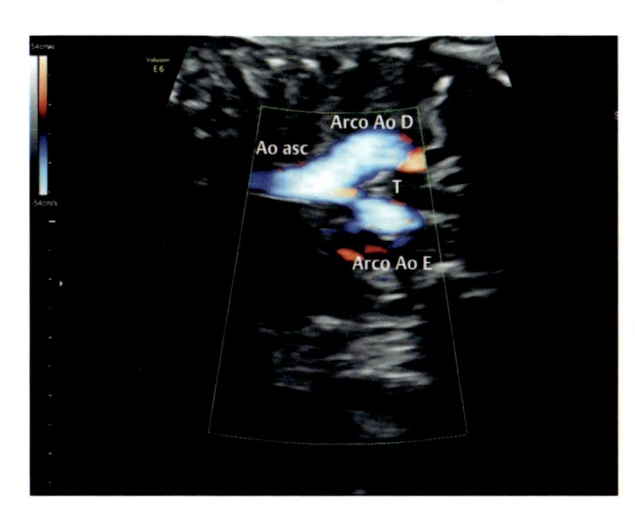

Fig. 26-8. Feto com duplo arco aórtico mostrando aorta ascendente com bifurcação logo em frente à traqueia na forma da letra grega lambda "λ". Ao asc: Aorta ascendente; Arco Ao: arco aórtico; D: direita; E: esquerda; T: traqueia.

DIANÓSTICO DIFERENCIAL
Arco aórtico à direita com *ductus arteriosus* à esquerda deve ser diferenciado de duplo arco aórtico. No plano dos 3 vasos e traqueia, no duplo arco aórtico visualizamos 4 vasos, em vez dos 3 vasos observados no arco aórtico à direita com ducto arterioso à esquerda.

RESUMINDO
- Os anéis vasculares são anomalias congênitas do arco aórtico e vasos da base com compressão extrínseca da traqueia, do esôfago, ou ambos. O duplo arco aórtico e artéria subclávia esquerda aberrante são as causas comuns de anel vascular.
- Raramente pode ocorrer uma dilatação na origem do vaso aberrante (ASDA ou ASEA) chamada de aneurisma ou divertículo de Kommerell.
- Nas anomalias conotruncais, as artérias subclávias aberrantes são importantes marcadores para alterações cromossômicas, como a síndrome Di George. A pesquisa do timo nos planos 3V e 3VT é importante para a avaliação dessa síndrome.
- Os planos do mediastino superior (3V e 3VT) são os mais importantes para o diagnóstico pré-natal de anel vascular. A presença de uma estrutura vascular em torno da traqueia deve chamar a atenção para "anel vascular": Artéria subclávia esquerda aberrante apresenta anel vascular com formato em letra "U" e o duplo arco aórtico em formato de tridente ou formato do "6" ou "9".
- A artéria subclávia direita anômala (ASDA) é uma anomalia no padrão de ramificação do arco aórtico com trajeto aberrante (retroesfágico) e arco aórtico à esquerda. No plano sagital do arco aórtico é possível identificar a ASDA como um quarto vaso que se origina da aorta. No plano 3VT a ASDA não apresenta formato em "S" e seu trajeto é posterior a traqueia. Frequentemente associa-se à trissomia do 21.

LEITURAS SUGERIDAS
Alves EV, Valente RBM, Lucas E, Almeida RM, Soffe BA, Teldeshi AL, et al. Anel vascular: uma causa rara de estridor na infância. Revista de Pediatria SOPERJ 2006;7(1):15-9.

Campanale CM, Pasquini L, Santangelo TP, et al. Prenatal echocardiographic assessment of right aortic arch. Ultrasound Obstet Gynecol 2019;54(1):96-102.

Chaoui R, Heling KS, Lopez AS, Thiel G, Karl K. The thymic-thoracic ratio in fetal heart defects: a simple way to identify fetuses at high risk for microdeletion 22q11. Ultrasound Obstet Gynecol 2011;37(4):397-403.

Pedra SRFF, Camillotti LP, Ishikawa WY, Martins LM, Assef JE, Sousa AGMR. Diagnóstico pré-natal de arco aórtico para a direita e origem aberrante da artéria subclávia esquerda. Rev Bras Ecocardiogr Imagem Cardiovasc 2011;24(1):107-11.

Trobo D, Bravo C, Alvarez T, Pérez R, Gámez F, De León-Luis J. Prenatal sonographic features of a double aortic arch: literature review and perinatal management. J Ultrasound Med 2015;34(11):1921-1927.

Tsai IC, Tzeng WS, Lee T, et al. Vertebral and carotid artery anomalies in patients with aberrant right subclavian arteries. Pediatr Radiol 2007;37(10):1007-12.

ANEXOS

MEDIDAS DE ESTRUTURAS CARDÍACAS AO MÉTODO BIDIMENSIONAL

ANEXO 1

Anna Esther Araujo e Silva ▪ Aldalea Ribeiro de Sousa

A biometria cardíaca fetal faz parte da avaliação do feto como elemento complementar e opcional na ecocardiografia fetal (classe IIa e IIb), segundo a Diretriz Brasileira de Cardiologia Fetal de 2019. Esta avaliação inclui o índice cardiotorácico, diâmetros atriais e ventriculares, das valvas atrioventriculares e semilunares, da aorta ascendente, do arco aórtico e ductal, da artéria pulmonar e seus ramos.

As medidas adequadas das câmaras e demais estruturas cardíacas, ao modo bidimensional e/ou modo M, são realizadas a partir de planos padronizados em locais específicos, seguindo a análise sequencial.

A utilização do Z escore auxilia na avaliação das medidas do coração fetal, fornecendo médias e desvio padrão. É importante, no entanto, que haja boa aquisição das imagens.

DIÂMETROS INTERNOS ATRIAIS

Medidos no plano 4 câmaras (4C) durante a dilatação máxima atrial, no final da sístole ventricular. Duas medidas podem ser obtidas: a partir da valva atrioventricular fechada até a parede posterior do respectivo átrio e uma medida ortogonal da parede lateral do átrio até uma linha entre as duas porções da fossa oval (Fig. 1).

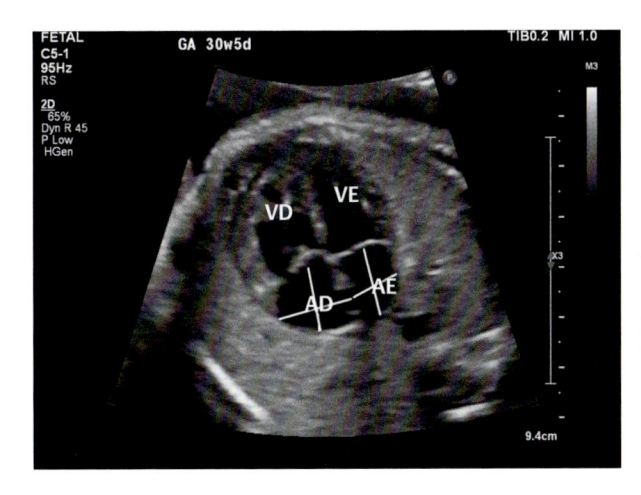

Fig. 1. Plano 4C demostrando o local das medidas longitudinais e transversais dos átrios. AD: Átrio direito; AE: átrio esquerdo; VD: ventrículo direito; VE: ventrículo esquerdo.

DIÂMETROS DOS ANÉIS DAS VALVAS MITRAL E TRICÚSPIDE

Realizados no plano 4 câmaras, durante a diástole, quando as valvas atrioventriculares se encontram abertas, como demonstrado pelas linhas brancas contínuas (Figs. 2 e 3).

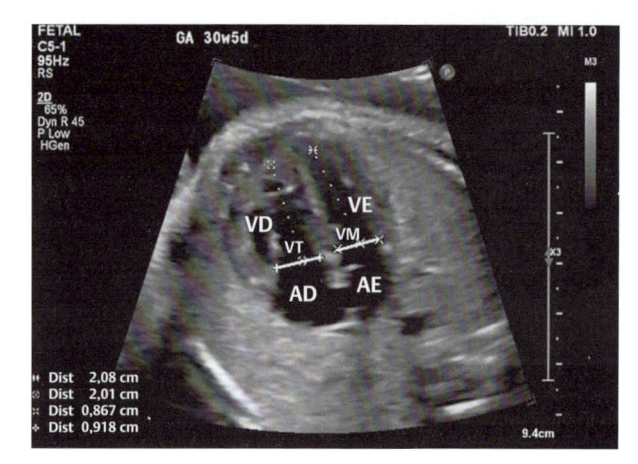

Fig. 2. No plano 4C em diástole realizamos as medidas dos diâmetros das valvas mitral (VM) e tricúspide (VT). AD: Átrio direito; AE: átrio esquerdo; VD: ventrículo direito; VE: ventrículo esquerdo.

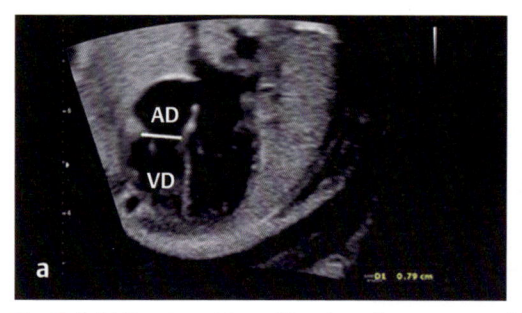

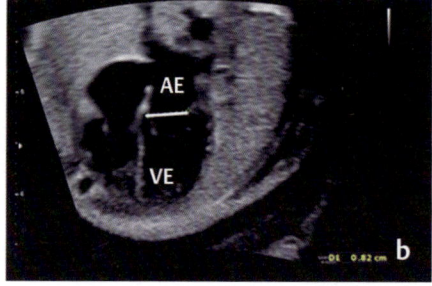

Fig. 3. (a,b) No plano 4C em diástole realizamos as medidas dos diâmetros dos anéis das valvas mitral e tricúspide. AD: átrio direito; AE: átrio esquerdo; VD: ventrículo direito; VE: ventrículo esquerdo.

DIÂMETROS TRANSVERSOS DOS VENTRÍCULOS DIREITO E ESQUERDO

Realizados no plano 4 câmaras, abaixo das valvas atrioventriculares, no final da diástole, quando as valvas se encontram fechadas (Fig. 4).

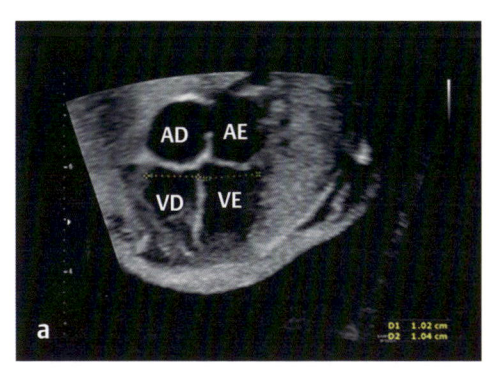

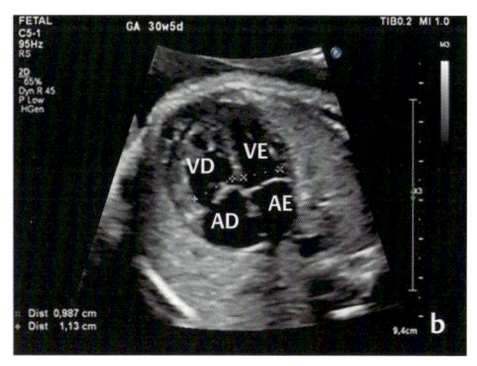

Fig. 4. (a,b) O plano 4C mostra o local das medidas dos diâmetros transversos ventriculares. AE: Átrio esquerdo; VD: ventrículo direito; VE: ventrículo esquerdo.

DIÂMETROS LONGITUDINAIS MÁXIMOS DOS VENTRÍCULOS DIREITO E ESQUERDO

Realizados no plano 4 câmaras, durante a diástole, quando as valvas atrioventriculares se encontram abertas, como demonstrado pelas linhas brancas contínuas (Fig. 5).

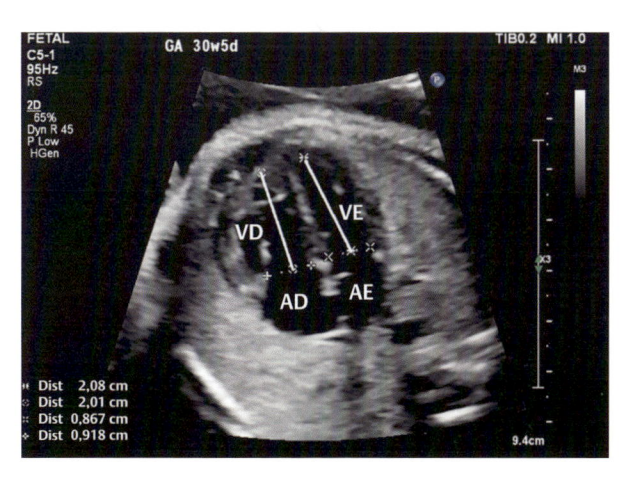

Fig. 5. No plano 4C em diástole realizamos as medidas dos diâmetros longitudinais máximos ventriculares. AD: Átrio direito; AE: átrio esquerdo; VD: ventrículo direito; VE: ventrículo esquerdo.

DIÂMETRO DO ANEL VALVAR AÓRTICO

Medido no plano de via de saída do ventrículo esquerdo na sístole ou na diástole. É importante observar que os valores de referência são diferentes para as medidas feitas na sístole ou na diástole (Fig. 6).

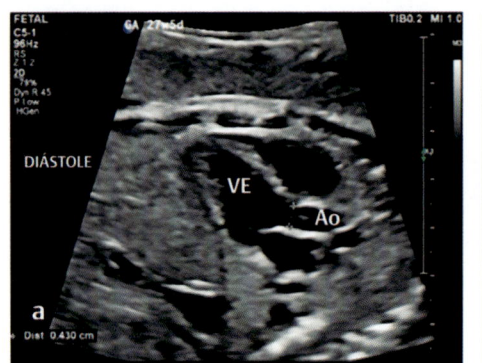

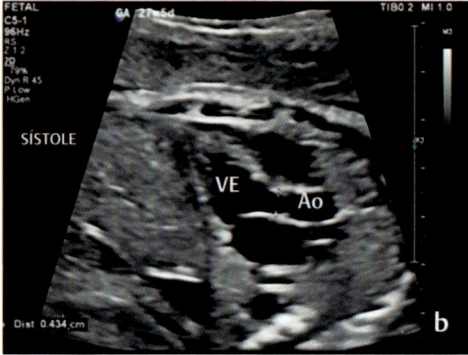

Fig. 6. No plano de via de saída do ventrículo esquerdo (VE) realizamos as medidas dos diâmetros do anel valvar aórtico, em diástole (**a**) e em sístole (**b**). Ao: Aorta.

DIÂMETRO DA AORTA ASCENDENTE PROXIMAL

Medido tanto no plano de via de saída do ventrículo esquerdo (Fig. 7a) como no plano sagital da aorta (Fig. 7b), acima dos seios de Valsalva, como mostram as linhas brancas contínuas (Fig. 7).

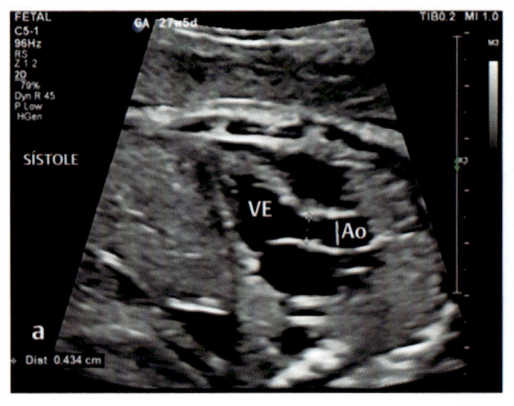

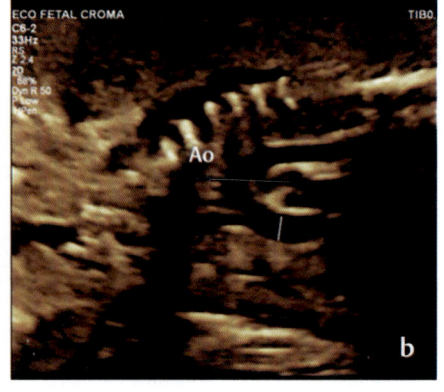

Fig. 7. O diâmetro da porção proximal da aorta ascendente pode ser obtido no plano de via de saída do ventrículo esquerdo (VE) (**a**) e também no plano sagital da aorta (Ao) (**b**). Observe as linhas contínuas.

DIÂMETRO DA AORTA DESCENDENTE
Medido no plano longitudinal da aorta, logo abaixo do *ductus arteriosus* (Fig. 8).

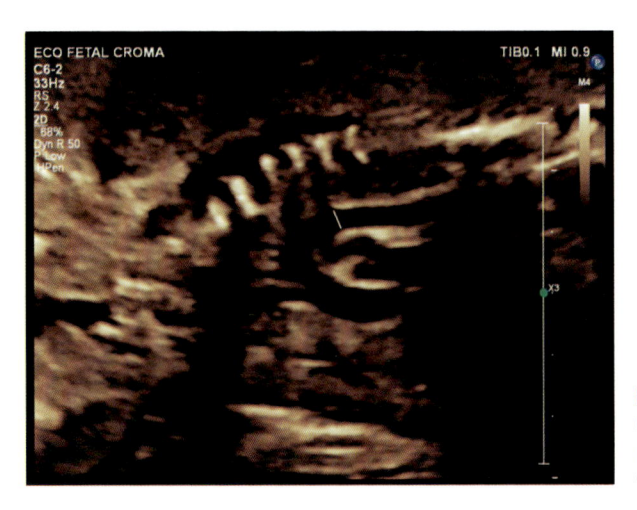

Fig. 8. O plano sagital da aorta mostra o local de medida da porção descendente da aorta (linha contínua).

DIÂMETRO DO ISTMO AÓRTICO
Medido no plano sagital da aorta, logo antes da entrada do *ductus arteriosus*, ou no plano 3VT, como mostram as linhas brancas contínuas (Fig. 9).

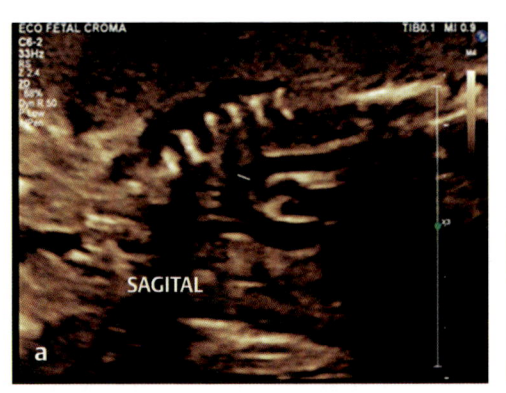

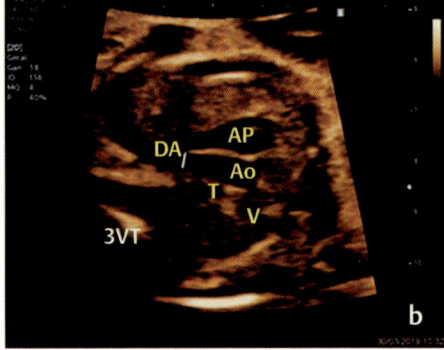

Fig. 9. Planos sagital da aorta (**a**) e 3VT (**b**) demostrando os locais de medida da porção ístmica da aorta (Ao) (linha contínua). 3VT: Três vasos com traqueia; AP: artéria pulmonar; DA: *ductus arteriosus*; T: traqueia; V: veia cava superior.

DIÂMETRO DO *DUCTUS ARTERIOSUS*
Medido no plano 3VT, antes de se conectar com a aorta descendente, como demonstrado pela linha branca contínua (Fig. 10).

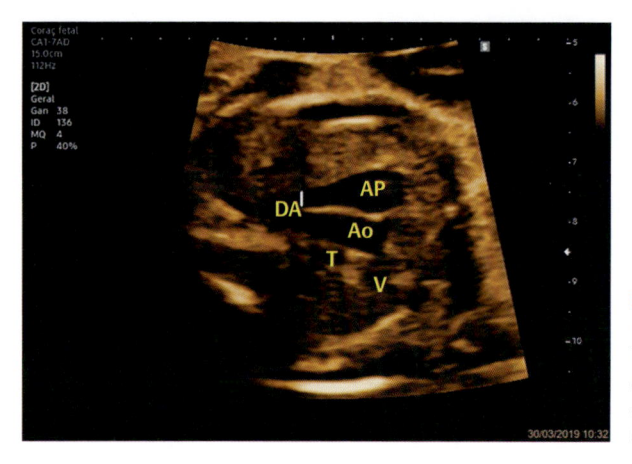

Fig. 10. No plano 3VT podemos medir o *ductus arteriosus*. 3VT: Três vasos com traqueia; Ao: aorta; AP: artéria pulmonar; DA: *ductus arteriosus*; T: traqueia; V: veia cava superior.

DIÂMETRO DO ANEL VALVAR PULMONAR
Medido no plano de via de saída do ventrículo direito ("imagem da margarida") na sístole ou na diástole. É importante observar que os valores de referência são diferentes para as medidas feitas na sístole ou na diástole (Fig. 11).

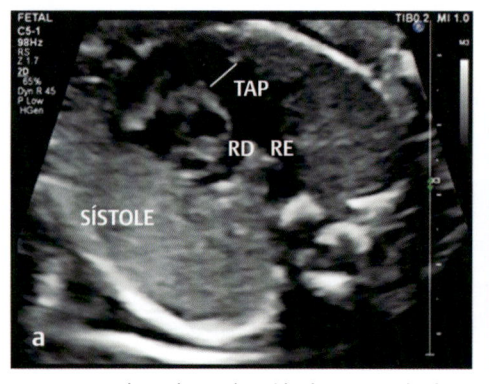

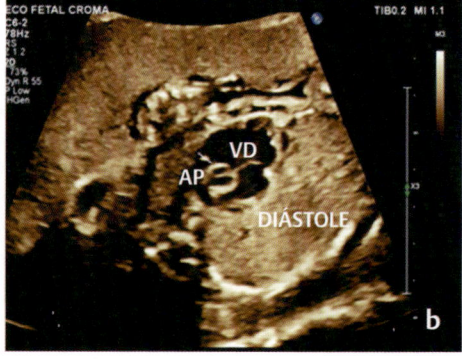

Fig. 11. No plano de via de saída do ventrículo direito (VD) podemos medir o anel valvar pulmonar em sístole (**a**) e em diástole (**b**) identificado com as linhas contínuas. AP: Artéria pulmonar; RD: ramo direito; RE: ramo esquerdo; TAP: tronco da artéria pulmonar.

MEDIDAS DE ESTRUTURAS CARDÍACAS AO MÉTODO BIDIMENSIONAL 225

DIÂMETROS DOS RAMOS PULMONARES
Realizado no plano de via de saída do ventrículo direito, logo após a bifurcação da artéria pulmonar (Fig. 12).

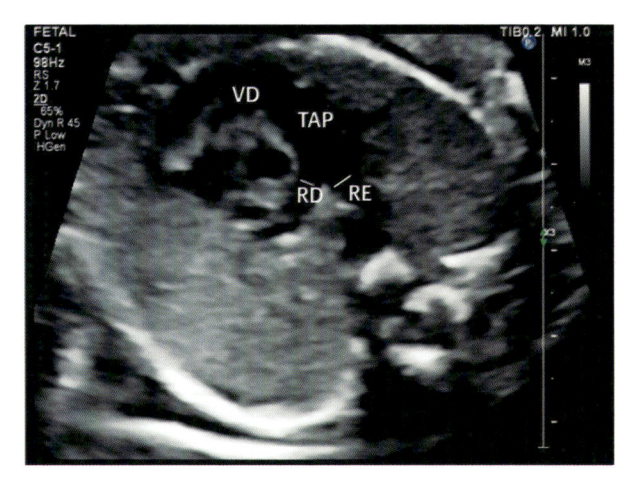

Fig. 12. No plano de via de saída do ventrículo direito (VD) podemos medir os ramos pulmonares direito (RD) e esquerdo (RE) identificados pelas linhas contínuas. TAP: Tronco da artéria pulmonar.

DIÂMETRO DO SEPTO INTERVENTRICULAR
Medido no plano 4C, logo abaixo das valvas atrioventriculares, como mostra a linha branca contínua. O coração deve estar horizontalizado (Fig. 13).

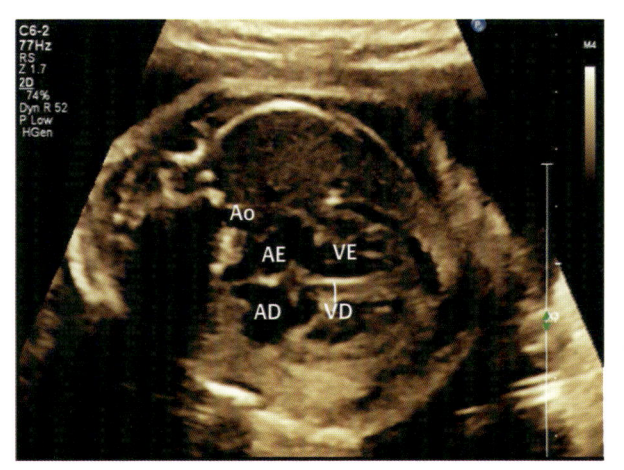

Fig. 13. No plano 4C medimos a espessura do SIV (linha contínua). AD: Átrio direito; AE: átrio esquerdo; Ao: aorta; VD: ventrículo direito; VE: ventrículo esquerdo.

ÍNDICE CARDIOTORÁCICO (ICT)

Realizado no plano transverso do tórax, o ICT corresponde à razão entre as circunferências ou áreas cardíaca e torácica (Fig. 14).

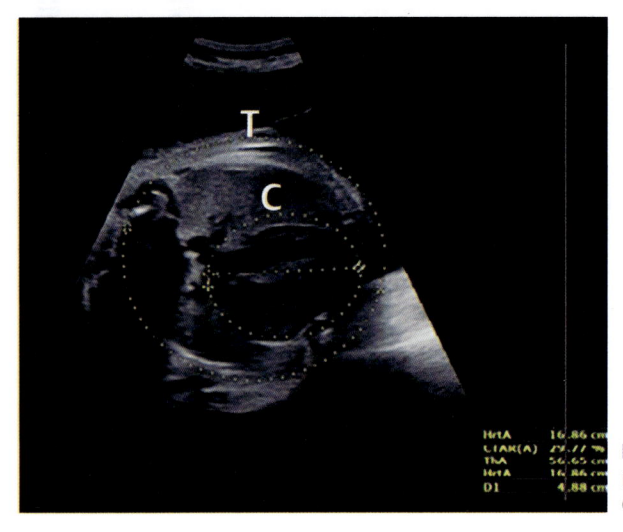

Fig. 14. No plano transverso do tórax, realizamos a razão entre as áreas T/C. C: Área cardíaca; T: área torácica.

SITES SUGERIDOS PARA MEDIDAS EM ECOCARDIOGRAFIA FETAL

http://fetal.parameterz.com
https://www.cardioz.co

LEITURAS SUGERIDAS

Abuhamad A, Chaoui R. A practical guide to fetal ecocardiography, normal and abnormal hearts. 3rd ed. Wolters Kluwer; 2016. Cap. 17. p. 247-50.
Allan L. Techique of fetal echocardiography. Pediatr Cardiol 2004;25:223-33.
Allan LD, Joseph MC, Boyd ECG, et al. M-mode echocardiography in the developinghuman fetus. Br Heart J 1982;47:573-83.
Chaoui R, Hoffmann J, Heling KH. Three-dimensional (3D) and 4D color Doppler fetal echocardiography using spaiotemporal image correlation (STIC). Ultrasound Obstet Gynecol 2004; 23:535-45.
Devore GR. The use on Z-score in the analysis of fetal cardiac dimensions. Ultrasound Obstet Gynecol 2005;26:596-98.
Paladini D, Chita SK, Allan LD. Prenatal measurement of cardiothoracic ratio in evaluation of heart disease. Arch Dis Chidhood 1990;65:20-3.
Schneider C, McCrindle BW, Carvalho JS, et al. Development of Z-scores for fetal cardiac dimensions from echocardiography. Ultrasound Obstet Gynecol 2005;26:596-660.
Sharland GK, Allan LD. Normal fetal cardiac measurements derived by cross-sectional echocardiograph. Ultrasound Obstet Gynecol 1992;2:175-81.
Viñals F, Heredia F, Giuliano A. The role of the three vessels and trachea view (3VT) in the diagnosis of congenital heart defects. Ultrasound Obstet Gynecol 2003;22:358-67.

DROGAS ANTIARRÍTMICAS

Nathalie J. M. Bravo-Valenzuela

Nome	Dose terapêutica	Via	Nível sérico	Toxicidade
Digital*** \newline ***: após 5 dias sem reversão da taquicardia: associar outra medicação	**Digoxina:** \newline ▪ Ataque (3,0 mg nas 48 h iniciais): 1.500 µg/dia por 2 dias (0,5 mg cada 8 h) \newline ▪ Manutenção: 0,25 a 0,75 mg/dia \newline **Lanactosídeo C:** \newline ▪ 88 µg/kg peso fetal estimado a cada 12 h, repetir duas vezes \newline **Lanactosídeo C:** \newline ▪ 0,03 mg/kg peso fetal estimado	VO materna \newline \newline \newline \newline \newline IM fetal \newline \newline \newline Cordocentese (VU)	0,7-2,0 ng/mL	Náusea/vômitos +++ pró-arritmia materna \newline \newline \newline \newline IM fetal: lesão do nervo ciático ou da pele fetal \newline \newline Cordocentese: infecção, parto prematuro
Sotalol	160-480 mg/dia divididos a cada 8-12 h	VO materna	Não monitorado	Náusea/vômitos, tontura, fadiga, pró-arritmia materna (Qtc > 0,48) e *torsades de pointes* na SQTL
Amiodarona	▪ Ataque: 1.800 a 2.400 mg/dia ou se em terapia combinada usar dose menor 800-1.200 mg/dia divididos cada 8 ou 12 h por 2 dias \newline ▪ Manutenção: 200-600 mg/dia* \newline *ritmo convertido ou hidropisia resolvida: considerar descontinuar com transição para outra medicação \newline ▪ 15 mg/kg peso fetal	VO materna \newline \newline \newline \newline \newline \newline \newline \newline \newline \newline \newline \newline \newline Cordocentese (VU)	0,7-2,8 µg/mL	Náusea/vômitos++, disfunção de tireoide materna ++e fetal, *rash* trombocitopenia, pró-arritmia materna (QTc > 0,48) *torsades de pointes* na SQTL, problemas do desenvolvimento neurológico fetal \newline \newline Cordocentese: infecção, parto prematuro
Lidocaína	Ataque: 1-1,5 mg/kg IV seguido de 1-4 mg/ minuto EV contínuo	IV materna	1,5-5 µg/mL	Náusea/vômitos++, sintomas neurológicos e pró-arritmia materna

Mexiletina	600 a 900 mg/dia divididos a cada 8 h	VO materna	0,5-2 µg/mL	Náusea/vômitos++, sintomas neurológicos e pró-arritmia materna
Sulfato de magnésio	Ataque: 2-6 g IV por 20 minutos seguido de 1-2 g/hora por 48 horas	IV materna	< 6 mEq/L	Pró-arritmia materna, arreflexia (monitorar reflexo patelar)
Propanolol	60-320 mg/dia divididos a cada 6 h	VO materna	25-140 ng/mL	Bradicardia, hipotensão arterial, fadiga maternas, hipertonia uterina, RCF
Flecainide (não disponível no Brasil)	100-300 mg/dia divididos a cada 8 ou 12 h	VO materna	0,2-1 µg/mL	Sintomas visuais/SNC, E arritmia maternas, SQTL: *torsades de pointes* (SQT

SNC: sistema nervoso central; IM: intramuscular; VO: via oral; QTc: intervalo QT corrigido; ng: nanogramas; mg: miligramas; g: gramas; µg: microgramas; mL: mililitros: L: litros; SQTL: síndrome do QT longo; RCF: restrição do crescimento fetal.

LEITURAS SUGERIDAS

Bravo-Valenzuela NJ, Rocha LA, Machado Nardozza LM, Araujo Júnior E. Fetal cardiac arrhythmias: Current evidence. Ann Pediatr Cardiol 2018;11(2):148-63.

Donofrio MT, Moon-Grady AJ, Hornberger LK, Copel JA, Sklansky MS, Abuhamad A, et al. Diagnosis and Treatment of Fetal Cardiac Disease. Circulation 2014; 129:2183-242.

Pedra SRFF, Zielinsky P, Binotto CN, Martins CN, da Fonseca ESVB, et al. Diretriz Brasileira de Cardiologia Fetal. Arq Bras Cardiol 2019; 112(5):600-48.

SUGESTÃO DE LAUDO DE ECOCARDIOGRAMA FETAL

ANEXO 3

Anna Esther Araujo e Silva ▪ Eliane Lucas

LAUDO DE ECO-DOPPLER FETAL COLORIDO

Exame realizado em gestação de ___ (pela DUM) ou (pela DPP calculada pelo US).

1. **Situs:** *solitus em levocardia*
2. **Conexão atrioventricular:** concordante.
3. **Conexão ventriculoarterial:** concordante.
4. **Veias pulmonares:** visualizadas ___ veias pulmonares drenando no átrio esquerdo.
5. **Drenagem venosa sistêmica:** VCS e VCI drenam no átrio direito.
6. **Forame oval:** aspecto normal, membrana abaulada para a esquerda.
7. **Valvas:**
   - **Mitral:** aspecto normal.
   - **Tricúspide:** aspecto normal.
   - **Aórtica:** aspecto normal.
   - **Pulmonar:** aspecto normal.
8. **Septo interventricular:** íntegro.
9. **Função contrátil:** biventricular preservada.
10. **Cavidades:** tamanho normal para a idade gestacional.
11. **Arco aórtico:** bem visualizado, à esquerda.
12. **Canal arterial:** patente; aspecto normal.
13. **Fluxos:** normais ao *color* Doppler (vel. sist máx aorta: 75 cm/s, vel. sist max pulmonar: 65 cm/s).
14. **Ritmo cardíaco:** regular; condução AV 1:1, FC de ___ bpm.

CONCLUSÃO
- Exame de boa qualidade técnica (posição fetal e biotipo materno favoráveis).
- Ausência de anomalias estruturais maiores.
- Exame dentro da normalidade para a idade gestacional.

ÍNDICE REMISSIVO

A
Abdome superior, 16
Agenesia
  completa ou parcial da veia porta, 73
  do ducto venoso, 71
Amiodarona, 227
Análise
  cardiovascular segmentar, 1
  segmentar sequencial, 1
Anel vascular, 210, 211
Aneurisma
  da membrana do forame oval, 47
  do ventrículo esquerdo, 203
Anomalia(s)
  da conexão venosa pulmonar, 65
    classificação, 65
    diagnóstico diferencial, 69
    incidência, 65
    manejo pré-natal, 69
    morfologia, 66
  da conexão venosa sistêmica, 69
    classificação, 69
  da posição cardíaca e do *situs* atrial, 55
    classificação, 58
    incidência, 58
    morfologia, 58
  de Ebstein, 151
    incidência, 151
    morfologia, 151
  do arco aórtico, 101
Arco(s)
  aórtico, 23, 24, 209
    à direita com artéria subclávia esquerda aberrante, 211
  ductal, 23, 24
Arritmias fetais, 191
  anomalias associadas, 192
  incidência, 191
  morfologia, 191
Artéria subclávia
  direita anômala, 209, 210
  esquerda aberrante, 209
Atresia tricúspide, 159
  anomalias extracardíacas, 164
  diagnóstico diferencial, 164
  Doppler espectral, 163
  incidência, 159
  manejo pré-natal, 164
  morfologia, 159
Átrio
  direito, 2, 18
  esquerdo, 2, 18
Avaliação do septo interatrial, 43

B
Bigeminismo supraventricular, 197
Bloqueio AV, 197
Bradicardia(s), 197, 200
  por extrassístole supraventricular bigeminada bloqueada, 200
  sinusal, 197, 200

C
Canal arterial
  à esquerda, 211
  acompanhamento e terapêutica pré-natal, 53
  classificação, 49
  diagnóstico diferencial, 51
  e fechamento precoce, 49
  fatores associados, 49
  incidência, 49
  morfologia, 49
Cardiomiopatia, 175
Cardiopatias congênitas, 13, 40

Ciclo cardíaco, 27
Coarctação da aorta, 101
   anomalias extracardíacas, 104
   cardiopatias associadas, 104
   diagnóstico diferencial, 104
   ecocardiografia fetal, 102
   incidência, 101
Complexo de Carney, 189
Comunicação
   interatrial, 43, 156
     diagnóstico diferencial, 46
     ecocardiografia fetal, 46
     incidência, 45
     morfologia, 44
     tipo
       ostium primum, 44
       ostium secundum, 44
       seio coronário, 44
       seio venoso, 44
   interventricular, 75
     anomalias associadas, 80
     classificação, 76
     de mau alinhamento, 116
     diagnóstico diferencial, 80
     ecocardiografia fetal, 76
     incidência, 75
     morfologia, 75
Conexão
   anômala
     cardíaca, 65
     infracardíaca, 65
     supracardíaca, 65
   atrioventricular, 4
     biventricular, 4
     univentricular, 4, 165
       anomalias associadas, 167
       classificação, 165
       diagnóstico diferencial, 170
       incidência, 165
       morfologia, 165
   ventriculoarterial, 8, 10
     concordante, 8
     discordante, 8
Contratilidade, 17
Coração fetal por via transabdominal materna, 13
Criss-cross hearts, 205

D

Débito cardíaco, 28
Defeito atrioventricular, 83
   anomalias extracardíacas, 90
   cardiopatias associadas, 90
   diagnóstico diferencial, 90
   forma, 83-85
     intermediária, 85
       ecocardiografia fetal, 90
     parcial, 84
       ecocardiografia fetal, 89
     total, 83
       ecocardiografia fetal, 85
   incidência, 83
   morfologia/classificação, 83
Dextrocardia, 60
Dextroposição aórtica, 116
Diâmetro(s)
   da aorta
     ascendente proximal, 222
     descendente, 223
   do anel valvar
     aórtico, 222
     pulmonar, 224
   do *ductus arteriosus*, 224
   do istmo aórtico, 223
   do septo interventricular, 225
   dos anéis das valvas mitral e tricúspide, 220
   dos ramos pulmonares, 225
   internos atriais, 219
   longitudinais máximos dos ventrículos direito e esquerdo, 221
   transversos dos ventrículos direito e esquerdo, 221
Digital, 227
Displasia da valva tricúspide, 151
Divertículo, 203
Doenças
   do endocárdio, 173
   do miocárdio, 175
   do pericárdio, 180
   raras, 203
Doppler venoso, 32
Drogas antiarrítmicas, 227
Ducto venoso, 32
Ductus arteriosus, 49
Dupla
   via de entrada, 4
   via de saída, 8
     do ventrículo direito, 129
       anomalias associadas, 131
       classificação, 131
       diagnóstico diferencial, 134
       ecocardiografia fetal, 131
       incidência, 129
       manejo pré-natal, 134
       morfologia, 129
Duplo arco aórtico, 209, 214

E

Ecocardiografia fetal
  anomalias da conexão venosa pulmonar, 67
  coarctação da aorta, 102
  comunicação
    interatrial, 46
    interventricular, 76
  defeito atrioventricular
    forma intermediária, 90
    forma parcial, 89
    forma total, 85
  dupla via de saída do ventrículo direito, 131
  em coração normal, 13
  interrupção do arco aórtico, 105
  lesões obstrutivas das vias de saída dos ventrículos direito e esquerdo, 96
  precoce, 37
    técnica de abordagem, 38
  síndrome do coração esquerdo hipoplásico, 110
  situs atrial, 61
  tetralogia de Fallot, 116
  transposição das grandes artérias, 138
  truncus arteriosus, 125
  tumores cardíacos, 186
Ectopia cordis, 60
Eixo do coração, 17, 37
Esclerose tuberosa, 189
Escore cardiovascular, 34
Excursão sistólica máxima das valvas mitral e tricúspide e do septo interventricular, 30

F

Fechamento precoce do canal arterial, 49
Fibroelastose endocárdica, 173
Fibroma, 188
Fístula coronário-cavitária, 206
Flecainide, 228
Flutter atrial, 196
Focos ecogênicos endocárdicos, 174
Forame oval
  patente, 156
  restritivo, 47
    na síndrome do coração esquerdo hipoplásico, 112
Fração de encurtamento ventricular, 28

H

Hemangiomas, 188

I

Índice
  cardiotorácico, 28, 226
  de performance do miocárdio, 30

Insuficiência cardíaca, 27
  fetal, 27
Interrupção do arco aórtico, 105
  anomalias extracardíacas, 107
  cardiopatias associadas a IAA, 107
  ecocardiografia fetal, 105
Isomerismo atrial, 1
  direito, 1, 59
  esquerdo, 1, 59
  D, 60
  E, 60

L

Lateralidade, 14
Laudo
  de eco-Doppler fetal colorido, 229
  de ecocardiograma fetal, 229
Lesões obstrutivas das vias de saída dos ventrículos direito e esquerdo, 93
  anomalias associadas, 95
  classificação, 93
  ecocardiografia fetal, 96
  incidência, 93
  manejo pré-natal, 99
  morfologia, 94
Lidocaína, 227

M

Mapeamento
  a cores do arco aórtico, 104
  de fluxo a cores na anomalia de Ebstein, 154
Massa ventricular, 7
Medidas, 25
Medidas de estruturas cardíacas ao método bidimensional, 219
Mexiletina, 228
Mixomas, 188, 189
Modo STIC-M, 35
Morfologia
  atrial, 2
  ventricular, 7

N

Nó sinusal, 191

O

Obstrução ao fluxo de via de saída do ventrículo
  direito, 95
  esquerdo, 95
Orientação, 14
Overriding, 6, 10

P

Pentalogia de Cantrell, 60
Persistência da veia
　cava superior esquerda, 70
　umbilical direita, 71
Plano(s)
　4 câmaras, 16, 19
　　anomalia(s), 67, 152
　　　da conexão venosa pulmonar, 67
　　　de Ebstein, 152
　　atresia tricúspide, 161
　　canal arterial, 50
　　coarctação da aorta, 102
　　conexão atrioventricular univentricular, 168
　　dupla via de saída do ventrículo direito, 131
　　síndrome do coração esquerdo hipoplásico, 110
　　situs atrial, 61
　　tetralogia de Fallot, 116
　　transposição, 138, 146
　　　congenitamente corrigida das grandes artérias, 146
　　　das grandes artérias, 138
　　truncus arteriosus, 125
　das vias de saída ventricular, 20
　　anomalia de Ebstein, 153
　　atresia tricúspide, 161
　　conexão atrioventricular univentricular, 170
　　dupla via de saída do ventrículo direito, 131
　　lesões obstrutivas das vias de saída dos ventrículos direito e esquerdo, 97
　　síndrome do coração esquerdo hipoplásico, 111
　　tetralogia de Fallot, 117
　　transposição congenitamente corrigida das grandes artérias, 147
　　transposição das grandes artérias, 138
　　truncus arteriosus, 125
　　ventrículo direito e ventrículo esquerdo, 19
　dos três vasos e dos três vasos
　　com traqueia, 21, 22
　　anomalia de Ebstein, 153
　　anomalias da conexão venosa pulmonar, 68
　　atresia tricúspide, 162
　　canal arterial, 50
　　coarctação da aorta, 102
　　conexão atrioventricular univentricular, 170
　　dupla via de saída do ventrículo direito, 133
　　lesões obstrutivas das vias de saída dos ventrículos direito e esquerdo, 96
　　síndrome do coração esquerdo hipoplásico, 111
　　tetralogia de Fallot, 118
　　transposição congenitamente corrigida das grandes artérias, 148
　　transposição das grandes artérias, 141
　　truncus arteriosus, 127
　do abdome superior no *situs* atrial, 61
　eixo curto dos ventrículos e das grandes artérias, 25
　longitudinal no *situs* atrial, 63
　sagital
　　anomalias da conexão venosa pulmonar, 68
　　da aorta com coarctação, 102
　　do arco aórtico em síndrome do coração esquerdo hipoplásico, 112
　　do arco ductal no canal arterial, 51
　longitudinais, 23
Poliesplenia, 70
Propanolol, 228

R

Rabdomiomas, 189
Relações E/A, E'/A' E E/E', 30
Ritmo cardíaco, 17
　irregular, 194
　regular/normal, 193

S

Septo
　intacto na síndrome do coração esquerdo hipoplásico, 112
　interventricular, 18, 30, 75
　infundibular, 116
Shunt circular, 155
Sinais de restrição ao fluxo
　do canal arterial (*ductus arteriosus*), 143
　ou fechamento do forame oval, 142
Síndrome
　da cimitarra, 60
　da poliesplenia, 2, 3, 60
　de DiGeorge, 22
　de heterotaxia, 70
　de Ivemark, 2, 3, 60
　do coração esquerdo hipoplásico, 109
　　anomalias associadas, 113
　　diagnóstico diferencial, 113
　　ecocardiografia fetal, 110
　　incidência, 109
　　morfologia, 109
Situs, 15
　ambiguus, 1, 58
　atrial, 1
　　anomalias cardíacas, 60
　　anomalias extracardíacas, 60

diagnóstico diferencial, 63
ecocardiografia fetal, 61
inversus, 1, 58
solitus, 1, 15, 58
Somerismo esquerdo, 70
Sotalol, 227
Straddling da valva atrioventricular, 6
Sulfato de magnésio, 228

T
Tamanho do coração, 17
Taquicardia(s), 195, 200
sinusal, 195, 200
supraventricular, 195
ventricular, 196
Técnicas
avançadas de ultrassonografia (US)/ecocardiografia, 35
para avaliação da função cardíaca, 27
Teratomas, 187
Tetralogia de Fallot, 115
anomalias associadas, 116
classificação, 116
diagnóstico diferencial, 121
ecocardiografia fetal, 116
incidência, 115
manejo pré-natal, 121
morfologia, 116
Transposição congenitamente corrigida das grandes artérias, 145
anomalias associadas, 146
classificação, 146
diagnóstico diferencial, 148
incidência, 145
morfologia, 146
Transposição das grandes artérias, 137
anomalias associadas, 138
classificação, 138
ecocardiografia fetal, 138
incidência, 137
morfologia, 138

Truncus arteriosus, 123
anomalias associadas, 127
diagnóstico diferencial, 127
ecocardiografia fetal, 125
incidência, 123
morfologia, 123
Tumores cardíacos, 185
ecocardiografia fetal, 186
incidência, 186

U
Ultrassonografia
US/ecocardiografia fetal
conexão, 4, 10
atrioventricular pela, 4
ventriculoarterial pela, 10
morfologia ventricular pela, 8
situs atrial pela, 4
técnicas avançadas de, 35
tridimensional, 35
valvas, 7, 10
atrioventriculares pela 7
ventriculoarteriais pela, 10

# V
Valva(s)
atrioventriculares, 5
mitral, 30
tricúspide, 30
ventriculoarteriais, 10
Veia(s)
cardinais, 70
pulmonar, 32
umbilical, 32, 71
vitelínicas, 73
Ventrículo
direito, 7, 18
esquerdo, 7, 18
Via
de entrada comum, 4
de entrada única, 4
de saída única, 8